护理专业医教协同创新教材

德技并修 / 课证融通 / 融媒体 / 新形态教材

总主编　杜天信　胡仕坤

供高职高专护理学、助产学类专业用

# 儿科护理学

主编　王香菊　王晓令

郑州大学出版社

**图书在版编目(CIP)数据**

儿科护理学／王香菊，王晓令主编. — 郑州：郑州大学出版社，2023. 5
护理专业医教协同创新教材
ISBN 978-7-5645-9495-4

Ⅰ. ①儿…　Ⅱ. ①王…②王…　Ⅲ. ①儿科学 - 护理学 - 高等学校 - 教材　Ⅳ. ①R473.72

中国国家版本馆 CIP 数据核字(2023)第 029186 号

**儿科护理学**

ERKE HULIXUE

| | | | |
|---|---|---|---|
| 策划编辑 | 陈文静 | 封面设计 | 苏永生 |
| 责任编辑 | 吕笑娟 | 版式设计 | 苏永生 |
| 责任校对 | 张 楠 | 责任监制 | 李瑞卿 |

| | | | |
|---|---|---|---|
| 出版发行 | 郑州大学出版社 | 地　　址 | 郑州市大学路 40 号(450052) |
| 出 版 人 | 孙保营 | 网　　址 | http://www.zzup.cn |
| 经　　销 | 全国新华书店 | 发行电话 | 0371-66966070 |
| 印　　刷 | 新乡市豫北印务有限公司 | | |
| 开　　本 | 850 mm×1 168 mm　1 / 16 | | |
| 印　　张 | 14 | 字　　数 | 407 千字 |
| 版　　次 | 2023 年 5 月第 1 版 | 印　　次 | 2023 年 5 月第 1 次印刷 |

| | | | |
|---|---|---|---|
| 书　　号 | ISBN 978-7-5645-9495-4 | 定　　价 | 39.00 元 |

# 作者名单

**主　　编**　王香菊　王晓令

**副主编**　李丽娜　魏艳艳　申小梅

**编　　者**　（以姓氏笔画为序）

王香菊（河南护理职业学院）

王晓令（河南护理职业学院）

申小梅（濮阳市安阳地区医院）

李丽娜（河南护理职业学院）

张　旭（河南护理职业学院）

张爱玲（安阳市殷都区人民医院）

周红霞（河南护理职业学院）

赵　宁（安钢总医院）

魏艳艳（河南护理职业学院）

# 前　言

为落实国务院《关于加快发展现代职业教育的决定》的文件精神,以临床需求为导向,以项目教学法和情境教学法为指导,顺应高等职业院校护理专业医教协同创新教材编写要求,结合护士资格证考试考点,我们编写了本教材。本教材坚持"三基五性"原则,采用"三结合"原则进行编写:①结合临床护理新进展、新技术及1+X母婴护理等级证书相关内容,系统地介绍了儿童保健知识及儿科常见疾病知识,实现课堂教学与临床护理、母婴护理等级证书考试的紧密接轨。②结合整体护理理念对常见病、多发病进行病例分析,使学生学会护理评估、做出护理诊断及制订相应护理措施等,提高学生的临床思维能力。③结合2011—2022年全国护士资格考试大纲的主要知识点,对教材内容进行高度概括、总结与强化,并配备同步练习题、课件及相关电子资源(如视频、动画等),可以帮助提高护士资格考试的通过率。

教材分"儿童保健"和"临床疾病护理"两大版块,增加1+X母婴护理等级证书"幼儿照护""母婴护理"相关内容,以知识拓展的形式增加新技术、新理论,以拓宽学生知识面,与岗位需求接轨。为贯彻教育部关于职业院校课程思政的要求,教材中增加思政元素,以"知识链接"形式增加党政新政策、医学名人名事,以提高学生思想觉悟,强化职业道德的培养。教材编写人员除有从事儿科教学的资深教师外,还有3位来自临床一线的护理人员,为教材编写注入临床护理新知识、新力量,真正实现医教协同,与临床接轨。本教材可供医学高等职业院校护理专业、助产专业、涉外护理专业使用。

本教材在编写过程中得到河南护理职业学院各级领导及广大同仁的大力帮助和支持,在此谨致以真诚的感谢! 由于水平有限,在临床疾病知识、内容取舍等方面难免存在缺点和不当之处,敬请读者批评指正。

王香菊

2023 年 3 月

# 目 录

# 第一章　绪　论

知识归纳

## 第一节　儿科护理学的范围、任务与特点

儿科护理学是研究儿童生长发育规律及其影响因素、卫生保健、疾病预防和护理，并运用现代护理理论和技术，实施"以儿童及其家庭为中心"的护理，以促进儿童身心健康的一门专科护理学。

### 一、儿科护理学的范围

一切涉及儿童健康和卫生的问题都属于儿科护理学的范围，包括正常儿童的身心保健、儿童疾病的预防与护理、护理科学研究等，并与儿童心理学、社会学、教育学等多门学科有着广泛的联系。同时，随着医学研究的进展，围生期医学、新生儿医学、青春期医学等新兴学科迅速发展，多学科协作以及家庭、社会各方面的支持是当今儿科护理学发展的必然趋势。其研究和服务对象是从胎儿至青春期的儿童。目前，中华人民共和国国家卫生健康委员会规定儿科医疗和护理服务的对象是从出生至满14周岁的儿童。

随着医学模式和护理模式的转变，儿科护理学的范围不断拓展，儿科临床护理已由单纯的疾病护理转变为以儿童及其家庭为中心的整体护理；由单纯的患儿护理逐渐转变为对所有儿童生长发育、疾病预防与护理及促进儿童身心健康的全面服务；由单纯的医疗保健机构承担的工作任务逐步发展为全社会参与并承担的儿童保健和护理工作。因此，儿科护理学的内涵将更为广泛，更为丰富，发展前途更为广阔。

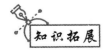

**整体护理模式**

整体护理模式的主导思想是以人为中心，其基本特征体现于五个"整体"：服务对象上，把患者、

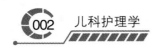

残疾人、健康人作为一个整体;服务内容上,把生理护理、心理护理、社会护理作为一个整体;管理体制上,把管理决策、管理制度、服务成效、服务环境、教育科研作为一个整体;空间范围上,把医院内的治疗服务和医院外的防、治、保、教服务作为一个整体;时间范围上,把服务于人的病前、病中、病后乃至生命全程作为一个整体。

## 二、儿科护理学的任务

儿科护理学是从体格、智能、行为和社会等方面进行护理实践和科学研究,揭示儿童生长发育规律及其影响因素,明确儿童保健和疾病预防的措施,以及促进儿童疾病康复的护理技术,为其提供"以儿童及其家庭为中心"的全方位整体护理,以增强儿童体质,提高对疾病的防治水平,降低儿童发病率和死亡率,保护和促进儿童的身心健康发展,提高中华民族的整体素质。

## 三、儿科护理学的特点

儿童处于不断生长发育的过程中,无论在解剖、生理、病理、免疫、心理方面,还是在疾病发生、发展、表现及护理等各方面均与成人有着显著的差别。因此,儿科护理具有与成人护理不同的特征。

### (一)儿童解剖生理及免疫的特点

1. 解剖特点　随着年龄增长,儿童体格发育如体重、身长(高)、头围、胸围、骨骼、牙齿及身体各部的比例不断变化,心脏、肝脏、肾脏等内脏的位置和大小也发生着变化,因此只有掌握了儿童各年龄的解剖特点,才能在护理评估时做出正确判断。如婴儿头相对较大,颈部肌肉和颈椎发育滞后,因此在抱起婴儿时应注意保护头部;儿童关节附近的韧带较松弛,关节窝较浅,易发生脱臼,因此护理儿童时动作要轻柔;婴儿胃呈水平位,贲门括约肌松弛,吃奶后易发生溢乳,因此吃奶后应进行拍嗝。

2. 生理特点　儿童年龄越小,各器官系统功能发育越不完善,如婴幼儿期生长发育最迅速,但其消化系统功能发育未成熟,故婴幼儿易患消化功能紊乱和营养障碍性疾病;肝、肾功能不成熟,对药物的代谢、排泄能力差,用药不当易引起肝、肾损害。另外,不同年龄儿童的心率、呼吸、血压、血常规正常参考值不同。因此,掌握各年龄儿童生理功能的特殊性是做好儿科护理工作的基本要求。

3. 免疫特点　儿童的非特异性免疫和特异性免疫功能均不成熟,如婴幼儿皮肤、黏膜的屏障功能差,胃酸酸度低致杀菌功能弱,白细胞的局限能力和吞噬功能弱,补体、溶菌酶等活性低,以及血清抗体水平低,因此婴幼儿易患传染性疾病和感染性疾病。儿童在胎儿期从母体获取的免疫球蛋白 G(IgG)在生后 6 个月内发挥重要的抗感染作用。6 个月后从母体获取 IgG 逐渐减少,自身合成的 IgG 6~7 岁才达成人水平,因此易患感染性和传染性疾病。小婴儿尤其新生儿体内缺乏免疫球蛋白 M(IgM),故易被革兰氏阴性细菌感染;婴幼儿期缺乏分泌型免疫球蛋白 A(SIgA),呼吸道及消化道感染多见。

### (二)儿童心理方面的特点

儿童身心发育未成熟,缺乏适应和满足需要的能力,依赖性较强,合作性差,需要特别地保护和照顾。儿童心理行为发育受家庭、学校和社会等方面的影响,尤其是家庭对其影响最早。因此,呵护儿童的心理健康是家庭、学校和社会的共同责任。医护人员通过宣教指导,给儿童提供合适的环境和条件,给予耐心的引导和正确的教养,培养儿童良好的个性心理和行为习惯,保障其身心健康成长。

### (三)儿童疾病方面的特点

1. 病理特点　儿童全身各个系统发育不完善,机体对致病因素的反应因年龄而有差异。如同是维生素 D 缺乏,婴儿常患佝偻病和手足搐搦症,而成人则表现为骨软化症;同是肺炎链球菌感染肺部,婴儿常为支气管肺炎,而成人则为大叶性肺炎;同是结核分枝杆菌感染,儿童多表现为原发性肺结核,成人多为浸润性肺结核。

**2.疾病特点** 儿童疾病的种类和成人有很大的区别,如心血管疾病,儿童以先天性心脏病多见,而成人则以冠状动脉粥样硬化性心脏病多见。不同年龄儿童疾病种类也有较大差异,如新生儿疾病常以先天性、遗传性疾病多见,婴幼儿以急性感染性疾病多见,而自身免疫性疾病多发生在学龄前期和学龄期儿童。此外,儿童疾病起病急,病情进展快,缺乏典型的症状和体征,容易产生各种并发症。因此,儿科护士必须细致、密切观察患儿病情,及早发现异常并报告医生,以免耽误诊治。

**3.诊治特点** 年幼儿多不能主动反映或准确诉说自己的痛苦,在诊治过程中,应详细向家长询问病史,结合全面准确的体格检查以及必要的辅助检查,才能做出正确的诊断和处理。不同年龄阶段儿童患病有其独特的临床表现,故在诊断时还应考虑年龄因素。以惊厥为例,发生在新生儿期多考虑新生儿缺氧缺血性脑病、新生儿颅内出血、新生儿高胆红素脑病等;发生在婴儿期的无热惊厥,多考虑维生素 D 缺乏性手足搐搦症;较大儿童则多考虑癫痫。儿科疾病强调综合治疗,包括一般护理、病因治疗、对症治疗及支持疗法。儿童采用药物治疗时药物剂量需按体重或体表面积计算。

**4.预后特点** 儿童多数疾病起病急、病情变化快、并发症多、病死率高;但如诊治及时,护理得当,恢复也快,且较少转为慢性或遗留后遗症。

**5.预防特点** 尽管儿童患病率高,但多数疾病是可以预防的。如大力开展计划免疫,大大降低了儿童急性传染病的发病率和死亡率;开展新生儿筛查,及早发现先天性甲状腺功能减退症、苯丙酮尿症等先天遗传性疾病,给予及早干预,防止发展成严重残障;重视儿童保健工作,使腹泻、肺炎等常见病、多发病的发病率下降;科学合理喂养和加强体格锻炼,可防止儿童肥胖症等。

### (四)儿科护理的特点

**1.护理评估难度大** 采集健康史时,婴幼儿不会诉说自己的痛苦,多由其父母或保育人员代述,健康史的可靠性与代述者对患儿的了解程度有关;学龄前儿童可以诉说健康史,但其空间和时间知觉发育尚未完善,对健康史的描述常不够准确;部分年长儿因恐惧打针、服药等隐瞒病情,或因逃避上学而夸大病情等,均可使健康史的可靠程度降低。护理体检和采集标本时,患儿多不会主动配合,甚至影响检查的结果。

**2.护理项目比较多** 儿童自理能力差,儿科护理涉及的项目多。如对健康儿童,既要从喂养、保暖、清洁卫生等方面做好生活照顾,进行安全管理和常见病的预防,还要对其进行感知、运动、语言等训练,促进其身心健康成长;对住院患儿,除了基础护理、疾病护理外,还要进行生活护理、安全管理以及对患儿及家长心理疏导等。

**3.病情观察任务重** 多数儿科疾病起病急、病情进展快,缺乏典型的症状和体征,且易发生并发症,所以儿科护士需要对患儿病情进行更全面、细致和更系统的观察,才有助于判断护理目标是否实现,有无新的护理问题出现等,便于及时修订护理计划。

**4.护理技术要求高** 因儿童体格纤小、认知水平有限、惧怕护理操作等,在其护理操作时,多数儿童不能配合,致使护理操作难度大。如口服给药时,婴幼儿多会牙关紧闭,拒绝服药,强行服药方法不当,可引起呛咳,甚至误吸而窒息;肌内注射时,儿童多扭动、肌肉紧张,易发生进针过浅或针头折断现象等;静脉注射时,儿童手背静脉显露不明显,需进行头皮静脉穿刺,而儿童头皮静脉血管细而弯曲,穿刺操作较为困难。这就对儿科护士的操作技术提出了更高的要求。

**5.健康教育很重要** 儿童多数疾病和行为问题是可以预防的,如儿童常见病腹泻、肺炎、维生素 D 缺乏性佝偻病、营养性缺铁性贫血等均可采取有效措施预防;同时,患病后因患儿及家长缺乏对疾病的认知、相关的护理知识而采取不当的护理措施而影响患儿的康复。因此,在儿科护理工作中,健康教育尤为重要。

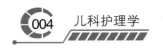 

# 第二节　儿科护士的基本要求

## 一、儿科护士的角色要求

随着儿科护理学服务领域的扩展,当代儿科护士不但承担增进儿童身心健康的重任,还肩负着教育儿童的使命,儿科护士的角色已由单纯的疾病护理转变为多元化的角色。

1.专业照护者　儿童机体各器官、各系统的功能发育尚未完善,生活尚不能自理或完全自理。儿科护士的重要角色是针对儿童的身心状况及其家庭反应,有计划地为儿童及其家庭提供各种照顾和护理,如营养的摄取、感染的预防、药物的给予及心理疏导等,以满足儿童身心康复的需要。

2.护理计划者　护士必须运用护理专业知识和技能,收集儿童生理、心理、社会状况等方面资料,全面、系统地评估儿童的健康状况及其家庭对疾病和伤害的反应,制订切实可行、科学的护理计划,以采取适当的护理措施,减轻儿童痛苦,保障和促进儿童身心健康发育。

3.健康教育者　在儿科护理工作中,护士应依据不同年龄阶段儿童发展水平,用其能接受的方式向儿童介绍相关的健康知识,帮助儿童树立保健意识,培养良好的生活习惯,纠正不良的行为。向患病儿童解释疾病治疗和护理的过程,配合医疗和护理的方法等。同时还应向家长宣传科学育儿的知识,指导家长照顾正常和患病儿童的技巧等,以达到预防疾病、促进患儿康复的目的。

4.健康咨询者　护士通过倾听儿童及其家长的倾诉,关心儿童及其家长在医院环境中的感受,解答他们遇到的问题,提供健康指导。解答患儿及其家长对与健康有关问题的疑惑,帮助他们以积极有效的方式应对压力,树立战胜疾病的信心。

5.健康协调者　儿科护士应与其他专业人员及机构联系,协调与儿童健康有关的人员和机构之间的关系,维持一个有效的沟通网络,使诊断、治疗、护理、康复与保健工作相互配合,保证儿童获得最适宜的医护服务。如护士需与医师联系,讨论相关治疗和护理方案;与营养师联络,讨论患儿的膳食安排;与儿童及家长沟通,鼓励家庭成员共同参与儿童护理过程等。

6.患儿及其家庭的代言人　儿科护士是儿童权益的维护者,当儿童不会表达或表达不清自己的要求和意愿时,儿科护士有责任通过观察儿童的面部表情、肢体语言等,用口头或书面语言解释并维护儿童的权益不受侵犯。儿科护士还需评估有碍儿童健康的问题和事件,向有关部门提出改进的意见和建议。

7.护理研究者　儿科护士应具有创新意识,善于发现和探索儿科护理实践中存在的问题,通过科学研究来验证、扩展护理理论知识,发展护理新技术,指导和改进儿科护理工作,提高儿科护理质量,促进儿科护理的专业化发展。

## 二、儿科护士的素质要求

1.职业思想素质

(1)高度的责任感　儿童各系统器官功能发育尚未完善,生活不能自理或不能完全自理,不会或不能用语言来表达自己的痛苦和要求,这就需要儿科护士有高度的责任感、强烈的责任心,对工作认真负责、耐心细致、一丝不苟、反应敏捷,能够及时准确地对儿童情况做出评估,并实施有效的护理。

(2)强烈的事业心　儿科护士必须追求崇高的理想,忠于职守,救死扶伤,实行人道主义。在工作中,具有诚实的品格、较高的慎独修养、高尚的道德情操、无私奉献的精神,用爱心、细心、耐心和责任心为儿童及其家庭提供优质的护理服务。

（3）关心爱护儿童 儿科护士必须发自内心地关心爱护儿童,以理解、友善、真诚、平等之心对待儿童,和他们建立平等友好的关系,做到态度和蔼、言而有信,使之产生信任感、安全感和满足感,从而能很好地配合医护工作。

2. 护理专业素质

（1）系统的专业理论知识 儿科护士必须具备系统完整的护理理论和儿科护理知识,为从事儿童家庭护理、临床护理工作奠定理论基础。

（2）娴熟的护理操作技能 儿科护士必须熟练掌握各种临床护理技术、急救技术和先进检查技术,才能最大限度地减轻患儿痛苦,促进疾病恢复。

（3）全面的护理实践能力 儿科护士必须具备敏锐的观察力、良好的沟通力、较强的观察力和综合判断力等,能准确地对儿童状况做出评估,制订合理的护理计划,实施合理的护理措施。

（4）较强的护理科研能力 儿科护士必须敢于创新,掌握一定的科研方法,在护理实践中不断发现问题、解决问题,参与儿科护理的科学研究。

3. 科学文化素质 儿科护士必须具备心理学、教育学、社会学、营养学等知识,具有一定的自然科学、社会科学、文学、艺术等知识,以便将教育、教养、沟通等融入儿科护理工作之中。同时还应具备丰厚的文化素养,掌握一门外语和一定的计算机应用能力等。

4. 身体心理素质 儿科护士应具有健康的身体,能够胜任繁重的护理工作;要有乐观、开朗、平和的心态,具有较强的社会适应能力和自我控制能力,灵活敏捷,善于应变,能够正确面对和有效应对工作中发生的意外。

# 第三节 我国儿科护理学的发展与展望

祖国医学有着数千年的悠久历史,在儿童疾病的防治与护理方面有着丰富的经验。如我国现存最早的医学经典著作《黄帝内经》对儿科病症已有记录;唐代孙思邈所著的《备急千金要方》已按病症分类记述儿童疾病;明代薛凯提出用烧灼脐带来预防脐风;清代张琰的《种痘新书》记载了接种人痘预防天花的方法,较欧洲真纳发明牛痘接种早百余年。

新中国成立以后,党和政府非常重视儿童健康,建立健全各级儿童保健机构,大力推广优生优育、新法接生、科学育儿;广泛开展儿童保健工作,实施计划免疫,开展生长发育监测以及遗传代谢病的筛查;开展"四病"的防治。这些措施使儿童的先天畸形、遗传代谢病、急性传染性疾病、营养缺乏性疾病等的发病率和病死率明显降低。20世纪80年代恢复了高等护理教育,培养了大批护理专业人才,壮大了儿科护理队伍。2001年国务院颁布的《中国儿童发展纲要（2001—2010年）》提出了"儿童优先"原则,卫生保健的重点从疾病的预防转向疾病预防和健康维护。2011年国务院颁布的《中国儿童发展纲要（2011—2020年）》进一步把儿童健康纳入国民经济和社会发展规划,作为优先发展的领域之一。

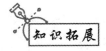

### 中国儿童发展纲要

儿童是国家的未来、民族的希望。党和国家始终高度重视儿童事业发展,先后制定实施三个周期的中国儿童发展纲要。截止2020年底,儿童发展和儿童事业取得了历史性新成就。

①婴儿、5岁以下儿童死亡率分别从2010年的13.1‰、16.4‰下降到5.4‰、7.5‰;②学前教育毛入园率从2010年的56.6%上升到85.2%;③九年义务教育巩固率从2010年的91.1%上升到95.2%;④高中阶段毛入学率从2010年的82.5%上升到91.2%;农村留守儿童、困境儿童等弱势群体得到更多关爱和保护。

2021年国务院颁布的《中国儿童发展纲要(2021—2030年)》提出,儿童在健康、安全、教育、福利、家庭、环境、法律保护等领域的权利进一步实现,思想道德素养和全面发展水平显著提升,获得感、幸福感、安全感明显增强。

现代医学的发展将带动儿科护理学的研究和发展,因快速的经济发展而出现的城市化、现代化、全球化,使得环境因素、社会因素、生活方式和人们的行为都发生了变化,儿科疾病谱将继续发生变化,儿童健康面临新的挑战。主要表现在:①传染性疾病仍是威胁儿童健康的主要问题,一些已得到控制的传染病在全球范围内有回升趋势,如结核病、艾滋病在世界范围内广泛传播,新的病毒、新的菌种不断出现,都将对儿童健康构成新的威胁;②儿童发育障碍和行为问题不断增加;③成人疾病的儿童期预防将成为儿科工作者面临的一项新任务;④儿童时期的意外伤害将成为一个前沿课题;⑤环境污染对儿童健康危害越来越受到关注等。儿科护士要不断学习先进的科学技术,提高自身知识水平,掌握多种护理技能,以发挥在儿科护理领域的独特作用。

## 思考题

### A1 型题

1. 儿科护理学研究和服务的对象是　　　　　　　　　　　　　　　　　　　　　　　( )
　A. 出生至3岁　　　　　B. 出生至6岁　　　　　C. 胎儿至14岁
　D. 胎儿至青春期　　　　E. 胎儿至18岁

2. 儿科护理工作的中心是　　　　　　　　　　　　　　　　　　　　　　　　　　( )
　A. 以儿童及其家庭为中心的整体护理　　　　B. 患儿的疾病护理
　C. 所有儿童的生长发育　　　　　　　　　　D. 患儿的身心护理
　E. 所有儿童的疾病防治

3. 唯一能通过胎盘的抗体是　　　　　　　　　　　　　　　　　　　　　　　　　( )
　A. IgA　　　　　　　　　B. IgG　　　　　　　　C. IgD
　D. IgM　　　　　　　　　E. IgE

4. 小婴儿易患革兰氏阴性细菌感染的主要原因是体内缺少　　　　　　　　　　　　( )
　A. IgA　　　　　　　　　B. IgG　　　　　　　　C. IgM
　D. 白细胞　　　　　　　　E. 补体

5. 婴儿易患呼吸道和消化道感染的主要原因是体内缺少　　　　　　　　　　　　　( )

A. SIgA      B. IgE      C. IgM

D. IgD      E. 补体

6. 以下不是儿童疾病特点的是                     (　　)

A. 起病急      B. 变化快      C. 并发症多

D. 后遗症多      E. 病死率高

7. 儿科护士最重要的角色是                    (　　)

A. 专业照护者      B. 护理计划者      C. 健康教育者

D. 健康咨询者      E. 护理研究者

8. 儿科护士应具备的素质有                    (　　)

A. 高度的责任感                    B. 强烈的事业心

C. 娴熟的护理操作技能             D. 良好的身体心理素质

E. 以上均是

### A2 型题

9. 女婴,8 个月,其母亲带其到社区卫生服务站咨询,诉说女婴 6 个月前身体很好,但近 1 个多月来反复出现发热、咳嗽,经询问健康史及体格检查,未发现女婴有其他异常的健康史、体征。母亲感到不解,问:"为什么儿童月龄大了反而容易生病?"作为护士,应向女婴母亲说明原因是女婴 (　　)

A. 呼吸道抵抗力低下             B. 血清补体水平低下

C. 血清 IgM 水平低下             D. 血清 IgG 水平低下

E. 血清 IgA 水平低下

10. 患儿,女,4 岁,因病住院已经 1 周,护士不仅向她解释疾病的治疗和护理过程,同时还向其家长宣传科学育儿知识。护士在这方面扮演的角色是 (　　)

A. 健康教育者      B. 健康咨询者      C. 健康协调者

D. 护理计划者      E. 患儿代言人

(王香菊)

参考答案

知识归纳

1. 掌握:儿童年龄分期、新生儿护理、生长发育指标、婴儿喂养方法、儿童计划免疫程序以及预防接种反应的预防和处理。

2. 熟悉:各年龄期保健、体格锻炼与游戏。

3. 了解:儿童常见意外伤害及心理行为问题的防治。

4. 能够应用所学知识开展儿童生长发育监测、婴幼儿喂养指导、日常照护等;树立关爱儿童的职业思想,培养呵护儿童身心健康的社会责任感。

**情境导入**

儿童,男,6个月。足月顺产,出生体重 3.7 kg,身长 52 cm,生后状况良好,纯母乳喂养至今。今日来儿保中心进行疫苗接种及体检。

**请思考:**

(1)该儿童按照年龄分期属于哪一期?

(2)按计划该儿童本次应接种哪种疫苗? 应该已完成哪些疫苗的接种?

(3)护士应该着重对儿童家长进行哪些方面的健康指导?

# 第一节　儿童年龄分期及保健

不同年龄的儿童有不同的特点,为了更加针对性地对儿童进行护理和保健,根据生长发育的特点,常将儿童按照年龄分为七个时期。

## 一、胎儿期

受精卵形成到胎儿出生脐带结扎为胎儿期,大约40周。胎儿的发育与母体的身心健康、营养状态和周围环境等密切相关,若孕妇在妊娠期间发生严重感染、接触放射性物质、滥用药物或受到基础疾病影响,都可能导致胎儿出现发育不良而导致畸形或流产。此期应做好孕期保健,保证母体营养充足、心情愉悦、身体健康。

1. 预防先天性疾病　提倡婚前体检,禁止近亲结婚;患有糖尿病、心脏病、结核病等慢性疾病的育龄妇女应在医师指导下确定怀孕时机及孕期用药,注意孕期用药安全,避免药物致畸;应避免接触放射线和铅、苯、汞、有机磷农药等化学毒物;孕期应避免吸烟、酗酒。

2.加强孕期营养　计划怀孕前应补充叶酸,孕期营养均衡,多晒太阳,保证蛋白质、钙、铁、维生素 D 等重要营养素的摄入充足。但也要注意营养适度,避免出现巨大儿影响儿童后期健康。

3.预防感染及妊娠期合并症　孕妇早期应预防风疹病毒、巨细胞病毒及单纯疱疹病毒的感染,以免造成胎儿畸形及宫内发育不良。尽可能避免妊娠期合并症,预防流产、早产、异常分娩的发生。

4.保证孕期心情愉悦　孕妇保持心情愉悦放松,避免情绪紧张,为胎儿身心发育创造良好环境。

## 二、新生儿期

从胎儿出生脐带结扎至出生后 28 d 为新生儿期。新生儿发病率和死亡率极高,婴儿死亡中约 60% 是新生儿,其中 70% 左右为出生 1 周内的新生儿。胎龄满 28 周至出生后 7 d 为围生期,是儿童生命遭受最大危险的时期,此期死亡率常作为评价一个地区医疗卫生条件的重要指标。要加强围生期保健,保证优生优育。新生儿期儿童刚刚脱离母体,身体发育不成熟,对外界环境适应能力较差,因此,要加强新生儿期保健,注意保暖、预防感染、加强喂养,详见本章第二节新生儿分类特点与护理。

## 三、婴儿期

自出生至满 1 周岁为婴儿期。婴儿期是生长发育最迅速的时期,需要充足的营养来满足其生长需要,但婴儿的消化吸收能力尚未发育成熟,容易出现溢乳、呕吐、腹泻等消化性疾病和营养障碍性疾病。另外随着婴儿生长,来自母体的抗体逐渐减少,自身的免疫系统又不完善,极易出现感染性疾病,因此,此期保健重点为合理喂养、预防感染。

1.合理喂养　母乳是最适合婴儿发育的天然食品。世界卫生组织推荐 6 个月内进行纯母乳喂养,之后添加辅食,遵循由少到多、由稀到稠、由细到粗、由一种到多种的循序渐进原则,并注意营养均衡。婴儿出生后应及时补充维生素 D 制剂,早产儿还需补充铁剂,预防营养障碍性疾病。

2.定期体检　婴儿 6 个月以下时建议每月体检一次,6 个月后可 2 ~ 3 个月体检一次,监测体格生长及神经、心理发育状况,发现异常及时查找原因进行矫正。

3.预防感染　婴儿居室应宽敞明亮,室温 20 ~ 22 ℃,湿度 55% ~ 65%,常通风,保持空气清新。注意及时添减衣物,防止着凉,传染病高发季节避免到人多的地方。同时注意坚持母乳喂养,添加辅食保证营养充足,增强婴儿身体免疫力。按要求完成计划免疫,提高对传染病的抵抗力。

4.早期教育　婴儿添加辅食时逐步学习用杯喝水,用勺吃饭,培养进餐技能;利用色彩鲜艳、有声音的玩具逗引婴儿,促进视听觉的发育。通过做游戏、阅读绘本、抚触等促进婴儿感知觉、语言及情感发育。根据婴儿月龄特点,训练抬头、挺胸、独坐、爬行等大运动,运用玩具如积木训练其精细动作。

## 四、幼儿期

1 周岁至 3 周岁为幼儿期,此期体格生长发育速度逐渐减慢,由于感知能力和自我意识的发展,对周围环境产生好奇,乐于模仿,社会心理发育开始加快。随着幼儿运动能力的发育,活动范围开始加大,但幼儿缺乏安全意识,此期儿童易出现意外伤害。

1.规律饮食、生活自理　合理安排膳食,提供均衡的营养,保证儿童生长发育所需以外,还需培养儿童良好的饮食行为习惯。鼓励儿童按时进餐、自主进餐,每次进餐时间控制在 0.5 h 以内,不吃零食、不偏食、不挑食。另外协助儿童养成良好的生活习惯,如充足的睡眠、主动排便、早晚刷牙、饭后漱口、适度户外活动等。

2.早期教育　此期是儿童社会心理发育和语言发展的关键时期,父母应该重视与孩子的语言交流和肢体互动,利用做各种游戏、讲故事、唱歌等促进儿童的语言、运动发育。在行为方式和情绪控制方面父母除了正确引导以外,还需关注自己的言行对孩子的榜样作用。

3.预防疾病和意外　坚持每3~6个月体检一次,进行动态生长发育监测,及时发现营养障碍性疾病;定期进行预防接种,预防传染性疾病;此期儿童活动范围增大,但危险意识差,注意预防异物吸入、外伤、溺水等意外伤害的发生;防治常见心理行为问题,如吮手指、攻击行为等。

## 五、学龄前期

从3岁到入小学前为学龄前期。此期儿童体格增长速度相对缓慢。但智能发育快、儿童好奇心增强,是性格形成的关键时期。因此,此期的保健重点为加强早期教育,培养良好的生活习惯、社会适应能力。

1.日常护理　均衡膳食,保证食物多样化、荤素搭配、营养充足。每天3餐主食、2餐点心,总蛋白中保证一半的优质蛋白。保证良好的睡眠环境和睡眠质量,每日保证睡眠10~12 h。

2.学前教育　此期是儿童性格形成的关键时期,学前教育不应是单纯的知识灌输,而应该是通过游戏培养思维能力、想象力、创造力和生活自理能力,同时注意培养良好的学习习惯和高尚的道德品质。

3.定期体检、预防疾病　坚持户外活动,加强体格锻炼;每年进行1~2次体检,监测营养状况,及时发现缺铁性贫血等疾病;做好眼保健、口腔保健,防治近视、龋齿;继续按时进行计划免疫接种;开展安全教育,预防溺水、中毒、外伤等意外伤害;防治心理行为问题,如攻击行为、遗尿、咬指甲、网瘾等。

## 六、学龄期

从入小学开始至青春期。此期儿童认知和心理发育迅速,求知欲强,是接受科学文化教育的重要时期。该时期应加强体格锻炼、培养良好的学习习惯、培养儿童的毅力和意志力。

1.加强营养、合理作息　饮食注意荤素搭配,保证优质蛋白的摄入,重视早餐和课间加餐,多吃富含钙、铁的食物以满足体格增长的需要;合理安排作息时间,保证充足睡眠,每天保证睡眠时间在10 h以上;加强体格锻炼,每天保证1 h以上的中高强度身体活动。

2.培养良好学习习惯　创造自由民主的家庭环境和社会环境,为儿童提供良好的学习氛围,培养学习兴趣;保持正确的坐、立、行走、读书和写字的姿势,预防近视、脊柱弯曲等;控制每天使用电子产品时间在2 h以内;培养儿童自我管理的能力,增强儿童独立自主解决问题的能力。

3.预防疾病及意外　继续进行定期体格检查和预防接种,防治龋齿、缺铁性贫血等常见疾病;加强交通安全、意外防范知识教育,预防车祸、溺水,学会应对地震、火灾等意外。

## 七、青春期

女孩从11~12岁,男孩从13~14岁进入青春期。青春期是体格发育的第二个高峰期,同时第二性征开始出现,也是性格、心理、智力发展的关键时期。

1.均衡膳食、充足营养　青春期是体格发育的高峰时期,必须保证能量、优质蛋白、矿物质、维生素等营养素摄入,尤其注意摄入充足的乳类制品以保证钙的充足;引导儿童养成良好的饮食习惯,避免挑食、节食、厌食等。

2.合理作息、积极锻炼　保证充足睡眠,每天至少8 h;每日至少进行中高强度身体活动1 h;每天使用电子产品的时间限制在2 h内。

3. 重视生理、心理卫生教育　青春期是生殖系统发育的重要时期,也是叛逆最明显的时期,家长及老师要进行正确的性教育和心理疏导,引导并培养正确的人生观、价值观。

# 第二节　新生儿分类、特点与护理

新生儿是指从脐带结扎到满 28 d 的婴儿。我国将妊娠 28 周至出生后 1 周这一时期称为围生期。

## 一、新生儿分类

### (一)根据胎龄分类

胎龄(gestational age,GA)是指从末次月经第 1 天到分娩这段时间,通常用周做单位来表示。

1. 足月儿　37 周≤GA<42 周的新生儿。

2. 早产儿　GA<37 周的新生儿。

3. 过期产儿　GA≥42 周的新生儿。

### (二)根据出生体重分类

出生体重(birth weight,BW)指出生后 1 h 内的体重。

1. 正常出生体重儿　2 500 g≤BW≤4 000 g 的新生儿。

2. 低出生体重儿　BW<2 500 g 的新生儿,其中 BW<1 500 g 称为极低出生体重儿,BW<1 000 g 称为超低出生体重儿。低出生体重儿中大多是早产儿。

3. 巨大儿　BW>4 000 g 的新生儿。

### (三)根据出生体重和胎龄的关系分类

1. 适于胎龄儿　出生体重在同胎龄平均出生体重的第 10~90 百分位之间的新生儿。

2. 小于胎龄儿　出生体重在同胎龄平均出生体重的第 10 百分位以下的新生儿。足月但体重不足 2 500 g 的新生儿称足月小样儿。

3. 大于胎龄儿　出生体重在同胎龄平均出生体重的第 90 百分位以上的新生儿。

### (四)根据出生后周龄分类

1. 早期新生儿　出生后 1 周以内的新生儿,也属于围生儿,其发病率和死亡率在整个新生儿期中最高,需要加强监护和护理。

2. 晚期新生儿　出生后第 2~4 周末的新生儿。

### (五)高危儿

高危儿指已发生或可能发生危重情况而需要特殊监护的新生儿。常见于以下几种情况。

1. 出生时有异常的新生儿　出生时窒息、早产儿、小于胎龄儿、巨大儿、双胞胎或多胎儿、各种先天性疾病或畸形等。

2. 异常分娩史的新生儿　难产、手术产、急产、产程延长,母亲分娩过程中使用镇痛剂、镇静剂等。

3. 母亲有异常妊娠史的新生儿　孕母年龄大于 40 岁或小于 16 岁;孕母有糖尿病、感染、慢性心肺疾病、吸烟、吸毒或酗酒等;母亲为 Rh 阴性血型;曾有死胎、死产或性传播疾病史等;孕母孕期有阴道流血、妊娠高血压、先兆子痫、子痫、前置胎盘、胎盘早剥、羊膜早破等。

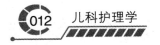

## 二、新生儿特点与护理

正常足月儿是指胎龄在 37～42 周、出生体重在 2 500～4 000 g 的无畸形及疾病的活产健康新生儿。早产儿是指胎龄不足 37 周的活产新生儿,体重多在 2 500 g 以下,又称未成熟儿。

### (一)外观特点

见表 2-1。

表 2-1　正常足月儿与早产儿的外观特点比较

| 项目 | 正常足月儿 | 早产儿 |
|---|---|---|
| 哭声 | 响亮 | 低弱,呻吟声 |
| 肌张力 | 好,四肢屈曲 | 差,四肢伸直 |
| 皮肤 | 红润,皮下脂肪丰满,胎毛少 | 红嫩,水肿,胎毛多 |
| 头发 | 分条清楚 | 细而乱 |
| 耳壳 | 软骨发育好,耳舟成形、直挺 | 耳壳软,缺乏软骨,耳舟不清楚 |
| 指、趾甲 | 达到或超过指、趾端 | 未达到指、趾端 |
| 足纹 | 多而深 | 少而浅 |
| 乳腺 | 结节>4 mm | 无结节或结节<4 mm |
| 外生殖器 | 男婴睾丸已降至阴囊;女婴大阴唇遮盖小阴唇 | 男婴睾丸未降或未全降;女婴大阴唇不能遮盖小阴唇 |

### (二)正常足月儿和早产儿生理特点

1. 呼吸系统　新生儿呼吸中枢发育不完善,呼吸频率较快,安静时为 40 次/min 左右;胸廓呈圆桶状,肋间肌薄弱,呼吸主要靠膈肌的收缩,呈腹式呼吸;呼吸道管腔狭窄,黏膜薄嫩,血管丰富,纤毛运动差,易致气道阻塞、感染、呼吸困难及拒乳。

早产儿由于呼吸中枢发育不成熟,呼吸肌发育不全,咳嗽反射差,呼吸浅快而不规则,易出现呼吸暂停(指呼吸停止时间 15～20 s);早产儿因肺表面活性物质缺乏易出现肺透明膜病(呼吸窘迫综合征)。

2. 循环系统　新生儿心率波动范围较大,通常为 90～160 次/min,平均 120～140 次/min;足月儿血压平均为 70/50 mmHg。早产儿心率偏快,血压较低,部分早产儿早期可有动脉导管开放。

3. 消化系统　足月儿出生时吞咽功能虽已完善,但胃呈水平位,食管下部括约肌较松弛,幽门括约肌发达但易痉挛,故易溢乳甚至呕吐;足月儿在生后 12 h 内开始排胎粪,2～3 d 排完。若生后 24 h 仍无胎粪排出,应排除肛门闭锁或其他消化道畸形;肝葡萄糖醛酸基转移酶的量及活力不足,是生理性黄疸的主要原因之一。

早产儿吸吮能力差,吞咽反射弱,胃容量小,贲门括约肌松弛,更易出现溢乳甚至窒息;肝功能更不成熟,肝酶活性更低,生理性黄疸程度较足月儿更重,且持续时间更长,更容易发生胆红素脑病;肝脏糖原储备少,合成蛋白能力弱,易发生低蛋白血症或低血糖。

4. 泌尿系统　新生儿在生后 24 h 内开始排尿,若超过 48 h 还未排尿,应查明原因;足月儿肾功能不完善,肾小球滤过率低,浓缩功能差,对水、电解质、酸碱物质的调节功能差,易出现脱水、水肿、电解质紊乱。

早产儿肾浓缩功能更差,肾小管对醛固酮反应低下,排钠较多,容易发生低钠血症;肾脏保存碳酸氢盐和排泄酸和氨的能力弱,容易导致代谢性酸中毒;此外胎龄越小肾小管吸收葡萄糖阈值会降低,加上胰腺的功能不成熟,反应差,婴儿容易引起高血糖、糖耐量差以及尿糖阳性率高。

5. 血液系统　足月儿出生时血液中红细胞、血红蛋白、白细胞总数均较高,以后随月龄增长逐渐下降;血小板数与成人相似;由于胎儿肝脏维生素 K 储存少、凝血因子活性低,易出现新生儿出血。

早产儿外周血中有核红细胞较多,白细胞、血小板低于足月儿;早产儿红细胞生成素水平低,铁储备少,维生素 D 储存量少,更容易发生贫血、佝偻病等。

6. 神经系统　新生儿出生时脑相对较大,头围平均 33 ~ 34 cm,脑重占体重 10% ~ 20%;脊髓相对长,其末端在第 3、4 腰椎下缘;足月儿大脑皮质兴奋性低,睡眠时间长;大脑对下级中枢活动抑制较弱,且锥体束、纹状体发育不完善,常出现不自主和不协调的动作。

早产儿神经系统发育程度跟胎龄相关,胎龄越小,反应越差;当缺氧时早产儿更易出现缺氧缺血性脑病,更易出现颅内出血。

7. 体温调节　新生儿体温调节中枢功能尚不完善,皮下脂肪薄,体表面积相对较大,散热多,若保温不当,可发生低体温;若环境温度过高,水分补充不足,可出现脱水热。

早产儿体温调节中枢功能更不完善,棕色脂肪少,产热能力差,体表面积相对大,寒冷时更易发生低体温,甚至寒冷损伤综合征;早产儿汗腺发育差,环境温度变化时体温也将随之发生变化。

8. 能量及体液代谢　新生儿每日基础热量消耗为 209 kJ/kg,每日总热量需 418 ~ 502 kJ/kg。足月儿每日钠需要量为 1 ~ 2 mmol/kg,钾需要量 1 ~ 2 mmol/kg(出生前 10 d 内一般不需补钾)。

早产儿吸吮力弱,消化功能差,常需肠外营养;生后 1 周内每日需能量比足月儿低,所需液体量较高,生后第 1 天需水量为 60 ~ 100 mL/kg,以后每日增加 30 mL/kg,直至每日 150 ~ 180 mL/kg。

9. 免疫系统　新生儿非特异性和特异性免疫功能均不成熟。皮肤黏膜柔嫩易损伤,脐带残端未完全闭合,细菌极易进入血液引起感染;呼吸道纤毛少、运动差;胃酸、胆酸少,杀菌能力差;可通过胎盘获得免疫球蛋白 G(IgG),但 IgG、SIgA 缺乏,因此易患细菌感染,尤其是革兰氏阴性杆菌感染,其中呼吸道、消化道感染最多见;血–脑脊液屏障差,外周感染易并发脑膜炎、脑炎。

10. 常见的几种特殊生理状态

(1)生理性黄疸　由于新生儿胆红素的代谢特点和消化特点,足月儿出生 2 ~ 3 d 开始出现黄疸,4 ~ 5 d 达到高峰,若一般情况正常,足月儿 2 周内、早产儿 4 周内黄疸消退,无须特殊处理。

(2)生理性体重下降　新生儿出生后由于排胎粪、摄入少、水分丢失较多,常出现生理性体重下降,体重下降不超过出生体重的 10%,10 d 左右恢复到出生时体重。

(3)"马牙"和"螳螂嘴"　新生儿口腔腭中线和齿龈切缘部位常有黄白色、米粒大小的小颗粒,是由上皮细胞或黏液腺分泌物堆积形成,俗称"马牙",又叫"上皮珠",数周后可自行消退;新生儿两侧颊部各有一隆起的脂肪垫,有助于吸乳。两者均属正常现象,不可挑破,以免发生感染。

(4)乳腺肿大和假月经　新生儿生后 4 ~ 7 d 均可有乳腺增大,如蚕豆或鸽蛋大小,2 ~ 3 周消退,与新生儿体内有少量来自母体的雌激素、孕激素和催乳素有关,部分新生儿甚至可出现泌乳,切勿挤压,以免感染;部分女婴由于出生后雌激素水平突然下降,生后 5 ~ 7 d 可出现阴道流出血性分泌物,可持续 1 周,此为假月经现象,无须处理。

(5)新生儿红斑和粟粒疹　生后 1 ~ 2 d,在头部、躯干、四肢出现大小不等的多形性斑丘疹,称为"新生儿红斑",1 ~ 2 d 后自然消失;由于皮脂腺分泌物堆积,在鼻尖、鼻翼、颜面部出现小米粒大小的黄白色皮疹,脱皮后自然消失。以上两种现象若自然消失均无须处理。

## (三)新生儿护理

1. 保持呼吸道通畅　新生儿娩出时及时清除口腔、鼻腔的羊水及分泌物;躺卧时保持合适体位,仰卧时头偏一侧,避免呕吐物误吸引起窒息;喂养时根据身体状况选择合适的喂养方式,喂乳后竖抱新生儿,轻拍背部排出胃内空气,然后取右侧卧位,防止溢乳和呕吐而引起窒息;应有专人看护,避免衣被等压迫或堵塞口、鼻、胸部而引起窒息。

2. 维持有效呼吸 保持呼吸道通畅,早产儿仰卧时可在肩下放置软垫,避免颈部弯曲,堵塞呼吸道;若有低氧血症时及时吸氧,应将动脉血氧分压维持在 50 ~ 80 mmHg(早产儿 50 ~ 70 mmHg)或经皮血氧饱和度 91% ~ 95%;切忌常规吸氧,以防出现氧中毒导致视网膜病变;呼吸暂停者可通过拍打足底、托背等刺激呼吸。

3. 维持正常体温 新生儿生后及时擦干身体并用温暖包被包裹,并根据情况采取各种保暖措施,使新生儿处于适中温度(是指机体耗氧量、代谢率最低,蒸发散热量最少,而又能保持正常体温的最适环境温度)中。正常的新生儿应进行"袋鼠式护理",不与母亲分离。早产儿、出生体重<2 000 g 或低体温者,应通过暖箱来保暖,并根据新生儿胎龄、出生体重、出生天数来选择暖箱温度(表2-2)。无条件者可采取其他方式保暖,如包被包裹、使用热水袋等。保暖要适度,避免因过度保暖而引起汗疱疹,甚至脱水热。

表2-2 不同新生儿的暖箱温度

| 出生体重/kg | 暖箱温度 | | | |
|---|---|---|---|---|
| | 35 ℃ | 34 ℃ | 33 ℃ | 32 ℃ |
| <1.0 | 出生 10 d 内 | 10 d 后 | 3 周后 | 5 周后 |
| 1.0 ~ 1.5 | | 10 d 内 | 10 d 后 | 4 周后 |
| 1.5 ~ 2.0 | | 2 d 内 | 2 d 后 | 3 周后 |
| >2.0 | | | 2 d 内 | 2 d 后 |

4. 合理喂养 正常足月儿生后 30 min 内即可抱至母亲处吸吮乳房,以促进乳汁分泌,泌乳后提倡按需哺乳。无母乳者可用新生儿配方乳,每 2 ~ 3 h 一次,每日 7 ~ 8 次。乳量根据所需热量及婴儿耐受情况计算,遵循从少到多、循序渐进的原则,以新生儿吃奶后安静入睡、无腹胀和理想的体重增长(足月儿 15 ~ 30 g/d,平均约为 20 g/d)为宜(生理性体重下降期除外)。

早产儿也应尽早母乳喂养,无母乳者可先试用 10% 葡萄糖,以预防低血糖,之后采用早产儿配方乳。无法自行吸吮者可使用滴管喂养,有吞咽障碍者可采用鼻饲喂养,必要时进行静脉补液。根据早产儿体重增长、身体状况调整喂养方案。早产儿出生后及时注射维生素 $K_1$ 以预防出血,另需补充维生素 D 和铁剂等,以预防佝偻病、缺铁性贫血等疾病的发生。

5. 预防感染 新生儿室工作人员应严格遵守消毒隔离制度。护理和操作时应注意无菌,接触新生儿前、后均应严格洗手;工作人员或新生儿如患感染性疾病应立即隔离,避免交叉感染;勤洗澡,保持皮肤清洁;每次大便后用温水清洗臀部,勤换尿布,预防臀红的发生;保持脐部清洁和干燥,若脐带残端脱落(一般 7 d 左右脱离)后有黏液或渗血,用碘伏消毒或重新结扎;若出现脓性分泌物,先用 3% 过氧化氢溶液清洗,再涂 0.2% 碘伏消毒,同时酌情使用抗生素;若出现肉芽组织,可用硝酸银烧灼局部;新生儿出生后按时接种卡介苗和乙肝疫苗,预防传染病。

6. 健康教育 提倡母婴同室,促进母婴情感建立,对家长进行母乳喂养技巧、新生儿沐浴方法、保暖方法、皮肤护理要点、新生儿接种注意事项、新生儿疾病筛查等指导。

# 第三节　儿童生长发育

生长是指儿童身体各器官、各系统形态上的增长,是量的变化;发育是指细胞、组织、器官的分化与功能逐渐成熟的过程,是质的变化。生长和发育两者紧密相关,生长是发育的物质基础,临床常用"发育"一词来代表生长和发育两个方面。

## 一、生长发育规律

1. 生长发育是连续性、有阶段性的过程　生长发育贯穿整个儿童期,是连续的过程,但不同年龄阶段生长发育速度不同。如体重和身长在婴儿期,尤其前 3 个月增长很快,为生后的第一个生长高峰期;之后生长速度逐渐减慢,至青春期又再次加快,出现第二个高峰期。

2. 生长发育遵循一定的顺序性　生长发育遵循由上到下、由近到远、由粗到细、由低级到高级、由简单到复杂的规律。如儿童出生后先抬头,后抬胸,再会坐、立、行(从上到下);从伸臂到抓握,从抬腿到走路(由近到远);从全掌抓握到手指捏取(由粗到细);先会画直线后会画圈,然后画图形(由简单到复杂);先会看、听,逐渐发展到记忆、理解、分析、判断(由低级到高级)。

3. 各系统器官生长发育的不平衡性　人体各系统器官的发育有先有后,并不是平衡发育的。如神经系统发育先快后慢,出生后前两年发育速度较快;生殖系统发育先慢后快,进入青春期才开始迅速发育;淋巴系统在青春期前发育迅速而后逐渐减慢;其他系统器官如心、肝、肾、肌肉的发育基本与体格生长相平行,婴儿期和青春期为两个发育高峰期(图 2-1)。

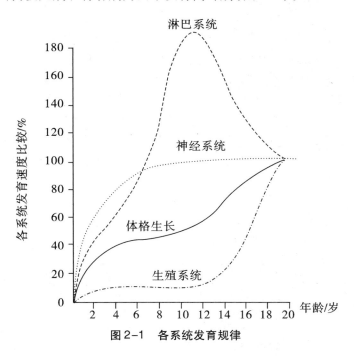

图 2-1　各系统发育规律

4. 生长发育存在个体差异　儿童生长发育遵循一定的规律,但由于受遗传、环境等内外因素的影响,个体之间存在差异,因此,评价儿童的生长发育水平要充分考虑影响因素,各评价指标的正常值并不是绝对的数值,而是有一定的范围。

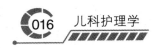

### 二、影响生长发育的因素

#### (一)遗传因素

父母双方的家族基因影响儿童的个体特征,如皮肤和头发的颜色、面貌、身高、机体免疫力等。不同性别的儿童生长发育水平也存在较大差异。一些影响生长发育的先天性疾病如染色体缺陷性疾病跟遗传因素有很大关系。

#### (二)环境因素

1. 孕母状况　胎儿的发育受孕母的营养、情绪、疾病等各种因素的影响。妊娠早期孕母出现病毒性感染可导致胎儿发育畸形;妊娠期严重营养不良可引起流产、胎儿发育迟缓;妊娠期服用药物、放射线照射、环境毒物等均可影响胎儿的发育。

2. 营养　充足的营养是保证儿童生长发育的物质基础。儿童生后营养不良,特别是婴儿期的严重营养不良,可影响身高、体重及脑的发育,并可导致身体免疫能力下降。

3. 疾病与药物　一些疾病在生长发育关键时期持续一段时间,会造成不可逆的负面影响,如一些长期慢性疾病、内分泌疾病、先天性疾病,常影响骨骼生长和神经系统的发育。长期使用激素治疗也会导致生长发育迟缓。

4. 家庭和社会环境　家庭、社会环境会显著影响个体的生长发育。良好的居住环境和生活习惯、科学完善的医疗保健服务等都是促进儿童生长发育的重要因素。良好、轻松的家庭氛围和社会环境对儿童身心发育有着深远影响。

### 三、体格生长发育的指标

1. 体重　体重为身体各器官、组织、体液的总重量。体重易于准确测量,是反映儿童体格生长与营养状况的重要指标。儿科临床中多用体重计算乳量、药量和补液量。

正常足月儿出生时体重约为 3.25 kg,出生后 1 周内会出现生理性体重下降,体重下降幅度不超过出生体重的 10%,在 7~10 d 内恢复至出生体重。生后第 1 个月体重增加可达 1.0~1.7 kg,3~4 个月时体重约等于出生时体重的 2 倍;婴儿出生第 1 年前 3 个月体重的增加值约等于后 9 个月内体重的增加值,1 周岁时增至出生时体重的 3 倍(10 kg);2 岁时增至出生体重的 4 倍(12~13 kg);2 岁至青春前期体重增长速度减慢,年增长值约 2 kg。在临床医务人员计算儿童用药量和液体量时应使用实际体重,当无条件测量体重时,可按以下公式粗略估计体重。

3~12 月龄:体重(kg)=[年龄(月)+9]/2

1~6 岁:体重(kg)=年龄(岁)×2+8

7~12 岁:体重(kg)=[年龄(岁)×7-5]/2

儿童进入青春期后,体格发育再次加快,个体差异较大,不能再按照以上公式推算。儿童体重在同性别、同年龄段标准体重的上下波动 10% 以内均为正常,若低于正常体重的 15% 则考虑营养不良,超过 20% 为肥胖。

2. 身高(长)　身高指头顶到足底的垂直长度,是头部、脊柱与下肢长度的总和,是反映骨骼发育的重要指标。3 岁以下儿童采取仰卧位测量,称为身长,3 岁以上儿童立位测量称为身高。

身高(长)的增长规律与体重相似,年龄越小,增长越快。正常新生儿出生时身长平均为 50 cm,生后第 1 年身长增长约为 25 cm,其中前 3 个月增长 11~13 cm,与后 9 个月的增长值相同。儿童 1 岁时身长约 75 cm,2 岁时身长约 87 cm;2 岁以后身高稳步增长,每年增长 6~7 cm。2~12 岁儿童身高可按下列公式估计。

$$身高(cm)=年龄(岁)\times 7+75$$

进入青春期,身高增长速度加快,故不能用此公式估计。身高(长)的增长受遗传、内分泌、宫内生长状态的影响较明显,短期的疾病与营养波动不易影响身高(长)的生长。若儿童身高(长)低于同性别、同年龄阶段标准身高的20%则称为身材矮小。

3.坐高(顶臀长)　由头顶到坐骨结节的长度称为坐高。3岁以下儿童仰卧位测量的值称为顶臀长。坐高代表头颅与脊柱的生长水平,出生时坐高为身高的67%,4岁时坐高为身高的60%,6~7岁时小于60%。

4.头围　前经眉弓上缘、后经枕骨结节环绕头1周的长度称为头围。胎儿期神经系统发育速度较快,故出生时头围相对较大,平均33~34 cm。与体重、身长增长规律相似,第1年前3个月头围的增长幅度约等于后9个月头围的增长幅度(6 cm),1岁时头围约为46 cm;生后第2年头围增长减慢,2岁时头围约48 cm;5岁时头围约为50 cm,15岁时头围达到成人水平,为54~58 cm。

头围可以反映脑和颅骨的发育状况。头围过小常提示有脑发育不良的可能,头围过大常见于脑积水。

5.胸围　前平乳头下缘、后经肩胛角下缘平绕胸廓1周的长度为胸围。胸围可反映肺与胸廓的发育状况。出生时胸围32 cm,略小于头围,1岁左右胸围约等于头围,之后胸围大于头围,约为(头围+年龄-1)cm。

6.上臂围　在肩峰与尺骨鹰嘴连线中点水平绕臂1周的长度为上臂围。上臂围可反映肌肉、骨骼、皮下脂肪发育状况。1岁以内上臂围增长迅速,1~5岁增长缓慢。无条件测量体重和身高的场合,可用上臂围来筛查1~5岁儿童的营养状况。上臂围超过13.5 cm为营养良好,12.5~13.5 cm为营养中等,小于12.5 cm为营养不良。

7.骨骼发育

(1)颅骨　颅骨的发育可以根据头围大小、颅缝闭合时间、前后囟大小和闭合时间来评价。出生时后囟很小或已闭合,最晚6~8周闭合。前囟(两顶骨与额骨交界处的菱形间隙)刚出生时大小为1.5~2.0 cm(两条对边中点的距离),以后随颅骨发育而增大,6个月后随颅骨骨化逐渐变小,1.0~1.5岁闭合,最迟2岁闭合(图2-2)。

前囟检查在儿科临床很重要,若有异常常提示一些疾病。如前囟早闭或过小常提示脑发育不良;前囟闭合延迟或过大常见于佝偻病、先天性甲状腺功能减退症;前囟饱满常提示颅内压过高;前囟凹陷常见于严重脱水或严重营养不良。

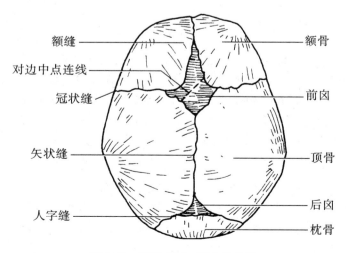

图2-2　颅骨、前囟、后囟的发育

（2）脊柱　脊柱可以反映脊椎骨的发育状况。出生时脊柱无弯曲,仅呈轻微后凸。3个月左右出现抬头动作使得颈椎前凸;6个月后会坐使得胸椎后凸;1岁左右开始行走,出现腰椎前凸。脊柱的生理弯曲6~7岁才为韧带所固定。注意儿童坐、立、行走姿势,可以更好地保证儿童脊柱的正常形态。

（3）牙齿　牙齿的发育与骨骼有一定关系,但因胚胎来源不同,牙齿与骨骼并不同步生长发育。人的一生有两副牙齿,即乳牙(共20颗)和恒牙(共28~32颗)。正常婴儿出生时无牙,在生后4~10个月(6个月左右)乳牙开始萌出,13个月后还未萌出者为乳牙萌出延迟。乳牙一般于2.5岁左右出齐,2岁以内乳牙数量为月龄减去4~6。乳牙萌出顺序一般为下颌先于上颌、自前向后(图2-3),6岁左右萌出第一颗恒牙(即第一恒磨牙,在第二乳磨牙后方萌出,又称为6龄齿),之后在12岁之前乳牙按萌出顺序逐个脱落代之以恒牙,其中第1、2前磨牙代替第1、2乳磨牙,12岁左右萌出第二恒磨牙;约在18岁以后萌出第三恒磨牙(智齿),也有终身不萌出第三恒磨牙者。

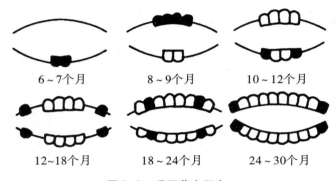

| 6~7个月 | 8~9个月 | 10~12个月 |
| 12~18个月 | 18~24个月 | 24~30个月 |

图2-3　乳牙萌出顺序

出牙为生理现象,出牙时个别儿童可有低热、流涎、烦躁、睡眠不安等症状。食物的咀嚼有利于牙齿生长。补充蛋白质、钙、磷、氟等营养素有助于牙齿生长。

### 四、体格生长评价

儿童处于快速生长发育阶段,身体形态及各部分比例变化较大。充分了解儿童各阶段生长发育的规律、特点,正确评价儿童生长发育状况,及早发现问题,给予适当的指导与干预,对促进儿童的健康生长十分重要。

#### （一）原则

正确评价儿童的体格生长必须做到以下几点:①选择适宜的体格生长指标,最重要和常用的形态指标为身高(长)和体重,<3岁儿童应常规测量头围,其他常用的形态指标有坐高(顶臀长)、胸围、上臂围、皮褶厚度等;②采用准确的测量工具及规范的测量方法;③选择恰当的生长标准或参照值,建议根据情况选择2006年世界卫生组织儿童生长标准或根据2015年中国9市儿童的体格发育数据制定的中国儿童生长参照值;④定期评估儿童生长状况,即生长监测。

#### （二）评价内容

儿童体格生长评价内容包括生长水平、生长速度两个方面。

1. 生长水平　在特定时间点所获得的某一项体格生长指标测量值[体重、身高(长)、头围、胸围等]与同年龄、同性别相应参照值进行横向比较,得到该儿童在同年龄、同性别人群中所处的位置,即为该儿童该项体格生长指标在此年龄段内的生长水平。通常用等级来表示结果。此方法简单、易于掌握应用,可用于个体或群体儿童发育状况的评价。

**2. 生长速度**　对某一单项体格生长指标定期连续地测量即得到该项指标在某一年龄阶段的生长速度。以生长曲线表示生长速度最简单、直观,定期体检是生长速度评价的关键。这种动态纵向观察个体生长状况的方法可发现每个儿童特定的生长规律,体现个体差异。因此,生长速度的评价比生长水平的评价更能真实反映儿童的生长状况。

### (三)评价方法

**1. 均值离差法**　儿童生长发育状况呈正态分布时可用均值离差法来评价,常用平均值加减标准差(SD)来表示,一般分为−2SD、−1SD、均值、+1SD、+2SD 五个等级,通常均值±2SD(包括总体的95%)为正常范围。此方法简单易行,但是此方法只能对单项指标进行评估,不能反映生长发育状况的动态变化。

**2. 百分位数法**　当生长发育指标测量值呈偏正态分布时可用百分位数法来评价,能更准确地反映所测数值的分布。测量值呈正态分布时也可用此方法,数值与均值离差法非常接近。第 50 百分位($P_{50}$)为中位数,记录 $P_3$、$P_{25}$、$P_{50}$、$P_{75}$、$P_{97}$ 五个等级,通常 $P_3 \sim P_{97}$(包括总体的94%)范围内的儿童视为为正常。

**3. 生长曲线图的应用**　生长曲线图是将儿童生长发育测量值作为纵坐标,将年龄作为横坐标绘制而成的曲线图,比表格更为方便、直观,不仅可以评价生长发育水平,还可了解儿童的生长趋势和生长速度,能够及时发现生长偏离的现象。生长曲线图是儿科临床中使用最为广泛的体格生长发育评价工具。

## 五、神经心理发育

### (一)神经系统的发育

神经系统在胎儿期发育速度快,出生时新生儿脑的重量已达成人脑重的 1/4 左右,这时神经细胞数量虽已接近成人,但树突、轴突数量少并且短小。出生后神经系统的发育包括脑重量的增加、体积的增大、树突和轴突的增多、神经髓鞘的发育。神经髓鞘在 4 岁左右形成,在此之前,尤其是婴儿期,各种刺激引起的神经冲动传导速度较慢,且易出现泛化现象,婴儿容易疲倦,睡眠时间较长。

新生儿刚出生时脊髓末端在第 2 腰椎下缘,4 岁时上移至第 1 腰椎,婴幼儿在进行腰椎穿刺时一般在第 4 ~ 5 腰椎水平。正常新生儿出生时存在原始反射,如握持反射、觅食反射、吸吮反射、拥抱反射,一般于 3 ~ 4 个月时消失。3 ~ 4 个月前的婴儿凯尔尼格征可为阳性,2 岁以下儿童巴宾斯基征可出现阳性,均为正常生理现象。

### (二)感知觉的发育

**1. 视感知发育**　新生儿出生时已有视感知能力,能看清 15 ~ 20 cm 内的事物;第 2 个月起出出现头眼协调,开始注视物体;3 ~ 4 个月时头眼协调较好,喜看自己的手;6 ~ 7 个月时目光可随移动物体垂直转动;8 ~ 9 个月时开始出现视深度感觉,能看到细小物品;18 个月时可区分形状;5 岁时可区分颜色;6 岁时视深度觉已充分发育。

**2. 听感知发育**　新生儿出生时已有听力,但较差,生后 1 周听觉发育已相当良好;3 ~ 4 个月时头可转向声源,听到悦耳声音会微笑;7 ~ 9 个月时可区别语言的意义,听到自己名字有反应;4 岁时听觉发育已完善。

**3. 味觉和嗅觉发育**　出生时味觉发育已完善;4 ~ 5 个月为味觉发育关键期,此时对轻微味道改变已很敏感。出生时嗅觉已基本发育成熟;3 ~ 4 个月时能区别不同气味,闻到难闻气味会皱眉;7 ~ 8 个月闻到好闻的气味婴儿会出现愉悦表情。

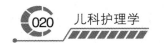

4. 皮肤感觉的发育　皮肤感觉包括触觉、痛觉、温度觉及深感觉等。新生儿的触觉、温度觉已很灵敏,有痛觉,但较迟钝。

### (三)动作的发育

动作发育可分为粗大动作和精细动作两大类。

1. 平衡与粗大动作

(1)抬头　新生儿俯卧时能抬头 1～2 s;3～4 个月时抬头稳定。

(2)坐　6 个月时能独坐。

(3)翻身　7 个月时能有意识地翻身,8 个月时儿童可顺利从仰卧位翻到俯卧位,再从俯卧位翻到仰卧位。

(4)爬　从训练俯卧抬头开始,逐步增强上肢力量,8～9 个月可独立爬行。

(5)站、走、跳　10 个月时可独自站立;12 个月可独自走;24 个月时可双足并跳;30 个月时可单足跳。

2. 精细动作　3～4 个月握持反射消失之后手指可以活动;6～7 个月时可换手拿物和捏、敲等;9～10 个月时会用拇、示指捡物,喜撕纸;12～15 个月时会用汤匙,握笔乱涂画;18 个月时能叠 2～3 块方积木;2 岁时可叠 6～7 块方积木。

### (四)语言的发育

语言的发育与大脑、咽喉部肌肉的正常发育及听觉的完善有关,需经过发音、理解和表达 3 个阶段。新生儿已会哭叫,3～4 个月能咿咿呀呀发音;6～7 月龄时能听懂自己的名字;9～10 个月会叫"爸爸""妈妈";12 月龄时能说简单的单词,如"你好""再见";18 月龄时能指认并说出家庭主要成员的称呼;24 月龄时能说出简单的物品名,并能说出由 2～3 个字组成的短句子;3 岁时能读简单的三字歌谣;4 岁时能讲述简单的故事。

### (五)社会心理活动的发育

1. 早期的社会行为发展　2～3 个月时儿童以哭、笑等行为表达自己的情绪和生理需求;3～4 个月的婴儿有人逗引时可大笑;5～6 个月的儿童可表现出明显的对妈妈或主要照顾人的依赖;8～9 个月儿童可出现明显的认生,开始喜欢躲猫猫游戏;10～12 个月儿童喜欢与人互动,模仿别人的动作;18 个月时逐渐有自我控制能力,熟悉的人在附近时可独自玩耍很久,熟悉的人不在身边会焦虑;2 岁时开始有物权意识,并有自我认同,开始有性别意识;3 岁后开始喜欢集体游戏,会用语言表达自己的情绪。

2. 注意的发展　0～3 岁的儿童以无意注意为主,任何新奇、具体的事物均能引起儿童的注意。随着年龄的增长,特别是通过语言的作用,有意注意逐渐形成和发展,他们的注意范围也在逐渐扩大,5～6 岁后儿童能较好地控制自己的注意力。

3. 记忆的发展　记忆是人脑对经历的事物、感知的情绪的反映,它是一个复杂的认知过程,包括识记、保持、回忆 3 个环节。根据记忆内容的不同,可以分为形象记忆、情绪记忆、逻辑记忆、运动记忆。婴儿的记忆只是无意识记忆,其表现形式为再认,但有意识记忆已开始萌芽,其表现形式除再认外,还有再现。1 岁内婴儿只有再认而无重现,随年龄的增长,再现能力亦增强。幼儿只按事物的表面特征记忆,以机械记忆为主。随着年龄的增加和理解能力、语言思维能力的增强,逻辑记忆逐渐发展。

4. 思维的发展　思维发展是个体从直觉行动思维向具体形象思维再向抽象逻辑思维的发展过程。3 岁前的儿童处在思维发生的最初时期,1～2 岁儿童主要是直觉行动思维,2～3 岁儿童思维主要是具体形象思维。6 岁儿童开始出现抽象逻辑思维的萌芽。游戏、学习、语言的发展等是思维发展的重要条件。

5. 想象的发展 想象的发展是从简单的自由联想到创造性想象的发展过程。儿童想象是以记忆表象为基本素材,对已有表象进行加工、改造、重新组合为新形象的过程。婴儿无想象能力,1～2岁儿童仅有想象的萌芽;无意想象及再造想象是学龄前期儿童的主要想象能力;学龄期才出现有意想象和创造性想象的迅速发展。

6. 情绪、情感的发展 婴儿期的情绪主要决定于生理需要的满足情况和身体的健康状况。这时的儿童一般总是充满肯定的情绪,喜欢不停地活动,而活动的动机是为得到愉快。同时,婴儿也会产生和发展一些否定的、不良的情绪,如怕黑、怕见陌生人、爱发脾气等。婴幼儿的情绪具有易变性、不稳定性、外显而真实。随着年龄的增长,儿童逐渐能够有意识地控制自己,使情绪渐趋向稳定。

# 第四节 营养与喂养

营养是保证儿童生长发育、身心健康的物质基础。儿童生长发育快、代谢旺盛,所需要的营养物质相对多,但自身消化、吸收功能尚未成熟,因此科学合理的营养与喂养尤为重要,营养供给应既要满足儿童需要,又要照顾其消化功能。

## 一、儿童营养

### (一)能量的需要

能量是维持生命活动所必需,人体所需要的能量主要来自食物中的蛋白质、脂类和碳水化合物。每克蛋白质产能16.8 kJ(4 kcal)、每克脂类产能37.8 kJ(9 kcal)、每克碳水化合物产能16.8 kJ(4 kcal)。儿童能量需要包括以下5个方面。

1. 基础代谢 儿童基础代谢率较成人高,随年龄增长逐渐降低。婴儿该项所需占总能量需要的50%～60%,约需231 kJ(55 kcal)/(kg·d),7岁时约需184.8 kJ(44 kcal)/(kg·d),12岁时约需126 kJ(30 kcal)/(kg·d)。

2. 生长发育 为儿童所特有的能量需要。婴儿期生长发育快,所需能量占总能量的25%～30%,之后随年龄增长逐渐减少,进入青春期又增高。

3. 食物的热力作用 是食物在消化、吸收、运输、代谢过程中消耗的能量。碳水化合物的热力作用约为其本身产能的6%,脂肪约为4%,蛋白质约为30%。婴儿饮食含蛋白质较多,该项需要占总能量的7%～8%,混合膳食的年长儿为5%。

4. 活动消耗 该项能量消耗与身材大小、活动强度、活动持续时间、活动类型有关,个体差异较大。一般年龄越小,活动需要的能量越少,以后逐渐增加,多哭、爱动的儿童需要量较多。

5. 排泄消耗 即食物中未经消化、吸收与利用就被排泄于体外的部分。正常不超过总能量需要的10%,呕吐、腹泻时,该项消耗明显增加。

以上五部分能量需要的总和即为儿童总能量的需要,其中0～6月龄婴儿平均需要378 kJ(90 kcal)/(kg·d),7～12月龄为336 kJ(80 kcal)/(kg·d),1岁后每增加3岁约减少42 kJ(10 kcal)/(kg·d)。

### (二)营养素的需要

人体所需的营养素包括蛋白质、脂类、碳水化合物、维生素、矿物质、水、膳食纤维,其中蛋白质、脂类和碳水化合物在体内氧化可以提供能量,又称产能营养素。

1. 蛋白质 是构成机体组织和器官的重要成分,同时提供总能量的8%～15%。婴幼儿生长发

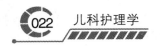 

育迅速,所需蛋白质相对较多,推荐摄入量为 1.5 ~ 3.0 g/(kg·d)。蛋白质主要来源于蛋类、瘦肉、乳类、鱼类、虾、大豆类,为满足生长发育的需要,优质蛋白质(蛋、奶、肉类)摄取所占比例应在 50% 以上。

2. 脂类　是构成机体主要成分,也是储存和供给能量的主要营养素,同时还起保暖隔热、保护脏器、促进人体对脂溶性维生素吸收的作用。婴儿期每日脂类供能占总能量的 35% ~ 50% ,需要 4 ~ 6 g/(kg·d)。脂肪主要来源于乳类、肉类及坚果类,动物脂和植物脂均为人体之必需,应合理搭配。

3. 碳水化合物　为人体主要的供能物质,包括单糖(葡萄糖、果糖等)、双糖(蔗糖、麦芽糖、乳糖等)和多糖(淀粉、纤维素、糖原等),提供总能量的 50% ~ 60% ,婴儿期需要 10 ~ 12 g/(kg·d)。碳水化合物主要来源于谷类、薯类食物。

4. 矿物质　参与机体的构成,维持人体正常渗透压和酸碱平衡。包括常量元素(如钙、钠、磷、钾等)和微量元素(如碘、锌、铁、镁等),其中铁、锌是最容易缺乏的微量元素。常见矿物质的作用及来源见表 2-3。

5. 维生素　是人体正常生理功能所必需的营养素,分为脂溶性(维生素 A、维生素 D、维生素 E、维生素 K)和水溶性(B 族维生素、维生素 C)两大类。脂溶性维生素可在体内储存,无须每日供给,摄入过量可引起中毒,缺乏时症状出现缓慢。水溶性维生素溶于水,不易储存,必须每日供给,缺乏时症状出现迅速。常见维生素的作用及来源见表 2-3。

6. 膳食纤维　主要来自植物的细胞壁,包括纤维素、半纤维素、果胶、黏胶和木质素等。膳食纤维不在小肠消化、吸收,在大肠内吸收水分,能软化大便、增加大便体积、促进肠蠕动,有利于排便;且在大肠被细菌分解,产生短链脂肪酸,降解胆固醇,改善肝代谢,预防肠萎缩。膳食纤维主要来源于谷类、新鲜蔬菜、水果等。

表 2-3　常见维生素和矿物质的作用及来源

| 种类 | 作用 | 来源 |
|---|---|---|
| 钙 | 构成骨骼和牙齿,调节多种激素和神经递质的释放,降低神经、肌肉兴奋性,调节心脏搏动,参与凝血 | 乳类、豆类、海鲜、绿色蔬菜 |
| 铁 | 合成血红蛋白、肌红蛋白、细胞色素,参与某些酶的组成,提高免疫力 | 动物肝、蛋黄、瘦肉、豆类、紫菜、木耳等 |
| 磷 | 骨骼、牙齿、核酸主要成分,调节能量代谢,维持酸碱平衡 | 瘦肉、蛋、乳类、动物肝、海带、紫菜、豆类、坚果、粗粮等 |
| 锌 | 促进食欲,提高免疫力,促进性发育,维持性功能,保护皮肤黏膜 | 贝壳类海产品、肉类、动物内脏、干果类、谷类胚芽、麦麸 |
| 碘 | 参与甲状腺素合成,促进体格和脑发育 | 海产品 |
| 维生素 A | 维持正常视觉、促进上皮组织增殖分化和儿童生长发育 | 动物肝、蛋黄、深色蔬菜 |
| 维生素 B$_1$（硫胺素） | 促进神经系统发育,促进大脑发育,增强记忆力,增强免疫能力 | 肉类、蔬菜、谷物、豆类 |
| 维生素 B$_2$（核黄素） | 为辅黄酶主要成分,参与体内氧化过程 | 乳类、蛋、肉、动物内脏、谷类、蔬菜 |
| 维生素 B$_6$ | 转氨酶和氨基酸脱羧酶的组成成分,参与神经、氨基酸及脂肪代谢 | 各种食物,肠内细菌合成 |
| 维生素 B$_{12}$ | 促进四氢叶酸形成,参与核酸合成,促进细胞及细胞核成熟,参与造血功能与神经发育 | 动物性食物 |

续表2-3

| 种类 | 作用 | 来源 |
| --- | --- | --- |
| 叶酸 | 生成四氢叶酸,参与核酸合成,参与造血;胎儿期促进神经管发育 | 绿色蔬菜、动物内脏、酵母、肉类、鱼类、乳类 |
| 维生素C | 促进胶原蛋白合成、促进伤口愈合、美白肌肤;有助于免疫防御 | 新鲜水果、蔬菜 |
| 维生素D | 促进钙吸收,调节钙、磷水平,维持血钙浓度,促进骨骼钙化 | 日光照射皮肤合成,鱼肝油、蛋黄、动物肝等 |
| 维生素K | 参与合成凝血酶原 | 动物肝、蛋类、豆类、蔬菜等 |
| 维生素E | 脂溶性抗氧化剂,维护细胞和细胞内部结构完整;增强黄体激素的分泌,促使受精的完成 | 食用油、豆类、坚果和蔬菜 |

7. 水　是体液的主要组成成分,参与新陈代谢、调节体温、维持水电平衡,是维持生命所必需的物质。水的需要量与能量需要量、食物种类、肾功能、年龄、体重等因素有关,婴儿代谢率高,水的需要量相对较多,约为150 mL/(kg·d),以后每增3岁约减少25 mL/(kg·d)。

## 二、婴儿喂养

### (一)母乳喂养

母乳是婴儿最好的天然食物,对婴儿身心发育有着重要作用。母乳可提供足月儿6个月内所需要的全部能量、液体量和营养素,同时还能提供一些脂肪酶、SIgA等,促进婴儿健康成长。

1. 母乳喂养优点

(1)营养丰富,易消化吸收利用　母乳中蛋白质、脂肪、碳水化合物的比例(1:3:6)适宜,适合婴儿需要。母乳中乳糖多,且乙型乳糖含量丰富,有助于脑发育,并有利于双歧杆菌、乳酸杆菌生长,减少腹泻;蛋白质中乳清蛋白较多,在胃中形成的凝块小,易被消化吸收;脂肪中含不饱和脂肪酸较多,脂肪酶多,易于消化吸收,其中的牛磺酸、卵磷脂等有助于脑发育;钙、磷比例适当(2:1),钙吸收好;铁含量与牛乳相当,但吸收率较高;维生素含量适宜,但维生素D含量少,婴儿可通过晒太阳、摄食弥补其不足。

(2)能提高婴儿免疫能力　母乳尤其是初乳含丰富的免疫球蛋白(如SIgA),双歧因子、低聚糖可以抑制大肠埃希菌生长,促进双歧杆菌、乳酸杆菌生长,减少消化道感染的发生。母乳中含有大量免疫活性细胞、溶菌酶、补体等,可以提高婴儿免疫能力。

(3)有利于婴儿心理健康　母乳喂养时婴儿与母亲的肌肤接触、抚摸、对视、语言交流等,有利于婴儿获得满足感、愉悦感,有助于心理活动发育及良好亲子感情建立。

(4)经济、卫生、方便　母乳温度适宜,不需加热,直接喂哺,可减少污染。乳量随婴儿需要而增减,避免不足或浪费。

(5)有益于母亲健康　哺乳时催乳素的分泌可以促进子宫收缩,加快产后子宫复原,并可抑制排卵,减少受孕。哺乳可降低母亲乳腺癌和卵巢癌的发生风险。

2. 母乳成分

(1)初乳　生后4~5 d以内分泌的乳汁。量少、碱性、质稠、色黄,含脂肪少而蛋白质较多(以免疫球蛋白为主),含有丰富的维生素A、牛磺酸、矿物质,并有抗感染的初乳小球(含巨噬细胞等免疫活性细胞),对新生儿生长发育和抗感染十分重要。

(2)过渡乳　生后5~14 d分泌的乳汁。分泌量逐渐增多,脂肪含量逐渐增加,蛋白质及矿物质

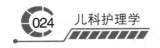 

含量逐渐减少。

(3)成熟乳　生后 14 d 以后分泌的乳汁。分泌量随婴儿需要量逐渐增加,蛋白质含量逐渐稳定。

(4)晚乳　生后 10 个月以后分泌的乳汁。分泌量逐渐下降,营养成分逐渐减少,已不能满足婴儿生长发育的需要。

3. 母乳喂养指导　母乳是 0～6 个月婴儿最好的食物,世界卫生组织(WHO)和中国卫生健康委员会制定的《婴幼儿喂养策略》建议,婴儿生后 6 个月内接受完全母乳喂养。

(1)产前准备　大力宣传母乳喂养优点,使孕母做好心理准备,保证产后母乳喂养。加强孕母营养,以保证母乳的质和量。每天用温水清洗、按摩乳房,保持乳房清洁、改善乳房血液循环。

(2)哺乳指导　①尽早开奶:产后 15 min～2 h 内,使新生儿与母亲进行肌肤接触,新生儿接触母亲乳房即可主动出现吸吮动作,刺激乳汁分泌。②哺乳时间与次数:2 个月内按需哺乳,充分刺激乳房分泌乳汁;之后根据婴儿饮食和睡眠习惯调整哺乳时间,一般先从 2～3 h 哺喂一次,过渡到 3～4 h 一次,再到 4～5 h 一次,每次哺乳 15～20 min。③哺乳方法与注意事项:每次哺乳前,先用温湿毛巾清洁乳房,并从乳房外侧向乳晕方向轻轻按摩乳房,刺激乳汁分泌;乳母最好取坐姿,将婴儿抱至胸前,一只手托起乳房,使婴儿口含乳头及大部分乳晕;每次尽量使婴儿吸空一侧乳房,再次哺乳时先喂未吸空一侧;保证乳房定时排空;哺乳后将婴儿竖起拍背,然后置于右侧卧位,预防溢乳。④乳母营养与情绪:睡眠充足,进食富含优质蛋白质、维生素与矿物质等的饮食,避免紧张、烦躁等不良情绪,以免影响乳汁分泌。⑤哺乳禁忌:凡哺乳影响母婴健康时,均不宜哺乳,如乳母患精神病、恶性肿瘤、心力衰竭、糖尿病、癫痫等严重疾病,或感染人类免疫缺陷病毒(HIV);如果乳母有乳腺炎、乳头皲裂、严重乳头内陷,暂停哺乳,痊愈后再继续哺乳。

(3)断母乳　随着月龄增长,母乳的量和营养成分已不能满足婴儿需要,同时乳牙逐渐萌出,消化功能不断增强,各项生理功能逐步适应摄入非流质饮食,因此,婴儿 6 个月开始引入半固体食物,并逐渐减少哺乳次数,增加引入食物的量,以便 1 岁后顺利断母乳。世界卫生组织建议,婴儿应获得安全的营养和食品补充,同时继续母乳喂养至 2 岁。

### (二)部分母乳喂养

因母乳不足或其他原因不能完全采用母乳喂养,而采用母乳与配方乳或者牛、羊乳等动物乳喂养婴儿者为部分母乳喂养,又称混合喂养。

1. 补授法　因母乳不足,每天喂哺母乳的次数不变,每次先哺母乳,将两侧乳房吸空之后,再用配方乳或动物乳补充母乳不足的部分。适用于 6 个月内的婴儿。

2. 代授法　因乳母不能按时给婴儿哺乳,用配方乳或动物乳 1 次或数次替代母乳喂养婴儿,称代授法。代授法每日喂哺母乳的次数不宜少于 3 次,以免影响母乳的分泌。婴儿在断乳期亦可使用代授法。

### (三)人工喂养

人工喂养是指 6 个月内婴儿,因各种原因不能采用母乳喂养时,完全采用配方乳或动物乳(牛乳、羊乳、马乳等)喂养者,称人工喂养。

1. 常用乳品与乳制品

(1)鲜牛乳　牛乳营养成分与母乳比较接近,但与母乳比较,存在不足。牛乳蛋白质含量高,但以酪蛋白为主,在胃中形成的凝块大,不易消化;脂肪以饱和脂肪酸为主,颗粒大;乳糖含量低,且以甲型乳糖为主,不利于双歧杆菌等益生菌的生长;矿物质较多,增加肾脏负担,钙磷比例不合适,不利于吸收;缺乏免疫因子,且易被污染。

采用鲜牛乳喂养婴儿时,须进行矫正。①稀释:加水稀释,降低酪蛋白和矿物质浓度,减轻消化道和肾脏负担;生后 2 周以内可用 2∶1 乳(即 2 份牛乳加 1 份水),以后逐渐过渡到 3∶1 或 4∶1 乳,1 个月后可食用全乳;②加糖:补充牛乳中糖的不足,提高能量供给,软化大便,有助于消化;一般每 100 mL 牛乳加蔗糖 5 ~ 8 g;③煮沸:未经消毒的牛乳煮沸可灭菌,也可使酪蛋白变性,利于消化吸收。

(2)鲜羊乳　营养成分与牛乳基本相同,清蛋白含量均较牛乳高,蛋白凝块较牛乳细、软,脂肪颗粒大小与人乳相近,易于消化吸收。但羊乳的叶酸含量少,长期单纯羊乳喂养易发生营养性巨幼细胞贫血。

(3)全脂乳粉　由鲜牛乳经过浓缩、干燥、灭菌而成。喂养时需加水,按容积 1∶4(1 mL 乳粉加 4 mL 水)或重量 1∶8(1 g 乳粉加 8 g 水)的比例配制成为牛乳。

(4)配方乳粉　牛乳脱脂,去除部分酪蛋白、无机盐等,加入乳清蛋白、不饱和脂肪酸、乳糖,强化婴儿生长所需要的微量营养素,如核苷酸、维生素 A、维生素 D、β 胡萝卜素、铁、锌等,使其营养成分"接近"母乳,但仍缺乏免疫活性物质和酶。配方乳粉应作为人工喂养婴儿之首选。使用时按月龄和身体状况选用不同的婴儿配方乳粉,如腹泻患儿可选不含乳糖乳粉。

2.乳量计算　依据能量和水的需要量,参考蛋白质需要量进行计算。

(1)婴儿配方乳粉量　婴儿配方乳粉 100 g 供能约 2 100 kJ(500 kcal),按 0 ~ 6 月龄婴儿能量需要 378 kJ(90 kcal)/(kg·d)、7 ~ 12 个月需要 336 kJ(80 kcal)/(kg·d),0 ~ 6 月龄婴儿约需配方乳粉 18 g/(kg·d)、7 ~ 12 月龄约需 16 g/(kg·d)。

(2)全脂牛乳量　8% 糖牛乳 100 mL 供能 420 kJ(100 kcal),0 ~ 6 月龄婴儿约需糖牛乳 90 mL/(kg·d),7 ~ 12 月龄约需 80 mL/(kg·d)。

因蛋白质和矿物质浓度过高,液体含量少,牛乳喂养时应注意在两次喂乳之间补充水分,使摄入乳液和水总液体量达到 150 mL/(kg·d)。

3.方法与注意事项　人工喂养时,宜使婴儿斜卧于喂乳者怀里,乳瓶倒置使乳液充满乳嘴,避免吸入空气,喂后竖起拍背。乳嘴孔大小根据婴儿吞咽能力来选择,避免流量过大引起呛咳。要注意清洁消毒,每次喂哺后清洗乳具,每天煮沸消毒 1 次。

### (四)婴儿食物转换

随着生长发育,乳类逐渐不能满足婴儿后期的营养需要,单一的食物种类和进食方法也不能满足婴儿的心理需求,需要由纯乳类喂养向普通食物逐渐过渡,并培养进食技能,进行食物转换。

1.目的　补充乳类营养素的不足;为断乳做准备;培养良好的饮食习惯。

2.原则　由少到多,由细到粗,由稀到稠,由一种到多种,逐步添加;注意进食技能的培养;患病期间应减少辅食量或暂停辅食,以减轻消化负担。

3.选择　转换期食物应根据婴儿生长发育需要、消化能力、进食能力等选择,一般从 6 个月开始添加,食物种类选择时注意相应进食技能培养(表 2-4)。

表 2-4　转换期食物安排

| 月龄 | 食物性状 | 种类 | 一天餐数 | | 进食技能 |
| --- | --- | --- | --- | --- | --- |
| | | | 主餐 | 辅助食物 | |
| 6 ~ 7 个月 | 泥状食物 | 菜泥、水果泥、蛋黄、米粉 | 6 次乳(断夜间乳) | 逐渐加至 1 次 | 用勺喂 |
| 7 ~ 9 个月 | 末状食物 | 烂粥、肉末、菜末、全蛋、鱼泥、豆腐、水果丁 | 4 次乳 | 2 餐饭、1 次水果 | 学用杯 |
| 10 ~ 12 个月 | 碎食 | 软饭、碎肉、碎菜、全蛋、鱼肉、豆制品、水果块 | 3 次乳 | 3 餐饭、2 次水果 | 抓食、断乳瓶、自用勺 |

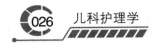

### 三、幼儿与年长儿膳食

由于儿童消化吸收功能尚不成熟,若喂养不当,易出现消化功能紊乱,如食欲不振、便秘、腹泻等。不良饮食习惯也易形成,如偏食、挑食、厌食等,故应重点培养进食技能和饮食习惯。饮食安排可每日"三餐两点",食物应多样化,荤素搭配营养均衡。食物制作应细、软、碎、烂,兼顾锻炼儿童咀嚼能力。创造良好的进食环境,培养良好的进食习惯。

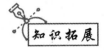

#### 全民助力　护佑儿童成长

《国民营养计划(2017—2030年)》提出,开展生命早期1 000 d营养健康行动,提高孕产妇、婴幼儿的营养健康水平。"生命早期1 000天"是指从胎儿期的280 d到宝宝出生后2岁的720 d,这1 000 d被世界卫生组织定义为一个人生长发育的"机遇窗口期",开展生命早期的营养健康行动,对宝宝茁壮成长至关重要。健康行动措施包括实施婴幼儿喂养策略,建立生命早期1 000 d营养咨询平台;强化医疗保健人员和婴幼儿照护者科学喂养知识和技能;创新爱婴医院管理,营造爱婴爱母的良好社会氛围,保护、促进和支持母乳喂养。

从国家层面制定政策,体现了国家政府对儿童的殷殷关爱,而这一行动需要全体社会成员的参与,尤其需要医护人员专业知识的保驾护航,希望大家践行誓言,行动起来,关爱儿童,呵护儿童健康。

# 第五节　计划免疫

**情境导入**

笑笑3岁,该上幼儿园了。妈妈精心挑选了一所公办幼儿园,入园条件上提示需要准备入园儿童的疫苗接种卡。家长疑惑,为什么上幼儿园还要疫苗接种卡?

**请思考:**

(1)你能帮助家长解惑吗?儿童入园为什么需要疫苗接种证明?

(2)什么是计划免疫?3岁前儿童需要接种哪些疫苗?

(3)疫苗接种前后有注意哪些事项?

计划免疫(planned immunization)是根据儿童免疫特点和传染病的流行病学特征,有计划地对儿童实施人工免疫(接种生物制剂)使之产生特异性免疫力,从而提高儿童群体的免疫水平,达到有效预防、控制或消灭传染病之目的。

## 一、人工免疫类型

1. 主动免疫　是给正常易感者接种某特异性抗原,刺激机体通过免疫应答产生特异性抗体,从而对某种传染病产生免疫力。主动免疫制剂进入机体后需要经过一定时间才能产生抗体,持续

1～5 年时间,之后需要进行加强免疫。常用制剂有菌苗、疫苗、类毒素等。

2. **被动免疫** 是在易感者接触传染源之后,给予含有特异性抗体的血清或细胞因子制剂,使其立即获得免疫力,预防传染病发生,或减轻传染病病情。被动免疫的免疫力维持时间短暂,一般约3 周,只能作为暂时预防和治疗之用。被动免疫常用的制剂包括抗毒素、抗菌血清和抗病毒血清、丙种球蛋白、转移因子等。此类制剂对人体是一种异体蛋白,注射后易引起过敏反应或血清病,特别是重复应用时,应慎重。

## 二、计划免疫程序

随着中国疫苗技术的不断发展,结合不断变化的传染病流行特点,我国儿童计划免疫程序也在随之调整。按照中国卫生健康委员会 2021 年发布的《国家免疫规划疫苗儿童免疫程序》的规定,儿童须在 1 岁内完成卡介苗、乙肝疫苗、脊髓灰质炎疫苗、百白破疫苗、麻腮风疫苗、流脑疫苗、乙脑疫苗的接种,并根据流行病学特点和家长意愿对适龄儿童接种流感疫苗、水痘疫苗、甲肝疫苗、肺炎疫苗、轮状病毒疫苗等(表2-5)。

表 2-5 儿童计划免疫程序

| 预防疾病 | 疫苗 | 接种剂次 | 接种对象月(年)龄 | 接种方法 | 接种部位 | 备注 |
|---|---|---|---|---|---|---|
| 乙肝 | 乙肝疫苗 | 3 | 0、1、6 月龄 | 肌内注射 | 上臂外侧三角肌处 | 出生后 24 h 内完成第 1 剂次,第 1、2 剂次间隔≥28 d |
| 结核病 | 卡介苗 | 1 | 出生时 | 皮内注射 | 上臂外侧三角肌中下部 | 3 月龄～3 岁补种时,结核菌素纯蛋白衍生物(PPD)试验阴性者方可补种。≥4 岁不补种 |
| 脊髓灰质炎 | 脊灰灭活疫苗 | 2 | 2、3 月龄 | 肌内注射 | 大腿前外侧中部 | 1、2 剂次,2、3 剂次间隔均≥28 d |
| | 脊灰减毒活疫苗 | 2 | 4 月龄,4 周岁 | 口服 | | 糖丸剂型每次 1 粒或液体剂型每次 2 滴,冷开水送服,1 h 内禁饮热水 |
| 百日咳、白喉、破伤风 | 百白破疫苗 | 4 | 3、4、5、18 月龄 | 肌内注射 | 上臂外侧三角肌处 | 1、2 剂次,2、3 剂次间隔均≥28 d |
| | 白破疫苗 | 1 | 6 周岁 | 肌内注射 | 上臂外侧三角肌处 | |
| 麻疹、风疹、流行性腮腺炎 | 麻腮风疫苗 | 2 | 8、18 月龄 | 皮下注射 | 上臂外侧三角肌中下部 | 接种前 3 个月、接种后 2 周避免使用免疫球蛋白 |
| 流行性乙型脑炎 | 乙脑减毒活疫苗 | 2 | 8 月龄,2 周岁 | 皮下注射 | 上臂外侧三角肌中下部 | 两种疫苗选一种完成即可。乙脑减毒活疫苗两剂次间隔≥12 个月,接种前 3 个月避免使用免疫球蛋白 |
| | 乙脑灭活疫苗 | 4 | 8 月龄,2 周岁,6 周岁 | 肌内注射 | 上臂外侧三角肌处 | 选择灭活疫苗时,8 月龄接种 2 剂次,1、2 剂间隔 7～10 d |

续表 2-5

| 预防疾病 | 疫苗 | 接种剂次 | 接种对象月(年)龄 | 接种方法 | 接种部位 | 备注 |
|---|---|---|---|---|---|---|
| 流行性脑脊髓膜炎 | A 群流脑多糖疫苗 | 2 | 6、9 月龄 | 皮下注射 | 上臂外侧三角肌中下部 | 两剂次间隔≥3 个月 |
| | A + C 群流脑多糖疫苗 | 2 | 3 周岁,6 周岁 | 皮下注射 | 上臂外侧三角肌中下部 | 两剂次间隔≥3 年,第 1 剂次与 A 群流脑疫苗第 2 剂次间隔≥12 个月 |
| 甲型肝炎 | 甲肝减毒活疫苗 | 1 | 18 月龄 | 皮下注射 | 上臂外侧三角肌中下部 | 两种疫苗选择一种即可,选择甲肝减毒活疫苗接种前 3 个月避免使用免疫球蛋白 |
| | 甲肝灭活疫苗 | 2 | 18 月龄,2 周岁 | 肌内注射 | 上臂外侧三角肌处 | |

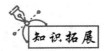

### "糖丸爷爷"顾方舟

1955 年,脊髓灰质炎在江苏南通暴发,1 680 人突然瘫痪,其中大多数是儿童,有 466 人死亡。1957 年年仅 31 岁的顾方舟临危受命,进行脊髓灰质炎的研究。1960 年他带领团队成功研制出中国首批"脊灰"活疫苗,为了确定疫苗的安全性,他带头以身试药,并让自己的儿子作为第一个儿童试验对象。1960 年 12 月,首批 400 万人份疫苗在全国 11 个城市推广,很快遏制了疾病的肆虐蔓延。之后顾方舟团队又研制出糖丸制剂,几经改良后纳入国家计划免疫,使得国内数以万计的儿童免于瘫痪。2000 年,世界卫生组织宣布中国成为无脊灰炎国家。顾方舟曾说:"我一生只做了一件事,就是做了一颗小小的糖丸。"而正是他这颗小小的糖丸,护佑着亿万儿童的健康。在今后的护理生涯中,我们要学习"糖丸爷爷"这种执着、专注、科学、严谨、无私奉献的精神,为民众健康保驾护航。

## 三、预防接种注意事项

1. 接种前准备　接种场所光线充足,空气流通,温、湿度适宜。接种及抢救用品摆放有序,严格遵守消毒制度。仔细核对、检查疫苗制品,发现异常情况不能使用。做好解释、宣传工作,消除儿童及家长的紧张、恐惧心理。接种宜在饭后进行,避免晕针。

2. 接种禁忌证　①急性传染病患儿,或有急性传染病接触史而未过检疫期者;②发热患儿,严重心、肝、肾脏疾病及活动性结核病患儿;③自身免疫性疾病、免疫缺陷病患儿,或应用免疫抑制剂治疗疾病者;④接种部位皮肤化脓性感染者;⑤腹泻患儿不宜服用脊髓灰质炎疫苗;皮肤病、湿疹患儿不宜接种卡介苗;有惊厥、癫痫史或神经系统疾病者禁用百日咳等菌苗;有过敏史者禁止接种白喉类毒素等。

3. 严格接种程序　仔细核对儿童姓名、月(年)龄,查阅接种记录,了解既往接种史,严格按照疫苗接种的次剂、间隔时间等接种。若遇漏种疫苗,应依次从速补种。

4. 严格无菌操作 接种活疫苗时，用75%乙醇消毒，待干后注射，以免降低疫苗活性。疫苗瓶开启后在空气中放置不能超过 2 h，对已开启未用完的疫苗要废弃，活疫苗必须焚毁。

5. 观察与记录 接种后要观察有无过敏等异常反应，并做好急救的准备。及时记录及预约，讲解接种后的注意事项及常见反应的处理措施。

### 四、接种反应与处理

1. 正常反应 接种后数小时至 24 h，注射部位可出现红、肿、疼痛或瘙痒现象，有时伴有局部淋巴结肿大，一般不必处理，多在 2～3 d 内消失，重者可热敷。少数儿童在接种后 24 h 内，可出现低、中度发热，同时伴头晕、头痛、乏力和全身不适等，适当休息，多饮水，持续 1～2 d，多能自行恢复，重者对症处理。少数儿童接种麻疹或风疹疫苗后 5～7 d 出现一过性皮疹。

2. 异常反应 少数儿童接种后可出现不良反应，接种后需留观至少 30 min，若有异常可及时诊断处理。

（1）晕厥 在注射疫苗时或注射后几分钟内出现头晕、心慌、面色苍白、出冷汗、手足冰凉、心跳加快，甚至晕厥。多因精神紧张、短暂脑缺血所致，易在空腹、疲劳、室内闷热、紧张或恐惧等情况下发生。一旦出现应立即使患儿平卧，头稍放低，喂温开水或糖水，保持空气流通，休息后可恢复正常。必要时针刺人中、合谷穴，数分钟后不恢复正常者，可按过敏性休克处理。

（2）过敏性休克 在注射疫苗后数分钟内出现烦躁不安、面色苍白、口唇发绀、四肢湿冷、呼吸困难、脉搏细速、恶心呕吐、惊厥、大小便失禁甚至昏迷。如抢救不及时，可在短时间内危及生命。一旦出现症状，立即使患儿平卧，头部放低，注意保暖，吸氧，皮下或肌内注射 0.1% 盐酸肾上腺素，每次 0.01～0.03 mg/kg，必要时可重复注射，病情稍稳定后，尽快转到医院救治。

（3）过敏性皮疹 一般于接种后数小时至数天内出现，多为荨麻疹，口服抗组织胺药物即可。

（4）全身感染 原发性免疫缺陷病或继发性免疫防御功能遭受破坏（放射病等）者，接种活疫苗后可扩散为全身感染，应警惕。

# 第六节 智能训练与体格锻炼

### 一、视听训练

胎儿期可播放舒缓音乐进行胎教。出生后 3 个月内宜选择色泽鲜艳、带声音的玩具，如摇铃、拨浪鼓，在距离新生儿眼睛 20 cm 处左右缓慢移动，使其从外界获取信息，训练头眼协调能力。3～6 个月时，可选择颜色不同、形状各异和发声的玩具，引逗儿童注视、触摸和倾听，使其辨别声音，感受各种材质。7～12 个月婴儿仍以无意注意为主，要引导其观察周围环境、看简单绘本、玩玩具等，认识各种颜色，锻炼其注意能力。1～3 岁，可以通过小游戏，如"找不同""听、画故事"等，训练视觉协调能力、听觉辨别能力。3 岁后在幼儿园可运用各种教具、集体游戏等训练其视听能力。

### 二、抚触训练

抚触可以促进皮肤血液循环，有助于呼吸、消化功能的发育及全身肌肉的放松，可使婴幼儿心情愉悦，安静入睡。0～3 岁是抚触的关键时期，新生儿期即可对其进行全身按摩，按摩时可用儿童润肤油涂抹抚触者双手使之润滑，依次对儿童头面部、胸部、腹部、背部及四肢有规律地轻柔按摩，每日 1～2 次，每次抚触 15～20 min。

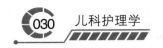 

### 三、三浴锻炼

在日常照护中,正确利用自然界的水、空气、日光进行锻炼。要根据儿童年龄、体质强弱选择锻炼方式,并循序渐进、持之以恒。

1. 水浴　新生儿期即可以开始水浴,提高机体对冷热变化的适应能力,促进新陈代谢,增强免疫力。一般婴儿先采用温水浴,之后可擦浴,也可在专人照护下进行婴儿游泳;3 岁以上儿童以淋浴为主,因有水流的机械刺激,效果比温水浴、擦浴更好,但要避免冲淋儿童头部。水浴结束要用干毛巾擦至皮肤微红,在穿衣服前后给予全身抚触、按摩或被动体操。

2. 空气浴　是利用气温与体表皮肤温度之间差异形成的刺激锻炼身体,可促进新陈代谢,增强呼吸器官和心脏的活动,提高机体对气温变化的适应能力。健康儿童出生后即可进行,居室开窗通风,保持空气新鲜流通,使儿童接触较冷的空气。也可在室温不低于 20 ℃的环境进行,逐渐减少儿童衣服至只穿短裤,进行室内空气浴,待在室内适应之后、室外气温适宜时转到室外进行;时间可从 5 min 开始,逐渐延长至 2 h;冬季户外空气浴气温不宜过低,一般不低于 15 ℃;儿童脱衣后可进行皮肤按摩、主动或被动体操等,并随时关注儿童体温和身体状况。

3. 日光浴　日光中的紫外线照射可使皮肤产生维生素 D,红外线照射可扩张皮肤血管、加速血液循环、增进心肺功能。日常的户外活动是简单、可行的利用空气与日光进行锻炼的方式,多带婴幼儿到户外活动,并根据气温高低,适当暴露皮肤,冬季仅暴露面部、手部,在阳光下活动,防止受凉;夏季可多暴露皮肤,在屋檐、树荫下活动,防止日光灼伤皮肤,避免阳光直射眼睛;鼓励年长儿在室外开展做游戏、跳舞、做操、跳绳、打球等活动,接触新鲜空气与日光;也可在气温适宜、无强风的环境中,使儿童逐渐减少衣服、暴露皮肤,躺卧在草地或小床上进行日光浴,但要头戴小帽、眼戴遮阳镜,防止阳光直射头部、眼睛;每次先仰卧、后俯卧,开始每侧半分钟,以后逐渐增加时间,最长可浴 20 ~ 30 min。在此过程注意观察儿童反应,若出现虚弱感、头痛、头晕、大汗淋漓、心跳加速等,应停止日光浴。

### 四、动作训练

根据动作发育规律适时进行训练,促进儿童动作和体格发育,并培养其独立能力以及活泼、勇敢、坚毅等优良品质。

1. 大动作训练

(1)抬头与撑胸　从生后 2 个月开始,置婴儿于俯卧位,为扩大视野,婴儿便会主动抬头;3 ~ 4 个月训练俯卧抬头时用两前肘支撑;4 个月时便可撑胸抬头。抬头训练宜在空腹时进行,每次数分钟。

(2)翻身与爬行　3 ~ 4 个月时,可将玩具从儿童的一侧逐渐移向另一侧,引导儿童由仰卧转为侧卧、俯卧,完成翻身动作,训练其主动改变体位、姿势的能力;6 个月后,在儿童俯卧、撑胸、抬头时,用手抵住其双脚,使其腿成蛙形,让其以腹部为支点向前爬行;8 ~ 9 个月时可用手和膝盖支撑身体爬行;12 个月时可用两手和两脚掌支撑身体,向前爬行。

(3)坐、站与行走　5 个月开始每天扶儿童学坐,但时间不宜太长,以免脊柱弯曲;6 个月时能靠双手向前支撑独坐;5 ~ 6 个月扶立时双下肢可负重,并上下跳动;8 ~ 9 个月可扶站片刻;10 ~ 12 个月,鼓励儿童学走路,15 ~ 18 个月走路较稳。

(4)动作协调与平衡　1 岁后进行独立行走、蹲、弯腰、前进、后退、扶物过障碍物等训练,训练儿童动作的稳定性、协调性及躯干平衡能力;1 岁半后,在走稳的基础上,训练扶栏上、下楼梯,跑,跳,投掷和攀登的能力,促进大肌肉的发育;2 ~ 3 岁,鼓励独自上、下楼梯,练习两脚交替独站,成人可牵着儿童两只手,教其蹦跳,并逐渐训练脱离扶持,双足离地蹦跳,学骑三轮车,训练动作的协调性、敏捷性和良好的反应能力。

2. 手部精细动作训练　婴儿期主要是握物与捏物训练;3 个月时,可用颜色鲜艳、有响声、带柄的玩具逗引儿童伸手,并将玩具放其手中;4 ~ 5 个月,把玩具放在儿童胸前,训练其抓握;6 ~ 10 个月,训练用手指捏取小物品;1 岁后可给儿童纸笔,让其拿笔乱画,几页几页翻书,并逐渐通过学画画、搭积木、拼图画、折纸、做模型、用细绳穿带孔玩具、学用筷子等,训练儿童手部精细动作的灵活性和准确性,促进想象力和创造力的发展。

## 五、婴幼儿体操

1. 婴儿被动操　6 个月内,由成人帮助婴儿做四肢伸展运动,有助于大运动的发育,改善婴儿全身血液循环。每天 1 ~ 2 次,每次 5 ~ 10 min,根据儿童反应调整动作和时间,避免在刚哺乳后或空腹时进行。

2. 婴儿主动操　7 ~ 12 个月,随着大运动开始发育,在成人指导下训练婴儿坐、爬、仰卧起身、扶站、扶走、双手取物等动作。可运用音乐激发孩子兴趣。

3. 幼儿体操　12 ~ 18 个月,可在成人的帮助下,做有节奏的活动;1.5 ~ 3.0 岁,可在儿歌等音乐配合下,做幼儿模仿操。

## 六、语言训练

儿童语言的训练应从早期开始,与成人进行语言交流是促进其语言发育的重要条件。儿童出生后即要为其提供语言感知和语音的环境,如听广播、讲小故事、听儿歌、亲切的语言交流等,2 ~ 3 个月时,母亲可利用哺乳与婴儿进行亲切"交谈"。当婴儿发"baba""mama"等语音时,应及时给予应答和微笑,使婴儿逐渐理解语言与特定人或物的联系,并引导其将语言与人物、事物、动作等联系起来进行表达。

1 ~ 2 岁时,要培养儿童对语言的理解和简单的表达能力,通过做游戏,观看图片、实物,教儿童认识周围的人和物,启发儿童说话,鼓励儿童用语言表达自己的要求,可逐步教儿童念短句、儿歌,复述简单的童话故事。2 ~ 3 岁儿童的生活内容逐渐丰富,语言交流的机会也日益增多。

在教儿童说话时,要从单音词到多音词,不断丰富儿童语言词汇量;要与儿童面对面,以便其模仿成人的口型练习发音;与儿童交流时发音要准,口齿要清楚,语句要连贯、完整,讲普通话;要联系事、物训练语言,如在学习发"电灯"音时,两眼看着电灯、手指着电灯,以加深儿童的记忆。

# 第七节　意外伤害预防

儿童自身防护能力差,对危险因素及事物的辨别能力差,加之活泼好动,好奇心强,易发生各种意外伤害。常见意外伤害及防护如下。

1. 误吸与窒息　3 个月以下婴儿,要防止睡眠时捂被、哺乳时乳房堵塞口鼻导致窒息,不躺着给婴儿喂乳;6 个月以上婴幼儿,不给进食瓜子、豆子、花生等小颗粒食物,不给玩耍体积小、易放入口腔的玩具等;教育儿童勿将异物放口腔里,进餐时勿嬉戏打闹。一旦有异物吸入,可采取海姆立克急救法进行急救。

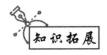

#### 生命的拥抱——海姆立克急救法

海姆立克急救法是美国海姆立克医生发明的异物堵塞呼吸道时快速畅通气道的急救方法,也称为海氏手技,被人们称为"生命的拥抱"。

婴儿发生异物堵塞气道时,施救者应立即将患儿抱起,一只手固定其头部使其面朝下,保持头低足高,另一只手掌根连续叩击患儿两肩胛骨中间部位5次,然后将患儿翻转成面朝上,保持头低足高,检查有无异物排出,若无排出,则立即用中指和示指按压患儿两乳头连线中点处5次。反复交替上述两个步骤,直至异物排出。

1岁以上儿童异物堵塞气道时,使患儿取站位,施救者站或跪在患儿身后,双臂环抱患儿腰部,一只手握拳,拳眼放置剑突下与脐上的腹中线部位,另一只手包住拳头快速向内向上冲击腹部,反复进行,直到异物排出。

2.外伤 为防止发生跌伤、烫伤、摔伤、电伤等,居室窗户、楼梯、阳台、婴儿床需设有护栏,安全设置电器、电源、热水瓶等物品,避免儿童接触开水、热油、热汤、热饭等。教育儿童做好运动防护,注意观察周围环境,不打架斗殴等,防止意外情况发生。当出现烫伤时,应及时用流动凉水冲洗烫伤部位,待皮肤温度降低后遵医嘱使用烫伤药物。

3.溺水 溺水是人淹没于水中,水充满呼吸道和肺泡,引起换气障碍而窒息。也可因反射性喉、气管、支气管痉挛和水中污泥、杂草堵塞呼吸道而发生窒息,常发生在失足落水或游泳过程中。婴儿游泳要有专业人员照护,儿童游泳时要有家长看护,并教育儿童不到无安全措施的江河、池塘玩水,以防溺水。

4.中毒 包括药品中毒、有毒气体中毒等。加强药品、农药、消毒剂等管理,随时关好煤气开关,注意室内通风。避免摄食变质、有毒食物(如毒蘑菇、苦杏仁、河豚等),教育儿童不随便采集和品尝果林施药水果、路边的野果等,以免中毒发生。

5.交通意外伤害 外出驾车时,根据年龄选择儿童安全座椅,坐后排并系好安全带。出行遵守交通规则,不可在马路上打闹玩耍,谨防交通事故发生。

# 第八节 常见行为问题防治

## 情境导入

明明今年4岁了,是幼儿园中班的孩子,他的爸爸、妈妈和奶奶都是教师,特别重视早教,从小教他识字、算数、读诗等。现在他能认识几百个字,熟练进行20以内加减法运算,还能背诵多首古诗,是大家眼里的小神童。但他动作迟缓,平衡感差,且不爱说话,小朋友在外面玩耍时,他却喜欢一个人坐在教室里看书。

**请思考:**

(1)明明的行为正常吗?

（2）明明可能存在什么问题呢？

（3）明明需不需要进行心理矫正呢？

## 一、感觉统合失调

感觉统合是指神经系统将来自不同感觉通道的信息，如视觉、听觉、味觉、嗅觉、触觉以及平衡觉等，进行协调整合形成知觉，并指挥身体做出正确反应的过程，简称"感统"。感统失调是指外部的各种信息无法在神经系统中进行有效整合，大脑对身体各部位各器官失去控制能力，从而使身体不能协调活动的现象。科学研究表明，感统失调在不同程度上影响儿童的注意力、自我控制能力、协调能力，会使儿童认知能力和适应能力减弱，从而影响个体生长发育。

感统失调的原因主要有两方面：①先天性因素如孕期伤害致中枢神经系统发育不健全、胎位不正而导致平衡感失调、剖宫产导致触觉失调等；②后天性因素如出生后活动过少、过早使用代步车、缺少父母触摸关爱、缺少同伴互动等。

由于发育状况不同，儿童感统失调的表现也有所差异。①平衡感失调：脾气急躁、好动、注意力不集中、合作意识差、学习障碍；②触觉失调：外出害羞、胆小、爱哭、孤僻、咬指甲、过分依赖父母等；③前庭觉失调：动作笨拙、晕车晕船、做作业拖拉、思考能力差；④本体觉失调：方向感差、怕黑、焦虑、不自信、无主见等；⑤视听觉失调：阅读能力差、写字慢、丢三落四，常常视而不见、听而不闻等。

学龄前期是神经系统发育最快的时期，也是感觉统合发展的关键时期，可以通过训练儿童爬行、做推球游戏、抚触训练等预防感统失调。家长也应注意观察，及早发现儿童的问题行为，并积极干预。感统训练常通过一些特殊的器械如大龙球、波波球、平衡触觉板、滑车、万象组合等刺激，唤醒儿童的各种知觉，促进其感觉统合协调发展，纠正感觉统合失调现象。

## 二、吮手指、咬指甲

0～1岁在儿童心理学上称为口欲期，这一时期婴儿有吮吸需求，常通过吸吮手指来得到自我满足，多发生在饥饿时、安静时、睡觉前，一般随年龄增长会自行消失。若儿童口欲期没有得到满足，精神过于紧张、焦虑，或没有足够的玩耍、活动消耗精力，就可能导致出现吮手指、咬指甲现象，多见于学龄前期儿童。

儿童长期吮手指可使牙齿及下颌发育异常，导致下颌前凸、牙齿不齐，可影响咀嚼、发音，造成手指感染，多因不自信而影响其社会交往。预防措施是经常爱抚婴儿，及时满足其情感需要，消除其孤独、焦虑心理；可通过转移注意力、鼓励与奖励，满足其合理的心理需求等，纠正此种不良行为；避免使用恐吓、强制的方法进行干预，以免不良行为得到强化，使其产生自卑心理。

## 三、遗尿症

遗尿症是指5岁以后反复发生不随意的排尿，如每周2次以上、持续半年以上可诊断遗尿症。遗尿多发生在夜间熟睡时，每晚1至数次，健康状况不良、疲倦、过度兴奋、情绪波动等可使症状加重，多数可于3～4年内发作次数逐渐减少而自愈。部分儿童持续遗尿直至青春期或成人，往往造成儿童羞愧、焦虑不安、自卑，影响同伴交往，应及时查明原因并纠正。

引起遗尿的原因包括：①原发性，多有家族史，没有器质性病变，大多因控制排尿的能力迟滞所致；②继发性，因全身性或泌尿系统疾病所致，如糖尿病、尿崩症、泌尿道畸形、泌尿道感染、智力低下、精神创伤等；③心理因素，焦虑、紧张、过劳、惊吓、兴奋等。

继发性遗尿症的治疗应首先诊治原发疾病，原发疾病痊愈后遗尿症状常可缓解。对原发性遗

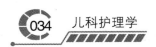

尿症,可采取作息及餐饮习惯调节、排尿行为治疗、觉醒训练及心理治疗等。家长要认识到遗尿不是儿童的过错,避免责骂、讽刺,要帮助其树立信心,协助其养成规律健康的生活习惯,保证良好的睡眠质量;白天多饮水,早进晚餐,睡前 2~3 h 限制液体摄入;监督教育儿童养成白天规律排尿,睡前排空膀胱的习惯;夜间家长可在其经常遗尿时间之前将其唤醒,使其感觉到尿意主动排尿,必要时可采用遗尿警报器协助训练;也可在医生指导下使用抗利尿药物去氨加压素,睡前口服,减少泌尿量。

## 四、网络成瘾症

中小学生非学习目的使用电子屏幕产品单次时间不宜超过 15 min,每天累计不宜超过 1 h。网络成瘾症简称网瘾,是上网者长时间和习惯性地沉浸在网络时空中,对互联网产生强烈的依赖,以致达到痴迷的程度而难以自我摆脱的行为和心理状态。判断网瘾的基本标准主要包括:①行为和心理上的依赖感;②行为的自我约束和自我控制能力基本丧失;③工作和生活的正常秩序被打乱;④身心健康受到较严重的损害。

长时间上网的青少年会出现情绪不稳定、注意力不集中、情绪低落、思维迟缓、孤独、焦虑、自主神经功能紊乱和睡眠障碍等症状,严重危害其身心健康,部分青少年因交网友甚至走上吸毒、偷窃等违法犯罪之路。

互联网的飞速发展正迅速地改变着人们的生产和生活方式,学习网络、掌握网络、使用网络是进入信息时代的必由之路。由于生理、心理特点,对于青少年上网不能一味采取封堵、禁止的办法,而是需要教师和家长正确引导,多沟通交流,使其正确、合理利用网络资源,丰富自己的知识、开阔自己的视野,促进自身发展。

## 思考题

### A1 型题

1. 关于儿童年龄分期及特点,下列哪项是错误的　　　　　　　　　　　　　　　　( )
   A. 新生儿期是指出生后脐带结扎至生后 1 个月
   B. 婴儿期是指出生后到 1 周岁
   C. 幼儿期智能发育较快
   D. 胎儿期是指精子、卵子结合到婴儿出生
   E. 幼儿期是指 1~3 周岁

2. 儿童能量代谢中特有的能量消耗是　　　　　　　　　　　　　　　　　　　　( )
   A. 基础代谢　　　　　　　B. 生长发育　　　　　　　C. 食物的热效应
   D. 活动　　　　　　　　　E. 排泄

3. 下列不是母乳喂养优点的是　　　　　　　　　　　　　　　　　　　　　　　( )
   A. 母乳营养丰富,易于消化吸收
   B. 母乳有利于婴儿智力心理发育
   C. 母乳喂养能提高婴儿免疫力
   D. 母乳喂养有助于乳母产后恢复与健康
   E. 母乳喂养含丰富矿物质

4. 儿童接受大、小便训练的最佳时期是　　　　　　　　　　　　　　　　　　　( )
   A. 1~2 岁　　　　　　　　B. 2~3 岁　　　　　　　　C. 3~4 岁
   D. 4~5 岁　　　　　　　　E. 5~6 岁

5. 婴儿期需完成的基础免疫不包括　　　　　　　　　　　　　　　　（　　）

    A. 卡介苗　　　　　　　　B. 脊髓灰质炎疫苗　　　　　C. 麻疹减毒疫苗

    D. 水痘疫苗　　　　　　　E. 百白破三联疫苗

### A2 型题

6. 男婴,10 月龄,常规生长发育监测报前囟未闭合,家长担心发育不正常。护士告知正常儿童前囟闭合的年龄是　　　　　　　　　　　　　　　　　　　　　　　　　　　（　　）

    A. 10 ~ 11 个月　　　　　　B. 12 ~ 18 个月　　　　　　C. 20 ~ 22 个月

    D. 22 ~ 24 个月　　　　　　E. 24 ~ 30 个月

7. 一健康儿童,前囟约 0.5 cm×0.5 cm,出牙 8 颗,体重 10 kg,身长 75 cm,开始独走,能叫出物品名字,指出自己的手、眼。其月龄大约为　　　　　　　　　　　　　　　　（　　）

    A. 6 个月　　　　　　　　B. 8 个月　　　　　　　　　C. 12 个月

    D. 16 个月　　　　　　　 E. 20 个月

8. 明明今年 8 岁,以下不是该年龄期儿童保健重点的是　　　　　　　　　　　（　　）

    A. 保证充足营养和睡眠　　　　　　　　　　B. 注意用眼

    C. 注意坐、立、行的姿势　　　　　　　　　D. 生长发育监测

    E. 安排规律的学习、生活和锻炼

9. 3 个月女婴,体重 5 kg,母亲因患乳腺炎不能喂食母乳,改为牛乳喂养。每日需 8% 糖牛乳量应为　　　　　　　　　　　　　　　　　　　　　　　　　　　　　　　（　　）

    A. 400 mL　　　　　　　　B. 450 mL　　　　　　　　　C. 500 mL

    D. 550 mL　　　　　　　　E. 600 mL

10. 某胎龄 35 周早产儿,生后 32 d。冬天出生,母乳喂养,体重已由出生时 2.0 kg 增至 3.0 kg。现在可以添加的是　　　　　　　　　　　　　　　　　　　　　　　　（　　）

    A. 米汤　　　　　　　　　B. 菜汤　　　　　　　　　　C. 软面条

    D. 蛋黄　　　　　　　　　E. 鱼肝油

11. 婴儿,女,6 个月。现采用人工喂养,家长到社区卫生服务中心儿保门诊咨询喂养方法。此时护士应指导添加　　　　　　　　　　　　　　　　　　　　　　　　　　　（　　）

    A. 肉末　　　　　　　　　B. 蔬菜泥　　　　　　　　　C. 饼干

    D. 米饭　　　　　　　　　E. 馒头

12. 下列关于正常新生儿的特点不正确的是　　　　　　　　　　　　　　　　（　　）

    A. 皮肤红润,胎毛少　　　　　　　　　　　B. 乳晕明显,有结节

    C. 耳壳软骨发育好　　　　　　　　　　　　D. 足底光滑纹理少

    E. 指甲达到指端

13. 一男童接种麻疹疫苗 5 min 后,出现面色苍白、四肢湿冷、呼吸困难。社区医生初步诊断该儿童最可能是出现了　　　　　　　　　　　　　　　　　　　　　　　　　（　　）

    A. 低血钙　　　　　　　　B. 过敏性休克　　　　　　　C. 正常接种反应

    D. 全身感染　　　　　　　E. 低血糖

14. 一婴儿,女,足月顺产,出生后 1 周,社区工作人员前来家中进行新生儿访视。该次访视的主要内容不包括　　　　　　　　　　　　　　　　　　　　　　　　　　　　（　　）

    A. 进行喂养指导　　　　　　　　　　　　　B. 测量身长、体重、头围

    C. 检查黄疸情况　　　　　　　　　　　　　D. 询问产妇母乳情况

    E. 进行辅食添加指导

15.患儿,男,因早产住院治疗。现该患儿3个月,需补种卡介苗。正确的做法是 （　）

    A. 立即接种

    B.PPD 试验阴性再接种

    C.4 个月后再接种

    D. 与百白破疫苗同时接种

    E. 无须接种

16.男孩,10 岁,因误吸笔帽入院,前往手术室途中患儿突然剧烈咳嗽,口唇及颜面发绀。护士应立即采取的措施是 （　）

    A. 通知医生

    B. 吸氧

    C. 将患儿送回病房

    D. 海姆立克急救法

    E. 进行心电监测

17.某新生儿,日龄5 d,出生体重3 kg,目前体重2.8 kg,妈妈很担心孩子的体重会继续下降,护士向妈妈解释孩子的体重将恢复正常。下列解释正确的是 （　）

    A.1 d 内恢复正常

    B.7 d 内恢复正常

    C.10 d 内恢复正常

    D.2 周内恢复正常

    E.3 周内恢复正常

### A3/A4 型题

18.婴儿,女,出生后第1 天,体重3.8 kg,身长52 cm,面色红润,哭声响亮,吞咽、吸吮能力良好。护士向产妇进行母乳喂养健康指导。

  （1）一般建议新生儿开奶的时间为 （　）

    A.15 min～2 h

    B.4 h 以内

    C.6 h 以内

    D.24 h 以内

    E. 产妇有乳汁分泌后

  （2）哺乳结束后,母亲应将婴儿抱起,轻拍背部,其目的是 （　）

    A. 促进消化和吸收

    B. 防止溢乳

    C. 促进舒适

    D. 避免哭闹

    E. 促进睡眠

19.婴儿,女,3 个月,母亲带其去儿童保健门诊接种疫苗。

  （1）按照正常程序本次该婴儿需要接种的疫苗是 （　）

    A. 乙肝疫苗和卡介苗

    B. 乙肝疫苗和脊髓灰质炎疫苗

    C. 脊髓灰质炎疫苗和百白破疫苗

    D. 百白破疫苗

    E. 麻疹疫苗

  （2）接种脊髓灰质炎疫苗时,应选用的接种部位和方法为 （　）

    A. 上臂三角肌、肌内注射

    B. 上臂三角肌、皮下注射

    C. 大腿外侧、皮下注射

    D. 大腿外侧、肌内注射

    E. 上臂三角肌、皮内注射

  （3）儿童接种后,按要求在留观室观察。10 min 左右儿童出现烦躁不安、面色苍白、四肢湿冷、脉搏细速等症状。此时应立即将儿童置于的体位是 （　）

    A. 仰卧位

    B. 平卧位

    C. 左侧卧位

    D. 右侧卧位

    E. 半坐位

  （4）儿童母亲非常焦虑,不停哭泣。针对患儿母亲的心理护理,错误的是 （　）

    A. 告诉其患儿目前的状况

    B. 告诉其当前采取的措施和原因

    C. 告诉其不可陪伴患儿,以免交叉感染

    D. 告之其以往类似情况的处理效果

E. 帮助其选择缓解焦虑情绪的方法

20. 新生儿,男,生后 3 d。皮肤、巩膜出现黄染,精神、食欲尚好,大便黄色糊状,查血清胆红素 128 μmol/L,血常规无异常,儿童血型为 O 型,其母为 B 型。

(1)该男婴最可能是　　　　　　　　　　　　　　　　　　　　　　　　　　　　　　(　　)

    A. 溶血性黄疸　　　　　　B. 阻塞性黄疸　　　　　　C. 先天性黄疸

    D. 肝细胞性黄疸　　　　　E. 生理性黄疸

(2)此时最佳的处理措施是　　　　　　　　　　　　　　　　　　　　　　　　　　　　(　　)

    A. 给予肝酶诱导剂　　　　B. 立即蓝光照射　　　　　C. 观察黄疸变化

    D. 给保肝药物　　　　　　E. 输清蛋白

(王晓令)

参考答案

# 第三章　住院患儿的护理

知识归纳

## 第一节　儿科医疗机构设置及特点

### 一、儿科门诊

**1. 设置**　儿科门诊设置有预诊处、挂号处、候诊处、检查室、治疗室、采血中心、配液中心和输液室等,以上设置可根据医疗机构规模缩减合并。由于就诊对象特殊性,场所的设置具有儿科独特性。

(1)预诊处　护士通过简明扼要的病史询问和必要的体格检查,在较短时间内对就诊儿童病情做出初步判断,协助家长准确选择就诊科室。根据病情轻、重、缓、急给予适当安排,使危重患儿能够得到及时救治。通过预检处护士的仔细检查,及时发现传染病患儿,减少患儿交叉感染,使儿科门诊预检处成为儿科患者就诊时的第一道防线。预诊处一般设在距医院大门最近或最醒目处,预诊处应设两个出口,一个通向普通门诊,一个通向传染病隔离室。

(2)候诊处　候诊室是患儿候诊的场所,儿科门诊由于陪伴就诊人员多,人员流动量大,故候诊室应宽敞、明亮、空气流通,备足够的候诊椅,设1~2张小床供包裹患儿、换尿布时使用,提供饮水处等便民设施。为了减轻患儿就诊时的紧张心理,环境布置、装饰和摆设应尽量生活化,可播放儿童影视节目,还可利用墙报、黑板、实物模型等向家长和患儿进行卫生宣教。

**2. 护理管理**

(1)维护就诊秩序　护士应合理安排、组织及管理,缩短就诊等待时间,提高就诊速度和质量。做好每位就诊家长及患儿的沟通协调工作,必要时指派人员陪同他们到相应的诊查室,做好就诊前准备、诊中协助及诊后解释工作,保证就诊工作有条不紊地进行。

(2)密切观察病情　儿童病情变化快,不能准确表达不适,护士应在其预诊、候诊过程中严密观察患儿病情变化,发现问题及异常及时与医生联系并配合处理,对病情危重或潜在病情变化的,须安排提前就诊。

(3)杜绝医疗差错　严格执行核对制度,各项操作应认真仔细核对,避免忙中出错。

（4）预防交叉感染　制定并严格执行消毒隔离制度,及时发现传染病的可疑征象,并予以隔离措施等处理,根据传染病情况做好疫情上报工作。

（5）开展健康宣教　儿科门诊是进行健康宣教的重要场所,可根据季节、疾病流行及护理热点问题等,利用宣传栏、摆放宣教手册、播放健康教育节目、集体指导、个别讲解或咨询等方式,向患儿及家长宣传儿童保健知识。

## 二、儿科急诊

1. 设置　儿科急诊一般设置有抢救室、治疗室、观察室,各室备有抢救设备和药物等,儿童医院的急诊除具备以上设置外,还应设有各科急诊室、小手术室、药房、化验室、收费处等,形成一个独立单位,以保证24 h接诊。由于儿童年龄和体格差异,儿科急诊应备有适合各个年龄阶段儿童适用的医疗设备和药品,以便及时、准确地为患儿进行诊治。

2. 特点

（1）儿童起病急、病情变化快,意外事故及死亡率高,应及时发现并做好抢救准备。

（2）儿科疾病症状表现常不典型,易延误诊断危及生命,要密切观察病情变化,危重患儿就诊时要做到及时抢救,确保患儿生命安全。

（3）儿科疾病的种类和特点有一定的季节规律性,应根据疾病的发病规律做好准备。

3. 护理管理

（1）重视急诊五要素　急诊抢救的五个重要因素为人、医疗技术、药品、仪器设备和时间,其中人起主要的作用。急诊护士应具有高尚的医德、高度的责任心、全面扎实的基础理论知识、精湛的技术、敏锐的观察力、较强的组织能力和协作能力,出现紧急情况时能迅速、敏捷地配合医生抢救。

（2）执行急诊岗位责任制度　护士必须坚守岗位,分工明确,各司其职。主动巡视,观察病情变化并随时做好抢救患儿的准备,对抢救药品和设备的使用、保管、补充、维护等应分工明确并严格执行交接班制度。

（3）建立并执行儿科常见急诊的抢救护理常规　儿科急诊护士应坚持学习,熟练掌握各科常见疾病的抢救程序和护理要点,不断总结经验,提高抢救成功率。

（4）加强急诊文件管理　急诊应有完整、规范的病历材料,注明患儿就诊时间、诊治过程等,紧急抢救中的口头医嘱必须当面复述确定无误方可执行,并要及时补记医嘱,方便日后核对并为进一步治疗和护理提供依据。

## 三、儿科病房

1. 设置

（1）普通病房设置　儿科普通病房设置与一般成人病房相似,设有病室、护士站、治疗室、值班室、配膳（奶）室、厕所等。新生儿病房设置婴儿沐浴设备。有条件的病房可提供游戏室或游戏区,也可提供适合不同年龄患儿的玩具和书,病室墙壁可装饰儿童喜欢的图案,消除患儿紧张心理,帮助患儿尽快适应住院生活。厕所有门但不加门锁,浴室设防滑垫等,保障患儿安全,防止意外事故伤害。

（2）重症监护病房设置　重症监护病房主要收治病情危重、需要观察及抢救的患儿,病房内备有各种抢救设备和监护设备。重症监护病房与医务人员办公室之间用玻璃隔断,便于观察患儿,待患儿病情稳定后可转入普通病房。

2. 护理管理

（1）环境管理　病房环境应适合儿童心理、生理特点,墙壁可粉刷为柔和的颜色,装饰患儿喜爱

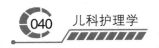

的卡通图案,病室窗帘可采用颜色鲜艳、图案活泼的布料制作,以减少患儿的陌生感、恐惧感。根据患儿的年龄调整室内温、湿度,新生儿病室室温 22 ~ 24 ℃,婴幼儿病室室温 20 ~ 22 ℃,相对湿度 55% ~65%;儿童病室室温 18 ~20 ℃,相对湿度为 50% ~60%。

(2)生活管理　根据治疗需要及患儿生长发育需求安排患儿的营养和膳食。根据患儿疾病种类和病情合理安排活动与休息的时间,帮助患儿建立规律的生活习惯。为患儿提供样式简单、面料柔软、透气性好的衣裤和被服。根据患儿病情安排适当的游戏,减轻患儿寂寞、焦虑,长期住院的学龄期患儿可以适当安排学习时间,减轻或消除患儿因与同学、同伴分离,担心成绩落后导致的焦虑心理。

(3)安全管理　由于患儿好动、好奇心强且防范意识差,儿童病房无论是环境布置、设施、设备还是日常护理都要考虑患儿的安全问题。应建立病房安全管理制度并告知家长遵守。所有设施、设备均应有保护措施,如病床带床挡,窗户加护栏,暖气设防护罩;药柜要上锁,电源插头等置于患儿不宜触及处;消防、照明器材位置固定,紧急通道畅通并有明显标识。在治疗护理操作中,严格执行查对制度,杜绝医疗事故发生。

(4)感染控制　护士在操作前后洗手,这是预防院内感染最简单有效的措施。严格执行医院各项消毒隔离制度,每天定时通风病房,按时消毒,加强对家长和患儿健康宣教,提高自我保护意识。

# 第二节　住院患儿护理评估

儿童时期是机体处于不断生长发育的阶段,对儿童健康状况进行评估时,要掌握其解剖、生理、心理等功能在不同阶段的特殊性,运用多学科知识和技能,以获得全面、准确的主客观资料,为制订护理方案提供保证。

## 一、健康史的收集

### (一)内容

1.一般情况　正确记录患儿的姓名(乳名)、性别、年龄、民族、入院日期,患儿父母、监护人或抚养人的姓名、年龄,职业、文化程度、家庭住址、联系方式,病史叙述者与患儿的关系、病史可靠程度。患儿年龄要准确记录,采用实际年龄,新生儿记录天数、婴儿记录月数、1 岁以上儿童记录几岁几个月,必要时注明出生年月。

2.主诉　患儿就诊的主要症状和(或)体征及其时间。例如:"发热 3 d,抽搐 1 次"。

3.现病史　来院诊治的主要症状、病情发展和诊治经过,包括发病时间、起病过程、主要症状、病情发展及严重程度、是否进行过处理等,还包括其他系统和全身的伴随症状,其他系统同时存在的疾病等。

4.个人史　包括出生史、喂养史、生长发育史、生活史等情况,根据不同年龄及不同健康问题进行询问。

(1)出生史　胎次、胎龄,分娩方式及过程,母孕期情况,出生时体重、身长,有无窒息、产伤、阿普加(Apgar)评分等,新生儿及婴幼儿应详细了解。新生儿和小婴儿有中枢神经系统发育不全或智能发育迟缓等情况时,还应了解围生期的相关情况。

(2)喂养史　婴幼儿和营养性疾病、消化系统疾病患儿应详细询问喂养史,如询问是母乳喂养还是人工喂养,母乳喂养的断奶情况,人工喂养以何种乳品为主、如何配制,喂哺次数及量,添加转换期食物的时间、品种及数量,进食及大小便情况。年长儿应了解有无挑食、偏食、吃零食等不良饮食习惯。

（3）生长发育史　了解患儿体格生长指标，如体重、身高（长）、头围及头围增长情况；前囟闭合时间及乳牙萌出时间、数目；大运动发育情况；语言的发展；对环境的适应性；学龄儿还应了解在校学习情况、行为表现及与同伴间的关系等。

（4）生活史　患儿的生活环境，卫生、睡眠、休息、排泄习惯，是否有特殊性问题，如咬指甲、异食癖等。

5. 既往史　包括既往一般健康状况、既往患病史、预防接种史、食物或药物过敏史等。

（1）既往一般健康状况　询问患儿既往健康良好还是体弱多病。

（2）既往患病史　患儿既往患过的疾病，患病时间、病程和治疗情况、治疗效果，着重了解传染病史。

（3）预防接种史　接种过何种疫苗，接种次数、年龄，接种后有何不良反应。

（4）食物或药物过敏史　了解有无食物或药物过敏史，并详细记录，以供治疗参考。

6. 家族史　家族有无遗传性疾病、过敏史或急慢性传染病病史。父母是否近亲结婚，母亲妊娠史和分娩史情况。同胞的健康情况，家庭成员及亲戚的健康状况。

7. 传染病接触史　疑为传染性疾病患儿，应详细了解有无传染病接触史，包括患儿与疑诊或确诊传染病患者的关系、该患者治疗的经过及其效果、患儿与该患者的接触方式和时间等。了解父母对传染病的认识也有助于诊断。

8. 心理社会状况　①患儿的性格特征，是否活泼开朗、好动或喜静、合群或孤僻、独立或依赖；②患儿及其家庭对住院的反应，对住院的原因是否了解、能否适应医院环境、能否配合治疗护理、是否信任医护人员；③患儿父母、监护人或抚养人的年龄、职业、文化程度、健康状况；④父母与患儿的沟通方式；⑤家庭经济状况、居住环境等。

**（二）注意事项**

（1）收集健康史最常用的方法是交谈、观察。在交谈前，护理人员应明确谈话的目的，安排适当的时间和地点。

（2）儿科病史采集时，应耐心询问，认真倾听，语言通俗易懂，态度和蔼可亲，以便取得患儿和家长的信任，获得准确完整的资料。避免使用暗示的语气诱导家长或孩子做出主观期望的回答。

（3）鼓励年长儿童自己叙述病情，但由于患儿害怕各种诊疗活动或语言表达能力欠缺，会导致信息失真，要注意分辨真伪。

（4）遇到危重患儿，应边检查边询问，及时抢救，以免耽误救治，在病情稳定后再翔实询问。

## 二、体格检查

**（一）儿童体格检查的原则**

1. 环境舒适　体格检查的房间应光线充足，温、湿度适宜。检查用品齐全、适用，可以根据患儿需要提供玩具、书籍进行安抚。检查时婴幼儿体位不固定，可坐或躺在家长的怀里进行检查，以增加患儿的安全感。

2. 态度和蔼　开始检查前可与患儿进行交流，微笑地称呼患儿的名字，用鼓励、表扬的语言消除患儿紧张、恐惧心理，取得其信任和合作。同时观察患儿精神状态，对外界的反应及智力情况。对年长儿可说明要检查的部位、有何感觉，使患儿主动配合体格检查。

3. 顺序灵活　根据患儿当时的情况灵活掌握体格检查的顺序，怕生的儿童可从背部查起。易受哭闹影响的检测应在患儿安静时进行，如心肺听诊，腹部触诊，测量呼吸、脉搏；皮肤、四肢、躯干、骨骼、全身淋巴结等容易观察到的部位则随时检查；对患儿刺激大的检查应放在最后进行，如口腔、咽部、眼结合膜、角膜检查等;有疼痛的部位也应放在最后检查;对急症或危重抢救病例,应重点检查生命体征和疾病损伤相关的部位,全面的体格检查在病情稳定后进行,也可边抢救边检查。

4.技术熟练  检查时应全面仔细,动作迅速、轻柔,注意保暖,不要过多暴露身体部位以免着凉,注意观察患儿病情变化。冬天检查时接触患儿的所有物品应保证温暖。

5.保护和尊重患儿  尊重患儿并注意保护其隐私部位,尽量避免暴露与检查无关的部位,在检查异性、畸形患儿时,态度要庄重。

**(二)体格检查的内容和方法**

1.一般状况  观察患儿发育与营养状况、精神状态、面部表情、皮肤颜色、哭声、语言应答、活动能力、对周围事物的反应、体位、行走姿势、亲子关系等,应在患儿不注意时观察,由此得到的资料较为真实可靠。

2.一般测量  包括体温、脉搏、呼吸、血压、体重、身高(长)、头围、胸围、前囟、坐高等测量。

(1)体温  可根据儿童的年龄和病情选用合适的测温方式,年长儿可测口温,小婴儿可测腋温,肛温较准确但对患儿刺激大,也不适合腹泻患儿。

(2)呼吸和脉搏  应在患儿安静时测量。婴幼儿以腹式呼吸为主,按腹部起伏计数呼吸频率,同时还应注意呼吸的节律及深浅。年幼儿桡动脉搏动不易扪及,可计数颈动脉或股动脉搏动,也可通过心脏听诊测得。

(3)血压  根据患儿年龄的不同选择不同宽度的袖带,袖带宽度为上臂的2/3。袖带过宽测出的血压较实际值低,太窄则测得的值较实际值高。新生儿及小婴儿可用心电监护仪或简易潮红法测定。

3.皮肤和皮下组织  观察皮肤颜色,有无苍白、潮红、黄疸、皮疹、出血点、紫癜、瘀斑等;观察毛发颜色、光泽,有无脱发;触摸皮肤温湿度、弹性、皮下脂肪厚度,有无脱水、水肿等。

4.淋巴结  检查枕后、颈部、耳后、腋窝、腹股沟等处淋巴结,注意淋巴结的大小、数目、质地和活动度等。

5.头部

(1)头颅  观察头颅形状、大小并测量头围,注意前囟大小和紧张度、是否隆起或凹陷;婴儿注意有无颅骨软化、血肿或颅骨缺损、枕秃;新生儿有无产瘤、血肿等。

(2)面部  观察有无特殊面容。

(3)眼、耳、鼻  注意眼睑有无水肿、下垂,眼球是否突出、斜视,结膜是否充血,巩膜是否黄染,角膜有无溃疡,瞳孔的大小和对光反射情况;注意外耳道有无分泌物,提耳时是否有疼痛;鼻翼是否扇动,有无鼻腔分泌物、鼻塞等。

(4)口腔  口唇是否苍白、发绀、干燥,口角有无糜烂、疱疹,有无张口呼吸,硬腭和颊黏膜有无溃疡、麻疹黏膜斑、鹅口疮,腮腺导管开口处有无红肿及分泌物,牙齿的数目和排列,有无龋齿。咽部有无溃疡、充血、滤泡增生、咽后壁脓肿,双侧扁桃体是否肿大,有无分泌物、脓点、假膜等情况。

6.颈部  观察有无斜颈等畸形,甲状腺是否肿大,气管是否居中,颈静脉充盈及搏动情况,有无颈抵抗等。

7.胸部

(1)胸廓  检查胸廓是否对称,有无畸形,如肋骨串珠、鸡胸、漏斗胸等;肋间隙是否凹陷,有无"三凹征"等。

(2)肺  注意呼吸频率、节律,有无呼吸困难、呼吸深浅改变;触诊语颤有无改变;叩诊有无浊音、鼓音等;听诊呼吸音是否正常,有无啰音等。

（3）心　注意心前区是否隆起，心尖搏动是否移位；触诊有无震颤；叩诊心界大小；听诊心率、节律、心音，注意有无杂音等。

8.腹部　新生儿注意脐部有无分泌物、出血，有无脐疝，注意有无肠形；触诊腹壁紧张度，有无压痛、反跳痛，有无肿块、肝脾肿大等；叩诊有无移动性浊音，有无血管杂音及杂音的性质、强弱及部位；听诊有无肠鸣音亢进。腹水患儿应测腹围。

9.脊柱和四肢　观察脊柱有无畸形，如脊柱后凸、侧弯；有无"O"形腿或"X"形腿，有无手镯、足镯征等佝偻病体征；手、足有无杵状指（趾）、多指（趾）畸形等。

10.肛门及外生殖器　检查有无畸形、肛裂，女孩阴道有无分泌物，男孩有无包皮过长、阴囊鞘膜积液、隐睾、腹股沟疝等。

11.神经系统　观察儿童神志、精神状态、面部表情、反应灵敏度、动作语言能力、有无异常行为等。检查四肢的活动、肌张力和神经反射，脑膜刺激征是否阳性。新生儿和小婴儿特有的反射，如吸吮反射、拥抱反射等是否存在。

# 第三节　住院患儿心理护理

## 一、不同年龄阶段住院患儿的心理护理

### （一）婴儿期

1.心理反应　婴儿期是儿童身心发育最快的时期，对住院的心理反应随月龄的增加有明显的差别。5个月以前的患儿住院后如能满足其生理需要，一般比较安静，较少哭闹，即使与母亲分离，心理反应也不太明显，但缺少外界有益的刺激，感觉和运动的发育会受到一定的影响；6个月以上的儿童能意识到与父母或照顾者的分离，住院后反应强烈，对陌生环境和人持拒绝态度，多以哭闹表示与亲人分离的痛苦。

2.护理要点　应尽量做到有固定的护士对患儿进行连续的全面护理，使其与护士建立起信任感。护士应关爱患儿，尽可能多地接触患儿，如搂抱、抚摸等，满足患儿情感需求，让患儿以最短的时间熟悉护士并产生亲近感。对患儿进行感、知觉及运动的训练，保证患儿的正常发育。与父母充分沟通，了解患儿住院前的生活习惯，并尽量保持一致，允许患儿把喜爱的玩具或物品带到医院。

### （二）幼儿期

1.心理反应　幼儿住院后心理变化比婴儿更加强烈，但语言发育程度有限，在表达需要、与他人交流时存在困难，会感到苦恼。对医院环境不熟悉，缺乏安全感，担心遭到父母的抛弃等。

心理反应具体表现为3个阶段。①反抗：采用各种反抗行为，拒绝护士照顾；②失望：感到没有希望，情绪抑郁，不爱说话，对周围事物不感兴趣，通过拒绝用碗而用奶瓶、吮手指、抱紧自己的用物得到慰藉等；③否认：克制自己的情绪，无可奈何地遵守医院的日程安排和治疗护理等要求，接受护士对自己的照顾，将重要的情感依附于物质上，以自我为中心，以满不在乎的态度对待父母来院探望或离去。有人陪护的儿童以上3个阶段的心理反应不突出。

2.护理要点　固定护理人员对患儿进行连续、全面的护理，对患儿住院后的反应给予理解，耐心倾听患儿述说。护理中尽可能满足患儿住院前的爱好和原有的生活习惯，以患儿能理解的语言讲解医院的生活安排及周围环境，减少焦虑情绪。为患儿创造表现自主性的机会，如自己洗手、穿衣、吃饭等。允许患儿以哭闹的方式发泄自己的不满情绪，不当众指责患儿的退行性行为。

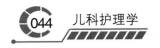

### （三）学龄前期

1.心理反应　患儿由于进入日托机构接受学前教育,社会交往范围较婴儿期扩大,对父母或照顾者的依恋没有婴幼儿期明显,住院后的分离性焦虑表现较温和,如悄悄哭泣、难以入睡、拒绝配合治疗等,能把情感和注意力更多地转移到游戏、绘画等活动中,控制和调节自己的行为。

2.护理要点　护理人员和护理方法保持稳定,介绍病房环境及同病室的其他小病友,使之尽快熟悉环境、同伴。用患儿易于理解的语言和方法解释患儿所患疾病治疗或护理的必要性,使患儿理解住院治疗不会对自己构成威胁,减少患儿恐惧心理。根据患儿病情为患儿提供适当的游戏、绘画、看电视、听故事等游戏活动,患儿参与愉快的活动可以减少焦虑情绪,同时进行健康教育,促进患儿主动配合医护工作。

### （四）学龄期

1.心理反应　儿童的日常以从游戏为主转为学校学习为主,患儿住院后因与同学、同伴分离而感到孤独、担心成绩落后、担心疾病不能治愈而产生焦虑,担心给家里造成过重的经济负担而感到负疚,担心体格检查暴露隐私感到羞怯。儿童开始了解身体各部位的功能,对患病原因有一定的认识,比较注意医护人员查房时的表现、动作、讨论等,能一定程度上听懂关于疾病和治疗程序的解释,比较关注自己的身体和治疗情况。

2.护理要点　保持护理人员的连续性,增强患儿的信任感和安全感,向患儿介绍有关病情、治疗和住院的目的,解除患儿疑虑,帮助其树立信心,积极配合治疗。注意听取患儿意见,满足其合理要求,在进行体格检查及各项操作时,注意保护患儿隐私。鼓励患儿每日定时坚持学习,鼓励患儿与同学、伙伴联系,允许同学来院探视,为患儿补习功课创造条件。

## 二、住院临终患儿的心理护理

1.心理反应　临终患儿心理反应与其对死亡的认识有关,婴幼儿尚不理解死亡,学龄前儿童常将死亡与睡眠相混淆。学龄儿童开始认识死亡,但10岁前的儿童并不理解死亡的真正含义,不能将死亡与自己直接联系起来。10岁以后,儿童对死亡有了与成人相似的概念,逐渐懂得死亡是生命的终结,是普遍存在且不可逆的,并把死亡和痛苦联系起来,因此,惧怕死亡和死亡前的痛苦。

2.护理要点　认真面对患儿提出的死亡问题,并给予回答,帮助患儿正确面对死亡。尽量满足患儿需要,减少患儿的痛苦,避免预期患儿死亡时间。随时观察患儿情绪变化,帮助其从父母、家人、老师、同学那里得到支持与鼓励,顺利度过生命最后阶段。

# 第四节　儿童用药护理

药物治疗是疾病综合治疗中的重要组成部分。儿童在解剖、生理特点、药物的吸收代谢等方面与成人不同,儿童的器官功能发育尚不成熟,在药物治疗疾病时对药物的不良反应较为敏感,因此在药物的选择、给药途径及精确的计量等方面,需慎重、准确、针对性强,做到合理用药。

## 一、药物选择

1.抗生素　抗生素的使用有严格的适应证,要有针对性地使用,防止抗生素滥用。通常以应用一种抗生素为宜,如感染严重也可联合用药。在应用抗生素时要注意药物的毒副作用,如不合理地使用链霉素、庆大霉素、妥布霉素等可能会造成听神经、肾损害。婴儿长时间滥用广谱抗生素,容易发生鹅口疮、肠道菌群失调和消化功能紊乱等。

2. 退热药 体温超过38.5℃时可使用,一般首选对乙酰氨基酚和布洛芬,剂量不宜过大,每日最多不可超过4次。小婴儿要慎用退热药,尽量采用物理降温和多饮水等措施退热,如必须用药物降温,剂量应相应减少,以免大量出汗导致虚脱或体温不升。婴儿不宜使用阿司匹林,防止发生Reye综合征。

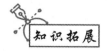

**Reye 综合征**

Reye 综合征由 Reye 等于 1963 年首先报告而命名。

病理特征:急性弥漫性脑水肿和以肝脏为主的内脏脂肪变性。

基本病理生理特点:广泛性急性线粒体功能障碍。有报道发现患儿病毒感染时,使用水杨酸药物有诱发本病的高度危险性。

主要临床表现:急性颅内压增高、肝功能异常。

病程:自限性,约1周内恢复。重症者易在病初1~2 d内死亡,存活者可遗留各种神经系统后遗症。

治疗措施:降低颅内压,纠正代谢紊乱,控制惊厥,抢救中避免使用水杨酸或酚噻嗪类药物。

3. 镇静止惊药 患儿出现高热、惊厥、烦躁不安等情况时,可选用镇静止惊药,使患儿得到休息,以利于病情恢复。对呼吸中枢抑制作用较强的药物一般不用,常用药物有地西泮、苯巴比妥、水合氯醛等。使用时应注意观察呼吸、脉搏、血压,以免发生呼吸抑制。

4. 镇咳、化痰、平喘药 婴幼儿一般不用镇咳药,婴幼儿呼吸道较狭窄,感染时分泌物增多,但咳嗽反射较弱,易出现呼吸道堵塞。当呼吸道分泌物增多、痰液黏稠不易咳出时,可用化痰药物或雾化吸入法稀释分泌物,配合叩背、体位引流及多饮水。患儿哮喘时可考虑吸入β受体激动剂,使用时注意观察患儿有无精神兴奋、惊厥等。新生儿及小婴儿慎用茶碱类药物。

5. 止泻药与泻药 儿童腹泻一般不主张使用止泻药,多采用调整饮食和补充液体等方法,因为止泻药可减少肠蠕动,虽腹泻暂时得到缓解,但肠道内毒素无法排出而吸收增加,甚至发生全身中毒现象。儿童便秘一般不用泻药,多采用调节饮食,如多食蔬菜、水果、蜂蜜等,养成定时排便习惯,也可用开塞露及清洁灌肠等通便方法。

6. 糖皮质激素 必须严格掌握适应证,在诊断未明确时不宜滥用,以免掩盖病情,使用时告知患儿及家长严格遵医嘱执行,不可随意停药或减量,避免出现反弹现象。长时间使用可抑制骨骼生长,影响水、电解质、蛋白质、脂肪代谢,降低机体抵抗力,引起高血压和库欣综合征等。水痘患儿禁用糖皮质激素,以免加重病情。

## 二、药物剂量计算

1. 按体重计算 是最常用、最基本的方法。多数药物已给出每千克体重每日或每次用药量,方便易行。

$$每日(次)剂量=患儿体重(kg)×每日(次)每千克体重所需药量$$

患儿体重按实际测得值为准,若计算结果超出成人剂量,以成人剂量为限。

2. 按年龄计算 此法简单易行,用于剂量波动幅度大,不需精确计算的药物,如止咳药、营养药等。

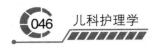

3. **按成人剂量折算**    一般仅用于未提供儿童剂量的药物,计算出的剂量一般偏小,故不常用。

$$儿童剂量 = 成人剂量 \times 儿童体重(kg)/50$$

4. **按体表面积计算**    此法计算药物剂量较其他方法准确,一般用于计算抗代谢药、抗肿瘤药和免疫抑制剂等药物的剂量,儿童体表面积可从儿童体表面积图中查得,也可按公式计算得到。

$$每日(次)剂量 = 患儿体表面积(m^2) \times 每日(次)每平方米体表面积所需药量$$

体重 $\leq$ 30 kg:儿童体表面积 $(m^2)$ = 体重 $(kg) \times 0.035 + 0.1$

体重 > 30 kg:儿童体表面积 $(m^2)$ = [体重 $(kg) - 30$] $\times 0.02 + 1.05$

## 三、给药方法

1. **口服法**    是最常用的给药方法,对患儿身心影响小,只要条件允许,尽量采用口服给药。婴幼儿常用糖浆、水剂、冲剂,也可将药片捣碎加水调匀后吞服。小婴儿喂药时,最好将其抱起或抬高头部后喂服,以防呛咳,年长儿应鼓励其自己服药。任何药物均不宜用奶送服。

2. **注射法**    此法给药比口服法起效快,多用于急重症、药物不宜口服或频繁呕吐的患儿,起效快,但对患儿精神刺激大。包括肌内注射、静脉注射、静脉滴注。肌内注射多选用臀大肌外上方,对不合作的患儿注射时采取"三快",即进针快、注药快、拔针快。肌内注射次数过多可造成臀部肌肉挛缩,影响下肢功能,应注意调整、更换注射部位。静脉注射多用于抢救,注射时速度要慢,并注意防止药液外渗。静脉滴注时应注意根据患儿的年龄、病情、药物性质等调整输液速度,并保持输液的畅通。

3. **外用药**    以软膏为多,也有水剂、混悬剂、粉剂等,根据用药部位的不同,可对患儿进行适当的约束,避免患儿用手抓摸药物,误入口、眼而引起意外。

4. **其他方法**    呼吸系统疾病患儿常应用雾化吸入法,灌肠法、舌下含化法、含漱法一般只用于能合作的较大患儿。

## 思考题

### A1 型题

1. 儿科病史中个人史不包括 （    ）

   A. 出生史          B. 喂养史          C. 生长发育史

   D. 预防接种史          E. 药物过敏史

2. 儿科病史中个人史包括 （    ）

   A. 出生史          B. 喂养史          C. 生长发育史

   D. 生活史          E. 以上都是

3. 关于主诉下列最恰当的解释是 （    ）

   A. 来院就诊的主要原因          B. 来院就诊的主要体征

   C. 来院就诊的主要症状          D. 来院就诊的病情经过

   E. 来院就诊的主要症状及时间

4. 住院患儿常见的身心反应不包括 （    ）

   A. 分离性焦虑          B. 坦然接受          C. 失控感

   D. 恐惧          E. 罪恶感

5. 儿童药物剂量计算最常用的方法是 （    ）

   A. 按体重计算          B. 按体表面积计算          C. 按年龄计算

D. 按成人剂量计算　　　　E. 按身高计算

6. 儿童最常用的给药方法是　　　　　　　　　　　　　　　　　（　　）

    A. 口服法　　　　　　　B. 静脉滴注法　　　　　　C. 肌内注射法

    D. 雾化吸入法　　　　　E. 灌肠法

7. 下列对儿童身体评估的原则,不正确的是　　　　　　　　　　　（　　）

    A. 环境舒适　　　　　　B. 态度和蔼　　　　　　　C. 技术熟练

    D. 保护和尊重患儿　　　E. 检查顺序同成人

8. 关于儿科病房安全管理下列不正确的是　　　　　　　　　　　（　　）

    A. 病床带床栏　　　　　B. 窗户加护栏　　　　　　C. 暖气加罩

    D. 紧急通道畅通　　　　E. 药品放在儿童可以看到及方便取得的地方

9. 按每日 5 万 IU/次的剂量计算,4 岁儿童应给青霉素为　　　　　（　　）

    A. 20 万 IU/次,每日 2 次　　　　　　　　B. 30 万 IU/次,每日 2 次

    C. 40 万 IU/次,每日 2 次　　　　　　　　D. 50 万 IU/次,每日 2 次

    E. 60 万 IU/次,每日 2 次

10. 能导致新生儿"灰婴综合征"的药物是　　　　　　　　　　　（　　）

    A. 青霉素　　　　　　　B. 链霉素　　　　　　　　C. 头孢氨苄

    D. 氯霉素　　　　　　　E. 红霉素

**A2 型题**

11. 1 岁儿童,突发高热惊厥,医生嘱立即肌内注射地西泮针剂 3 mg。该针剂规格 10 mg/2 mL,需抽取　　　　　　　　　　　　　　　　　　　　　　　　　　　（　　）

    A. 1 mL　　　　　　　　B. 0.8 mL　　　　　　　　C. 0.6 mL

    D. 0.4 mL　　　　　　　E. 0.2 mL

（李丽娜）

参考答案

知识归纳

▨▨▨▨▨▨▨▨ **学习目标** ▨▨▨▨▨▨▨▨

　　1. 掌握:新生儿窒息、缺氧缺血性脑病、颅内出血、肺透明膜病、黄疸、寒冷损伤综合征、感染性疾病、低血糖、低血钙的临床表现、常见护理诊断/问题及护理措施。

　　2. 熟悉:上述新生儿疾病的病因、治疗要点及护理评估要点。

　　3. 了解:上述新生儿疾病的发病机制及辅助检查。

　　4. 能正确为患病新生儿进行护理评估、拟定护理计划及开展健康教育;树立敬佑生命、关爱患儿的职业思想,积极开展新生儿疾病的预防宣教与康复指导。

# 第一节　窒息患儿的护理

　　新生儿窒息(asphyxia newborn)是指新生儿出生后无自主呼吸或未能建立规律性呼吸,而导致低氧血症、高碳酸血症和混合性酸中毒。本病是新生儿伤残和死亡的重要原因之一。国内发病率为5%~10%。

　　【病因】　凡能造成胎儿或新生儿缺氧的因素均可引起窒息。

　　1. 孕母因素　孕母患有全身性疾病如糖尿病、心脏病、严重贫血、肺部疾患等;孕母患有妊娠高血压;孕母吸烟、吸毒;孕母年龄>35岁或<16岁等。

　　2. 胎盘和脐带因素　前置胎盘、胎盘早剥、胎盘老化等;脐带受压、打结、绕颈、脱垂、过短或牵拉等。

　　3. 分娩因素　难产、手术产如高位产钳、产程中药物(催产剂、镇静剂、麻醉药)使用不当等。

　　4. 胎儿因素　早产儿、小于胎龄儿、巨大儿;先天畸形如呼吸道畸形;气道吸入羊水或胎粪;宫内感染等。

　　【发病机制】　窒息时新生儿不能建立规律性呼吸,引起低氧血症和酸中毒导致脑细胞代谢障碍、功能及结构异常,造成神经、循环、消化等多系统器官损伤,甚至死亡;脑细胞对缺氧最为敏感,其次为心肌、肝、肾上腺,因此各器官发生损伤的程度有差异。

　　【临床表现】

　　1. 胎儿缺氧(宫内缺氧)　早期表现为胎动增加,胎儿心率增快,≥160次/min;晚期为胎动减少甚至消失,胎心率减慢或不规则,<100次/min;羊水被胎粪污染,呈黄绿色或墨绿色。

　　2. 阿普加(Apgar)评分　是一种经典而简易的临床上评价新生儿窒息程度的方法(表4-1)。内容包括皮肤颜色、心率、呼吸、对刺激的反应和肌张力5项,生后1 min评分可评估窒息程度,8~10分为正常、4~7分为轻度窒息、0~3分为重度窒息;1 min评分仅是窒息诊断和分度的依据,5 min

和 10 min 评分有助于判断复苏效果和预后。

表 4-1 新生儿 Apgar 评分法

| 体征 | 评分标准 | | |
| --- | --- | --- | --- |
| | 0 分 | 1 分 | 2 分 |
| 皮肤颜色 | 发绀或苍白 | 躯干红、四肢发绀 | 全身红 |
| 心率/（次/min） | 无 | <100 | ≥100 |
| 弹足底或插鼻管反应 | 无反应 | 有些动作，如皱眉 | 哭、喷嚏 |
| 肌张力 | 松弛 | 四肢略屈曲 | 四肢能活动 |
| 呼吸 | 无 | 慢、不规则 | 正常、哭声响亮 |

3. 并发症 大多数窒息患儿经抢救可以恢复呼吸，肤色转红，哭声响亮。少数患儿病情加重，可出现以下器官受损表现。①心血管系统：缺氧缺血性心肌损害、心源性休克和心力衰竭；②中枢神经系统：主要是缺氧缺血性脑病和颅内出血；③呼吸系统：胎粪或羊水吸入综合征、肺透明膜病、肺出血、呼吸暂停等；④泌尿系统：急性肾衰竭、肾静脉血栓；⑤消化系统：应激性溃疡、坏死性小肠结肠炎等；⑥代谢方面：常见低血糖、低血钙、低钠血症及酸中毒等。

【辅助检查】 血气分析可显示呼吸性酸中毒或代谢性酸中毒。根据病情需要测血糖、血电解质、血尿素氮及血肌酐等生化指标。

【治疗要点】

1. 预防 预防及积极治疗孕母疾病。

2. 早期预测 估计胎儿娩出后有窒息危险时，应充分做好准备工作，包括人员、仪器、物品等。

3. 及时复苏 按 ABCDE 复苏方案。A（airway）：通畅气道；B（breathing）：建立呼吸，增加通气；C（circulation）：维持正常循环，保证足够心搏出量；D（drug）：药物治疗；E（evaluation and environment）：评价和环境。其中 ABC 最为重要，A 是根本，B 是关键，评估贯穿于整个复苏过程。

4. 复苏后处理 评估和监测呼吸、心率、血压、尿量、肤色、经皮氧饱和度及窒息所致的神经系统症状等，维持内环境稳定，治疗脑水肿，控制惊厥。

【护理评估】

1. 询问健康史 造成胎儿或新生儿缺氧的因素，评估患儿的 Apgar 评分及窒息程度。

2. 护理体检 测量生命体征，观察患儿的意识及精神状态、反应、皮肤颜色、哭声、肌张力等。

3. 查阅资料 收集血糖、血电解质、血尿素氮及血肌酐等检查结果，了解患儿病情。

4. 评估心理-社会状况 家长对新生儿窒息的了解程度，有无因新生儿窒息而担忧、焦虑。

【常见护理诊断/问题】

1. 自主呼吸受损 与羊水、气道分泌物吸入致低氧血症和高碳酸血症有关。

2. 体温过低 与缺氧有关。

3. 有感染的危险 与免疫功能低下有关。

4. 潜在并发症 缺氧缺血性脑病、颅内出血等。

5. 焦虑（家长） 与患儿病情危重及预后不良有关。

【护理措施】

1. 维持自主呼吸 由产科及儿科医生、护士共同协作进行。

（1）复苏程序 严格按照 A→B→C→D→E 步骤进行，顺序不能颠倒。

1)通畅气道(A)(要求在生后15~20 s内完成):①患儿娩出后即置于远红外或其他方法预热的保暖台上,设置腹壁温度为36.5 ℃;②用温热干毛巾擦干头部及全身,减少散热;③摆好体位,患儿仰卧,肩部以布卷垫高2~3 cm,使颈部轻微后仰15°;④立即清除口、鼻及气道分泌物,吸引时间每次不超过10 s,先吸口腔再吸鼻腔。

2)建立呼吸(B):①触觉刺激,拍打足底或摩擦患儿背部来促使自主呼吸出现。婴儿经触觉刺激后,若出现正常呼吸,心率≥100 次/min,肤色红润或仅手足发绀者可予观察;②正压通气,若无自主呼吸或有喘息样呼吸和(或)心率<100 次/min,应立即用复苏器加压给氧,面罩应密闭遮盖下巴尖端、口鼻,但不遮盖眼睛;通气频率为40~60 次/min,呼吸比1∶2;15~30 s后再评估。如心率≥100 次/min,出现自主呼吸,可给予观察;若无规律性呼吸,或心率<100 次/min,须进行气管插管正压通气。

3)维持正常循环(C):气道正压通气30 s后,心率<60 次/min,或心率在60~80 次/min不再增加,应同时进行胸外心脏按压。按压方法:用双手拇指或中、示指按压患儿胸骨下1/3处,避开剑突,按压深度为胸廓前后径的1/3,按压频率为120 次/min,按压通气比为3∶1,压下深度为1.5~2.0 cm,按压过程中,手指不离开胸壁,按压有效时可摸到颈动脉和股动脉的搏动。

4)药物治疗(D):①建立有效的静脉通路;②保证药物的应用,胸外正常按压不能恢复正常循环时,遵医嘱立即静脉注射1∶1 000肾上腺素0.1~0.3 mL/kg,或气管内给药0.5~1.0 mL/kg,并根据病情遵医嘱扩容、纠正酸中毒等。

5)评价和环境(E):复苏过程中及时观察和评估患儿的生命体征,以确定下一步采取的抢救措施。评估—决策—措施的程序在整个复苏过程中不断重复。

(2)复苏后监护 监护内容为体温、心率、呼吸、血压、尿量、肤色及窒息引起的各系统症状,并做好记录。

2. 保暖 整个治疗护理过程中应注意患儿的保暖,可将患儿置于远红外保暖床上,病情稳定后置暖箱保暖或热水袋保暖维持患儿肛温在36.5~37.5 ℃。

3. 预防感染 严格执行无菌操作,勤洗手,加强环境管理。

【健康教育】 告诉家长患儿目前的情况和可能出现的后遗症,帮助其树立信心。指导家长定期随访。

# 第二节 缺氧缺血性脑病患儿的护理

## 情境导入

患儿,男,出生后2 d。孕母因胎位不正、胎心减慢急行臀牵引生产。患儿出生后间断惊厥3次,皮肤发绀,肌张力低下,觅食反射、吸吮反射、握持反射减弱,初步诊断为新生儿缺氧缺血性脑病。

**请思考:**

(1)如何正确评估患儿的身体状况?

(2)该患儿首要护理问题是什么?如何正确为患儿进行护理?

新生儿缺氧缺血性脑病是由各种围生期窒息引起的缺氧和脑血流减少或暂停而导致胎儿和新生儿的脑损伤,是新生儿窒息后的严重并发症,病情重,病死率高,是引起新生儿死亡和脑伤残的主要原因之一。

**【病因】**　凡能引起新生儿窒息的因素均可引起本病。

1. 缺氧　围生期窒息、反复呼吸暂停、严重的呼吸系统疾病、右向左分流型先天性心脏病等,其中围生期窒息是主要原因。

2. 缺血　心跳停止或严重的心动过缓;重度心力衰竭或周围循环衰竭。

**【发病机制】**

1. 脑血流改变　当缺氧窒息为不完全时,体内出现器官间血流重新分布,以保证脑组织血流供应;如缺氧继续存在,这种代偿机制失效,脑血流灌注下降,会出现第 2 次血流重新分布,供应大脑半球的血流减少,以保证丘脑、脑干和小脑的血灌注量(脑内血液分流),此时大脑皮质矢状旁区和其下面的白质最易受损。缺氧和酸中毒可使脑血管自主调节功能障碍,脑血流量受血压的波动而波动。当血压升高过多时,可造成脑室周围毛细血管破裂出血;当血压下降时脑血流量减少,又引起缺血性损伤。

2. 脑组织生化代谢改变　脑能量来源于葡萄糖的氧化过程,缺氧时无氧糖酵解增加,乳酸堆积,导致低血糖和酸中毒;细胞膜离子泵功能受损,细胞内水、钠、钙增多而肿胀,引起脑水肿,脑细胞凋亡和坏死。

**【临床表现】**　主要表现为意识改变和肌张力变化,重者可伴有脑干功能障碍。根据病情不同可分为轻、中、重 3 度。

1. 轻度　主要表现为兴奋、易激惹,肢体及下颌出现颤动,肌张力正常,原始反射正常,无惊厥,前囟平,症状在生后 24 h 内最明显,3 d 内逐渐消失,预后良好。

2. 中度　嗜睡,反应迟钝,肌张力减低,肢体自发动作减少,原始反射减弱,可出现惊厥,前囟张力正常或稍高,瞳孔缩小、对光反射迟钝,症状在生后 72 h 内最明显,2 周内症状消失,可留有后遗症。

3. 重度　意识不清,常处于昏迷状态,肌张力低下,肢体自发动作消失,原始反射消失,惊厥频繁,反复呼吸暂停,前囟张力高,瞳孔不等大或放大、对光反射消失,心率减慢,脑电图及影像学诊断明显异常。重度患儿死亡率高,存活者多数留有后遗症。

**【辅助检查】**　头颅 B 超和电子计算机断层扫描(CT)检查可观察到病变部位、性质及范围。磁共振成像(MRI)可观察到超声和 CT 不能检测出的部位,如大脑皮质矢状旁区、丘脑等,最适检查时间为生后 2～5 d。

**【治疗要点】**

1. 支持疗法　吸氧,纠正酸中毒,维持血压、血糖在正常范围,补液。

2. 控制惊厥　首选苯巴比妥钠,顽固性抽搐者可加用地西泮或水合氯醛。

3. 治疗脑水肿　首选呋塞米,严重者可用 20% 甘露醇,避免输液过量。

4. 亚低温治疗　采用人工诱导方法将体温下降 2～4 ℃,减少脑组织的基础代谢,保护脑细胞。发病 6 h 内治疗,仅适用于足月儿。

**【护理评估】**

1. 询问健康史　意识改变、肌张力改变及其他表现出现的时间、特点,有无惊厥。胎儿在母体内的发育情况,有无胎动增加、胎心率加快史;有无产程延长、羊水污染;出生时 Apgar 评分;生后有无心、脑、肺等严重疾病。

2. 护理体检　测量生命体征,观察患儿的意识状态,检查前囟、肌张力、原始反射等。

3. 查阅资料　查阅头颅 B 超、CT、MRI 等检查结果,了解患儿病情。

4. 评估心理-社会状况　家长对新生儿缺氧缺血性脑病的了解程度,对康复治疗有无信心,有无因患儿遗留神经系统后遗症而担忧、焦虑。

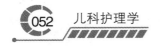

**【常见护理诊断/问题】**

1. 低效性呼吸形态　与缺氧缺血致呼吸中枢损害有关。

2. 潜在并发症　颅内压增高、呼吸衰竭。

3. 有失用综合征危险　与缺氧缺血导致的后遗症有关。

4. 焦虑(家长)　与患儿病情危重及预后不良有关。

**【护理措施】**

1. 维持有效呼吸　及时清除呼吸道分泌物,保持呼吸道通畅,根据患儿缺氧情况选用合适的给氧方式,如鼻导管吸氧或头罩吸氧。如缺氧严重,可协助气管插管及机械辅助通气。

2. 对症护理

(1)监护　严密监护患儿的呼吸、血压、心率、血氧饱和度等,观察瞳孔、前囟张力、肌张力、惊厥等表现。

(2)降低颅内压　绝对卧床,抬高头肩 15°~30°,保持安静,减少刺激,注意保暖,控制液体摄入量 50~60 mL/(kg·d),颅内压增高时首选呋塞米,严重者可用 20% 甘露醇。

(3)控制惊厥　首选苯巴比妥钠,应用时剂量要准确,静脉滴注速度要慢,密切观察患儿意识、呼吸频率与节律、肌张力等,以防发生呼吸抑制。

3. 亚低温治疗的护理　①降温:采用循环水冷却法进行选择性头部降温,使脑温下降至 34~35 ℃,时间应控制在 30~90 min,否则将影响效果;②维持:使头颅温度维持在 34~35 ℃,注意保暖,维持体温在 35.5 ℃;③复温:治疗结束必须给予复温,复温宜缓慢,时间>5 h,复温过程中仍需进行肛温监测;④监测:持续动态心电监护、肛温监测、经皮动脉血氧饱和度($SpO_2$)监测、呼吸监测及每小时测血压,同时观察面色、反应、末梢循环情况,记录 24 h 出入量。

4. 早期康复干预　根据患儿情况早期制订康复计划及干预措施,向患儿家长耐心细致解答病情,指导家长参与协助治疗,嘱定期随访。

**【健康教育】**

1. 预防宣教　加强围生期保健,及时处理围生期异常情况,预防窒息及窒息并发症的发生,及时治疗新生儿先天性心脏病、呼吸系统疾病等,预防新生儿缺氧。

2. 康复指导　对可能留有后遗症的患儿要定期复查,恢复期做好居家照顾及长期追踪,嘱定期随访。对已留有后遗症者实施早期干预。

# 第三节　颅内出血患儿的护理

新生儿颅内出血是由缺氧或产伤引起的脑损伤,主要表现为神经系统的兴奋或抑制症状。早产儿发病率较高,病死率高,预后较差,常留有神经系统后遗症。

**【病因和发病机制】**

1. 缺氧　凡能引起缺氧的因素均可导致颅内出血。①缺氧和酸中毒直接损伤毛细血管内皮细胞,使毛细血管通透性增加或破裂出血;②缺氧和酸中毒使脑血管自主调节功能发生障碍,形成压力被动性脑血流,当血压升高过多时,可造成脑室周围毛细血管破裂出血;当血压下降时脑血流量减少,又引起缺血性损伤;③≤32 周的早产儿,在脑室周围的管膜下留有胚胎生发基质,该组织是一个未成熟的毛细血管网,对脑血流量的自主调节功能差,管壁薄,缺乏胶原组织支撑,对缺氧和酸中毒敏感,易发生破裂出血。

2. 产伤　如胎头过大、头盆不称、急产、高位产钳、负压吸引助产等,使胎儿头部压力过大、局部压力不均或头颅在短时间内变形过速导致大脑镰、小脑幕撕裂,引起蛛网膜下腔出血;脑表面静脉撕裂常伴蛛网膜下腔出血。

3. 其他　不适当地输入高渗液体、频繁吸引均可使血压急剧上升引起脑血流量变化而造成颅内出血;肝功能不成熟、凝血因子合成不足、出血性疾病也可引起颅内出血。

【临床表现】　颅内出血的症状和体征与颅内出血的部位及量有关,多于生后 1~2 d 内出现。一般先出现神经系统兴奋症状,而后转为抑制表现,严重者常于短期内死亡。

1. 意识形态改变　易激惹、过度兴奋或表情淡漠、嗜睡、昏迷等。

2. 颅内压增高表现　脑性尖叫、前囟隆起、惊厥等。

3. 肌张力改变　早期增高,以后减低。

4. 呼吸改变　增快、减慢、不规则或暂停等。

5. 眼部症状　凝视、斜视、眼震颤、眼球上转困难等。

6. 瞳孔　不对称、对光反应差。

7. 其他　黄疸、贫血。

【辅助检查】

1. 影像学检查　头颅 B 超、CT、MRI 等有助于诊断和判断预后。

2. 脑脊液检查　呈血性,病情严重者不宜进行腰椎穿刺,以免加重出血。

3. 血常规检查　红细胞数目、血红蛋白量降低。

【治疗要点】

1. 止血　使用维生素 $K_1$、酚磺乙胺(止血敏)、卡巴克络(安络血)和立止血等。

2. 镇静、止惊　首选苯巴比妥。

3. 降低颅内压　选用呋塞米,脑疝时可用小剂量 20% 甘露醇。

4. 脑代谢激活剂　出血停止后,给予胞磷胆碱、脑活素静脉滴注,促进脑细胞的修复和再生。

【护理评估】

1. 询问健康史　有无激惹、烦躁不安等兴奋表现及昏迷、肌张力低下等抑制表现,其出现的时间、特点等;有无胎位不正、头盆不称、使用产钳及吸引器等,有无脐绕颈、窒息及其救治过程;有无生后不适当地输入高渗液体;患儿哭声、排便情况等。

2. 护理体检　测量生命体征,观察患儿的意识状态,检查前囟、肌张力、原始反射、瞳孔大小,有无黄疸和贫血等。

3. 查阅资料　查阅头颅 B 超、CT、MRI 等检查结果,了解患儿病情。

4. 评估心理-社会状况　家长对新生儿颅内出血的了解程度,有无因担心患儿的生命安危及预后而担忧、焦虑。

【常见护理诊断/问题】

1. 潜在并发症　颅内压增高。

2. 低效性呼吸形态　与呼吸中枢受损有关。

3. 有窒息危险　与惊厥、昏迷有关。

4. 体温调节无效　与体温调节中枢受损有关。

5. 营养失调:低于机体需要量　与昏迷、反射减弱不能维持有效吸吮有关。

【护理措施】

1. 密切监测病情　监测生命体征,观察呼吸、意识形态、肌张力、眼部变化,仔细观察惊厥发生的时间、性质并记录。

2. 降低颅内压　绝对卧床,抬高头肩 15°~30°,保持安静,注意保暖,尽量避免对患儿移动和刺激,减少反复穿刺,防止加重颅内出血。

3. 吸氧　根据缺氧程度选择合适的用氧方式和氧浓度,维持血氧饱和度在 85%~95% 即可。

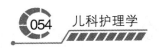

4.维持体温稳定　体温过高时给与物理降温,体温过低时可用远红外辐射床、暖箱或热水袋保暖。

5.心理护理　向患儿家长耐心细致解答病情,减轻紧张情绪;如有后遗症,鼓励坚持治疗及随访;早期制订康复训练计划,增强战胜疾病的信心。

【健康教育】

1.预防宣教　做好孕期保健工作,避免早产、难产,对早产、难产、手术产或有窒息的新生儿加强观察,肌内注射维生素 $K_1$ 3 d,避免医源性和药物引起的颅内出血。

2.康复指导　急性期患儿的体位、哺乳及各种护理动作要轻柔,恢复期坚持治疗和定期随访,尽早进行新生儿行为神经功能测定,密切观察有无后遗症,并采取相应干预措施。

# 第四节　肺透明膜病患儿的护理

新生儿肺透明膜病又称新生儿呼吸窘迫综合征,是由于缺乏肺泡表面活性物质( pulmonary surfactant,PS)所致,临床表现为出生后不久出现进行性加重的呼吸窘迫和呼吸衰竭。多见于早产儿。

【病因】　早产(胎龄<35 周)、糖尿病孕母(新生儿血中高浓度胰岛素会拮抗肾上腺皮质激素对PS 合成的促进作用)、围生期窒息、剖宫产(缺乏子宫收缩的刺激,肾上腺皮质激素分泌减少)、低体温、各种原因所致的胎儿血流量减少。

【发病机制】　PS 由肺泡Ⅱ型上皮细胞合成和分泌,主要成分为磷脂。其作用为降低肺泡表面张力,保持功能残气量,防止呼气末肺泡萎陷。PS 缺乏时,肺泡表面张力增高,肺顺应性降低。呼气时功能残气量明显降低,肺泡萎陷,导致肺不张,使气体交换面积减少,引起缺氧和 $CO_2$ 潴留;缺氧和酸中毒引起肺血管痉挛,阻力增加,导致在动脉导管、卵圆孔水平发生右向左分流,发绀加重,缺氧明显;毛细血管通透性增加,液体渗出,纤维蛋白沉着于肺泡表面,形成嗜伊红透明膜,使气体弥散障碍,形成恶性循环。

【临床表现】　出生时可以正常,也可无窒息表现。在生后 6 h 内出现呼吸困难,并且进行性加重。表现为发绀、呼吸急促不规则、呼气时呻吟、吸气性三凹征、鼻翼扇动、肌张力低下、呼吸暂停甚至出现呼吸衰竭。听诊两肺呼吸音降低,吸气时可闻及细湿啰音,心音减弱,胸骨左缘可闻及收缩期杂音。生后第 2~3 天症状明显,72 h 后明显好转。若出生 12 h 后出现呼吸困难,一般不考虑本病。

【辅助检查】

1.血气分析　氧分压( $PaO_2$ )下降,二氧化碳分压( $PaCO_2$ )升高,pH 值降低。

2.胸部 X 射线检查　早期两肺野普遍透明度降低,内有散在的细小颗粒和网状阴影。支气管呈树枝状充气,重者可整个肺野不充气呈"白肺",肺肝界和肺心界消失,应随访 X 射线的改变。

3.肺成熟度测定　分娩前测定羊水或患儿气管吸引物中卵磷脂(PL)和鞘磷脂(S)的比值,如果≥2.0 提示肺发育成熟,1.5~2.0 为可疑,<1.5 提示肺未发育成熟。

4.泡沫实验　抽取胃液 1 mL 加 95% 乙醇 1 mL,振荡 15 s 后静置 15 min,如果沿管壁有多层泡沫为阳性。阳性者可排除本病。

【治疗要点】

1.纠正缺氧　根据患儿缺氧情况给予头罩给氧、鼻塞持续气道正压(CPAP)吸氧、气管插管、机械通气。

2.PS 替代疗法　表面活性物质有 3 种:天然制剂、人工制剂、混合制剂。尽早(生后 24 h 内)应用。

3.其他治疗　纠正酸中毒;保暖;合理使用抗生素,预防肺部感染;提供所需营养和水分。

**【护理评估】**

1. 询问健康史　询问患儿呼吸困难出现的时间、表现形式、是否进行性加重,有无烦躁、发绀等;评估患儿出生的分娩方式、胎龄、母亲是否为剖宫产、有无糖尿病,患儿喂乳、睡眠、排便情况。

2. 护理体检　观察呼吸频率、节律,有无鼻翼扇动、三凹征、呼吸暂停等;有无面色发绀、胸廓下陷、肌张力降低;听诊肺部有无呼吸音减弱、湿啰音,心音是否低钝等。

3. 查阅资料　查阅胸部 X 射线、血气分析及肺成熟度等检查结果,了解患儿病情。

4. 评估心理-社会状况　家长对该病的认识情况及其心理状况,家长有无因疾病产生焦虑和恐惧。

**【常见护理诊断/问题】**

1. 自主呼吸受损　与 PS 缺乏导致的肺不张、呼吸困难有关。

2. 气体交换受损　与 PS 缺乏导致肺不张及肺透明膜形成有关。

3. 营养失调:低于机体需要量　与摄入量不足有关。

4. 有感染的危险　与机体免疫力低下、医源性操作有关。

**【护理措施】**

1. 保持呼吸道通畅　体位正确,保持头稍后仰,使气道伸直,及时清除口、鼻腔分泌物,分泌物黏稠时,可给予雾化吸入后吸痰。

2. 吸氧　根据血气分析选择用氧方式,使 $PaO_2$ 维持在 50～80 mmHg,$SaO_2$ 维持在 87%～95%。①吸氧:轻者可选用鼻导管、头罩或面罩用氧;②CPAP 供氧:使有自主呼吸的患儿在整个呼吸周期都能接受高于大气压的气体,以增加功能残气量,防止肺泡萎陷;③气管插管用氧:如用 CPAP 后病情仍无好转者,应协助气管插管行机械通气,采用间歇正压通气(IPPV)或呼气末正压呼吸(PEEP)。

3. 喂养　保证营养供给,提供足够的能量及水分,保证患儿营养摄入,不能吸吮、吞咽者可采用鼻饲法或静脉补充营养,准确记录 24 h 出入量。

4. 预防感染　在治疗过程中,尤其是使用气管插管、呼吸机等操作时,保持环境清洁,严格执行无菌操作,做好各项消毒隔离工作。

5. 用药护理　协助医生进行 PS 替代治疗,在彻底清除呼吸道分泌物后,将 PS 溶于生理盐水中,从气道滴入 PS 制剂。注药时应注意更换体位,依次使患儿取仰卧位、左侧卧位、右侧卧位、平卧位,注药后用复苏器加压给氧,使药物均匀弥散进入各个肺叶,用药后 4～6 h 内禁止气道内吸引,并密切观察疗效与不良反应。

**【健康教育】**　加强孕期保健,预防早产围生期窒息,以及尽早治疗孕妇糖尿病,严格掌握剖宫产指征;让家属了解治疗过程和进展,取得最佳配合,教会父母居家照顾的相关知识。

# 第五节　黄疸患儿的护理

**情境导入**

新生儿,女,生后第 3 天。足月、顺产,出生体重 3 320 g。母亲发现其面部皮肤发黄,来儿科门诊就诊。辅助检查:血清胆红素浓度 190 μmol/L,患儿胎粪已排出,吃奶及精神正常。

请思考:

(1)此新生儿可能为何种情况?

(2)如何进行健康教育缓解家长的紧张情绪?

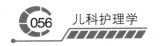 

新生儿黄疸是由于血清胆红素(大部分为未结合胆红素)浓度升高引起的皮肤、巩膜等黄染现象,又称新生儿高胆红素血症,是新生儿时期常见症状之一。

**【胆红素代谢特点】**

1. 胆红素生成过多　①胎儿期处于氧分压偏低的环境,所以生成的红细胞数较多。出生以后血氧分压升高,过多的红细胞大量破坏;②新生儿红细胞寿命比成人短,形成胆红素周期短;③其他来源的胆红素生成较多,如:来自肝脏等器官的血红素蛋白和骨髓中无效造血的胆红素前体较多。

2. 转运胆红素的能力不足　刚娩出生的新生儿常有不同程度的酸中毒,影响血清蛋白与胆红素的联结;早产儿白蛋白的数量较足月儿低,联结胆红素的量较少,运送胆红素的能力不足。

3. 肝功能不成熟　①新生儿肝细胞内摄取胆红素必需的 Y 蛋白、Z 蛋白含量低,摄取胆红素的能力差;②肝细胞内尿苷二磷酸葡萄糖醛酸基转移酶含量低,活性不足,形成结合胆红素的能力差;③肝细胞将结合胆红素排泄到肠道的能力暂时低下,容易导致胆汁淤积。

4. 肠肝循环增加　新生儿未建立正常肠道菌群,不能将肠道内的胆红素还原成胆素原排出体外,肠腔内 β-葡萄糖醛酸苷酶活性较高,能将结合胆红素水解成葡萄糖醛酸及未结合胆红素,后者又被肠壁吸收,经门静脉而达肝脏。

**【新生儿黄疸的分类】**

1. 生理性黄疸　与新生儿胆红素代谢特点有关,50%～60%的足月儿和80%的早产儿在生后可出现生理性黄疸。

2. 病理性黄疸　按是否因感染所致,分为感染性和非感染性两类。

(1)感染性　①新生儿肝炎,多由胎儿宫内病毒感染所致,常见乙型肝炎病毒、风疹病毒、单纯疱疹病毒等;②新生儿败血症、尿路感染、感染性肺炎等,因细菌毒素入侵,加速红细胞破坏,损伤肝细胞所致。除黄疸外,伴有全身中毒症状等表现。

(2)非感染性　①新生儿溶血症;②先天性胆道闭锁,肝内外胆管阻塞,使结合胆红素排泄障碍;③母乳性黄疸,母乳内 β-葡萄糖醛酸苷酶活性过高,使胆红素在肠道内重吸收增加引起黄疸;④其他,如红细胞6-磷酸葡萄糖脱氢酶(G6PD)缺陷、药物性黄疸等。

**【临床表现】**

1. 生理性黄疸　生后 2～3 d 出现,4～5 d 达高峰,足月儿 10～14 d 消退,早产儿可延长到 3～4 周。一般血清胆红素浓度足月儿<221 μmol/L,早产儿<257 μmol/L,每日血清胆红素升高 85 μmol/L。一般情况良好食欲正常,无其他临床症状。

2. 病理性黄疸　①出现早,生后 24 h 内出现黄疸;②程度重,足月儿血清总胆红素浓度≥221 μmol/L,早产儿≥257 μmol/L;③进展快,每日血清总胆红素升高≥85 μmol/L;④黄疸持续时间长,足月儿>2 周,早产儿>4 周;⑤血清结合胆红素≥34 μmol/L;⑥黄疸退而复现。一般情况差,伴随原发疾病表现。

(1)新生儿溶血症　以 ABO 血型系统不合最常见,多为母亲为 O 型,子女为 A 或 B 型,其次是 Rh 血型不合溶血。出生后 24 h 内出现黄疸并且进行性加重,可伴有贫血、肝脾大、水肿、心力衰竭等,严重者可导致胆红素脑病。

(2)新生儿肝炎　表现为拒奶、呕吐、粪便颜色浅、尿色深黄、肝大等。

(3)新生儿败血症　表现为发热或体温不升、不吃、不哭、不动、精神不好等。

(4)先天性胆道闭锁　多在生后 2 周开始出现黄疸,并呈进行性加重,粪便呈白陶土色,3 个月后可逐渐发展为肝硬化。

3. 母乳性黄疸　多于母乳喂养后 4～5 d 出现黄疸,2～3 周达高峰,1～4 个月逐渐消退,无引起黄疸的其他病因。一般情况良好,停喂母乳 2～4 d,黄疸明显减轻或消退,如停止母乳喂养后 3 d 黄疸下降即可确定诊断。

4. 并发症　当血清未结合胆红素浓度升高(≥342 μmol/L,即 20 mg/dL),可透过血-脑屏障与神经组织结合发生胆红素脑病(核黄疸)。临床表现包括警告期、痉挛期、恢复期、后遗症期(表4-2)。

表4-2　胆红素脑病典型表现

| 分期 | 表现 | 持续时间 |
| --- | --- | --- |
| 警告期 | 嗜睡、反应低下、肌张力降低、吸吮力弱 | 0.5~1.5 d |
| 痉挛期 | 肌张力增高、抽搐、呼吸不规则、发热 | 0.5~1.5 d |
| 恢复期 | 肌张力恢复、抽搐减少、体温正常 | 2 周 |
| 后遗症期 | 听力下降、眼球运动障碍、手足徐动、牙釉质发育不良、智力落后 | 终生 |

【辅助检查】　血清胆红素测定;血型、肝功能、血培养等。

【治疗原则】

1. 生理性黄疸　不需特殊治疗,尽早喂养,补充水分。

2. 病理性黄疸　①祛除病因;②降低血清胆红素:蓝光照射、输清蛋白或血浆、肝酶诱导剂(苯巴比妥)、尽早喂养建立肠道菌群、换血疗法等。

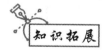

**"万婴之母"林巧稚**

林巧稚,医学家,中国妇产科学的主要开拓者之一,北京协和医院第一位中国籍妇产科主任及首届中国科学院唯一的女学部委员。林巧稚一生亲自接生了五万多名婴儿,被尊称为"万婴之母"。在研究胎儿宫内呼吸、女性盆腔疾病、妇科肿瘤、新生儿溶血症等方面做出了贡献,是中国现代妇产科学的奠基人之一。

1962 年,她为一名曾因新生儿溶血症失去 3 个孩子的孕妇接生,很不幸,孩子也患有同样的病症。在当时医学并不发达的年代,新生儿溶血症存活概率几乎为零。危难之时,林巧稚当机立断给孩子"换血",输进去的每一次血量都进行严格把控,最终成功挽救了这名婴儿,同时也开创了中国第一例换血成功的案例。这个由她首创的"换血疗法",在之后将无数新生儿从死亡线上拉了回来。

林巧稚曾说:"我这一生最喜爱的声音,就是婴儿的第一声啼哭。"我们要学习"万婴之母"医者仁心、专注奉献、关爱婴儿的职业素养。

【护理评估】

1. 询问健康史　皮肤、巩膜黄染出现的时间、部位、进展情况,有无发热、拒乳、呕吐、大便颜色变浅等症状;出生后喂养方式及胎便排出情况;有无使用维生素 $K_3$ 等药物;母婴血型、出生胎龄、分娩方式、母亲有无异常妊娠史等。

2. 护理体检　观察皮肤及巩膜的黄染程度,测量生命体征,检查有无贫血、水肿、肝脾大、感染病灶等,观察患儿精神状态、肌张力反应、吸吮力等。

3. 查阅资料　查阅血清胆红素、血常规、血型、肝功能、血培养等结果,了解患儿病情。

4. 评估心理-社会状况　家长对新生儿黄疸的了解程度及护理,有无因疾病产生恐惧、焦虑等。

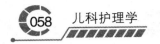

**【常见护理诊断/问题】**

1. 潜在并发症　胆红素脑病。

2. 知识缺乏　家长缺乏黄疸护理的有关知识。

**【护理措施】**

1. 一般护理　适当保暖,尽早哺乳,少量多次喂养,保证水分和液体的摄入,保持大便通畅。母乳喂养黄疸患儿可间断母乳喂养,逐步过渡到正常母乳喂养。

2. 降低血清胆红素　①遵医嘱给予清蛋白、肝酶诱导剂等。②实施光照疗法和换血疗法,并做好相应护理。③合理安排补液,做好病情监测。

3. 密切观察病情　注意观察皮肤、黏膜、巩膜的色泽,注意神经系统的表现,如患儿出现嗜睡、肌张力降低等胆红素脑病的早期表现,应立即通知医生,做好抢救准备;观察大小便次数、量及性质,如存在胎粪排出延迟,应给予灌肠处理,促进粪便及胆红素排出。

4. 心理护理　向家长说明患儿病情、治疗效果,耐心解答家长提出的问题,使家长进一步了解患儿出现黄疸的原因、病情和预后等,取得家长的配合。

**【健康教育】**　加强围生期保健,生后尽早开奶,预防早产、感染等,适当保暖,避免使用磺胺、维生素 $K_3$ 等药物,对曾因新生儿溶血病有过死胎、流产史的孕妇,应做好产前咨询;嘱忌食蚕豆及其制品,不穿有樟脑丸气味的衣服。

# 第六节　寒冷损伤综合征患儿的护理

新生儿寒冷损伤综合征简称新生儿冷伤,又称为新生儿硬肿症,是由寒冷、感染、窒息、早产等原因引起的新生儿低体温及皮肤和皮下组织变硬,兼有水肿,重者出现多器官功能损害。

**【病因】**　寒冷、感染、早产、窒息为主要病因。

新生儿体温调节功能不完善:①体温调节中枢发育不成熟;②体表面积相对较大,血流丰富,易于散热;③能量储备少,产热不足,尤以早产儿、低出生体重儿和小于胎龄儿最明显;④以棕色脂肪组织的化学产热方式为主,缺乏寒战反应等物理产热方式;⑤新生儿皮下脂肪组织中多为饱和脂肪酸,熔点高。当受寒或其他原因引起体温降低时,皮下脂肪易凝固。

**【发病机制】**　寒冷环境或保温不当可使新生儿散热增加,当产热低于散热时,体温随即下降,引起外周小血管收缩,皮肤血流量减少,出现肢端发冷和微循环障碍,导致皮肤毛细血管通透性增加,出现水肿。低体温和低环境温度导致缺氧、各种能量代谢紊乱和代谢性酸中毒,严重时可引起多器官功能损害。

**【临床表现】**　本病多发生在冬、春寒冷季节,以出生 3 d 内或早产新生儿多见。早期反应低下,表现为吸吮差或拒乳、哭声弱等,严重者不吃、不哭、不动、反应差、体温低。

1. 低体温　四肢或全身冰凉,体温低于正常。轻者腋窝下含有较多棕色脂肪,寒冷时可氧化产热,使局部温度升高,腋温-肛温差($T_{A-R}$)为正值;严重者肛温<30 ℃,腋温-肛温差为负值。因此腋温-肛温差值可作为判断棕色脂肪产热状态的指标。

2. 皮肤硬肿　皮肤呈暗红色,发硬、发凉,伴凹陷性水肿;皮肤紧贴皮下组织,不能移动,如橡皮样;硬肿发生的顺序:小腿→大腿外侧→整个下肢→臀部→面颊→上肢→躯干及全身;硬肿范围可按头颈部20%、双上肢18%、前胸及腹部14%、背部及腰骶部14%、臀部8%、双下肢26%计算。

3. 多器官功能损害　早期常有心音低钝、心率减慢、呼吸浅表、微循环障碍表现,严重时可出现休克、弥散性血管内凝血(DIC)、急性肾衰竭和肺出血等多器官功能损伤。

4. 病情分度　根据临床表现,病情可分为轻、中、重 3 度(表4-3)。

表4-3　新生儿寒冷损伤综合征的病情分度

| 分度 | 肛温/℃ | 腋温-肛温差/℃ | 硬肿范围/% | 全身情况及器官功能改变 |
|---|---|---|---|---|
| 轻度 | ≥35 | >0 | <20 | 无明显改变 |
| 中度 | 30～35 | ≥0 | 20～50 | 反应差、功能明显低下 |
| 重度 | <30 | <0 | >50 | 休克、DIC、肺出血、急性肾衰竭 |

【辅助检查】　根据临床表现及病情需要,检测血常规、尿常规、血气分析、血糖、凝血酶原时间、纤维蛋白原等,急性肾衰竭者,检测血尿素氮及肌酐。

【治疗要点】

1. 复温　是低体温患儿治疗的关键。复温原则是循序渐进、逐步复温。

2. 支持疗法　足够的热量有助于体温恢复,纠正酸中毒和微循环障碍,根据患儿情况选择经口喂养或静脉营养,有明显心、肾功能损害者,应注意控制输液量和速度。

3. 对症治疗　缺氧时吸氧,有感染者选用抗生素,纠正代谢紊乱,及时治疗休克、心力衰竭、肾功能衰竭和肺出血等。

【护理评估】

1. 询问健康史　患儿四肢冰凉、体温低等症状出现的时间,患儿的哭声、哺乳情况、反应、吸吮能力、尿量,患儿的出生史,出生后保暖、喂养情况;有无感染、窒息等。

2. 护理体检　同时测量腋温和肛温、呼吸、心率、血压、体重,观察吸吮、吞咽情况及对刺激的反应,观察皮肤颜色、皮肤硬肿情况,触摸硬肿部位,了解硬肿范围,听诊心音、心率及肺部呼吸音,触肝、脾大小等。

3. 查阅资料　查阅血常规、动脉血气分析、血清电解质、血糖、尿素氮等检查结果,了解病情,查阅用药及用药注意事项等资料。

4. 评估心理-社会状况　家长对本病预防及护理的了解情况,有无因喂养、保暖不当致使孩子发病而愧疚,是否因患儿的病情感到焦虑、恐惧等。

【常见护理诊断/问题】

1. 体温过低　与新生儿体温调节功能低下、寒冷、保暖不当、感染等有关。

2. 皮肤完整性受损　与皮肤硬肿、水肿有关。

3. 有感染的危险　与免疫、皮肤黏膜屏障功能低下有关。

4. 营养失调:低于机体需要量　与吸吮无力、热量摄入不足有关。

5. 潜在并发症　DIC、休克、肺出血等。

【护理措施】

1. 复温　是本病治疗的关键,首选暖箱复温。

(1)肛温>30 ℃,腋温-肛温差为正值的轻中度患儿,将患儿置于预热至30 ℃的暖箱中,每小时测肛温1次,一般在6～12 h内恢复正常体温。

(2)肛温<30 ℃,腋温-肛温差为负值的重度患儿,先将患儿置于比其体温高1～2 ℃的暖箱中,每小时测肛温、腋温1次,每小时提高箱温0.5～1.0 ℃,最高箱温不超过34 ℃,在12～24 h内恢复正常体温。体温恢复正常后,将箱温调至适中温度。无条件者可用热水袋、电热毯、母亲怀抱等取暖等方式复温,但要防止烫伤。

2. 保持皮肤完整性,预防感染　做好保护性隔离,加强皮肤护理;经常更换体位,防止体位性水肿和坠积性肺炎;尽量减少肌内注射,防止皮肤破损引起感染;做好口腔护理,保持口腔清洁。

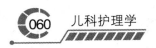

3.合理喂养　细心喂养,根据患儿的吸吮、吞咽能力选择合适的喂养方法,轻者能吸吮者可经口喂养,吸吮无力者用滴管、鼻饲或静脉营养,以保证能量供给。

4.保证液体供给　严格控制补液速度、补液量,每小时记录输入量及速度,根据病情加以调节,以防止输液速度过快引起心力衰竭。

5.观察病情　监测体温、呼吸、脉搏、血压、硬肿范围、皮肤颜色、尿量、有无出血症状等,若出现皮肤瘀斑、呕血、黑便及血尿,提示 DIC;若突然面色发绀、呼吸增快、肺部湿啰音增多,考虑肺出血;如出现血压下降、四肢冰凉、心率增快、脉搏细速、心音低钝等,可能并发休克,应立即通知医生,准备抢救物品及药品,协助救治。

【健康教育】　加强孕期保健,预防早产、窒息,注意新生儿保暖,预防感染等;介绍疾病的相关知识,指导患儿家长加强护理,鼓励母乳喂养,保证足够的热量,保持适宜的环境温度和湿度。

# 第七节　感染性疾病患儿的护理

## 一、新生儿脐炎

脐炎是指断脐残端被细菌入侵、繁殖所引起的急性炎症。

【病因】　断脐后消毒不严、生后脐部护理不当最常见,脐血管置保留导管亦可引起。

【临床表现】

1.轻度　脐根与脐周皮肤轻度发红,可伴有少量脓液,体温及食欲正常。

2.重度　脐部和脐周明显红肿、发硬,脓性分泌物增多,并有臭味。可向周围皮肤或组织扩散,引起腹壁蜂窝织炎、腹膜炎、败血症、皮肤坏疽等,可伴发热、食乳差、烦躁不安、精神差等。

【辅助检查】　可有白细胞计数增高。

【治疗要点】　轻者局部消毒即可;重者选择合适抗生素,对症治疗等。

【护理评估】

1.询问健康史　脐部发红、发硬、有渗出物等症状出现的时间、性质,有无断脐时消毒不严或生后脐部护理不当,患儿反应、喂养、清洁情况等。

2.护理体检　测量生命体征,观察脐部皮肤情况,有无红肿、渗液等。

3.查阅资料　查阅血常规结果,了解患儿病情。

4.评估心理-社会状况　家长对病情的病因及护理的认识程度。

【常见护理诊断/问题】

1.皮肤完整性受损　与脐炎感染性病灶有关。

2.潜在并发症　败血症、腹膜炎等。

【护理措施】

1.脐部护理　观察脐部有无潮湿、渗液或脓性分泌物,如有应及时治疗;彻底清除感染灶,轻者局部用3%过氧化氢或碘伏从脐根部由内向外环形清洗消毒,有慢性肉芽肿者,可用硝酸银棒或硝酸银溶液涂擦。重者遵医嘱使用抗生素治疗。进行脐部护理时,应先洗手,并注意腹部保暖。

2.观察病情　若患儿出现少吃、少哭、少动、发热或体温不升、体重不增、精神差,应警惕败血症的发生。

【健康教育】　向家长宣教疾病的相关知识,指导家长掌握脐炎预防及护理方法。洗澡时不要洗湿脐部,洗完用无菌干棉签蘸干脐窝,并用75%乙醇消毒,保持局部干燥。

## 二、新生儿败血症

**情境导入**

患儿,男,生后第6天。近2 d食奶量明显减少、少哭、精神差、皮肤黄染加重。入院查体:体温38.1 ℃,脐部有脓性分泌物,全身皮肤黄染。初步诊断为新生儿败血症。今早患儿突然出现呕吐、尖叫、惊厥、前囟饱满。家长十分焦虑、紧张。

**请思考:**

(1)此患儿可能为何种情况?

(2)新生儿败血症的常见致病菌及感染途径有哪些?

(3)如何为患儿进行正确护理?

(4)面对家长的焦虑与恐惧,作为护士我们应如何宣教?

新生儿败血症是指病原体入侵血液循环并生长繁殖,产生毒素而造成的全身感染。发病率及死亡率高。

**【病因和发病机制】**

**1. 自身因素**　新生儿免疫系统功能不完善,屏障功能差,血中补体少,白细胞在应激状态下杀菌能力下降,T细胞对特异抗原反应差,细菌一旦侵入易导致全身感染。

**2. 病原菌**　常见的病原体为细菌,也可为真菌、病毒或原虫等。我国以葡萄球菌最常见,其次为大肠埃希菌。近年来随着新生儿重症监护中心的发展,极低出生体重儿存活率的提高,静脉留置针、气管插管技术的广泛应用,表皮葡萄球菌、克雷伯杆菌、铜绿假单胞菌等条件致病菌败血症增多。

**3. 感染途径**　新生儿败血症可发生在产前、产时和产后,其中以产后感染最常见。①产前感染:与孕妇有明显的感染有关,孕妇败血症或菌血症时,细菌可通过胎血循环感染胎儿,尤其是羊膜腔感染可直接感染胎儿;②产时感染:胎膜早破、产程延长、产程中消毒不严等使胎儿通过产道时被感染;③产后感染:细菌从脐部、皮肤、黏膜、呼吸道或消化道等入侵,以脐部最常见。

**【临床表现】**　本病临床表现无特征性。出生后7 d内出现症状者称为早发型败血症,病原菌以大肠埃希菌为主;7 d以后出现者称为迟发型败血症,以葡萄球菌、机会致病菌为主。早期表现为精神不振、食欲不佳、哭声弱、反应低下、体温异常等,转而发展为精神萎靡、嗜睡、不吃、不哭、不动、体温不升、体重不增、面色不好,常伴有黄疸、皮肤出血点、肝脾大等。少数严重者很快发展为循环衰竭、呼吸衰竭、DIC、中毒性肠麻痹和胆红素脑病,常并发化脓性脑膜炎、肺炎、骨髓炎等,以化脓性脑膜炎最常见。

**【辅助检查】**

**1. 血常规检查**　白细胞计数升高或降低,中性粒细胞比率升高。

**2. 血培养**　在抗生素使用之前,严格消毒后抽血进行血培养,可呈阳性,为确诊依据。

**3. 急相蛋白检测**　C反应蛋白和触珠蛋白检测,急性感染早期升高。

**【治疗要点】**

**1. 控制感染**　早期、联合、足量、足疗程、静脉应用有效抗生素,病原菌明确者可按药物敏感试验结果选择药物;病原菌尚未明确前首选针对革兰氏阳性菌和革兰氏阴性菌的两种抗生素联合使用,一般疗程为10～14 d,合并并发症时治疗3周以上。

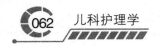
2. 对症支持治疗　保暖、供氧、供给足够的能量和液体、纠正酸中毒及电解质紊乱;及时清除感染病灶,如脐炎、脓疱疮、口炎等;必要时多次少量输入新鲜全血或血浆、免疫球蛋白,增强免疫功能。

**【护理评估】**

1. 询问健康史　患儿少哭、少吃、少动、体温不升或发热等表现出现的时间及特点,有无皮肤黄染,母亲孕期有无羊膜腔穿刺、胎儿宫内窘迫,有无感染,生产时有无胎膜早破、产程延长等,生后有无脐部、皮肤、黏膜、呼吸道等感染。患儿喂乳、排便情况等。

2. 护理体检　测量生命体征、体重,观察精神状态、面色、意识状态、对刺激的反应,检查皮肤黏膜有无感染性病灶、黄疸及出血斑点等,脐部有无红肿、脓性渗出物,有无心音低钝、肺部湿啰音、肝大、腹胀、肠鸣音减弱等。

3. 查阅资料　查阅血常规及血培养等检查结果,了解病情。查阅用药资料了解所用药物的不良反应及注意事项等。

4. 评估心理-社会状况　家长对新生儿败血症的病因、治疗、护理和预后的了解程度,家长有无因败血症患儿病情重、变化快、预后不确定而焦虑,恐惧。

**【常见护理诊断/问题】**

1. 体温调节无效　与严重感染导致的体温调节功能低下有关。

2. 皮肤完整性受损　与脐炎、脓疱疮等感染性病灶有关。

3. 营养失调:低于机体需要量　与吸吮无力、拒乳等摄入量不足有关。

4. 潜在并发症　化脓性脑膜炎、肺炎、感染性休克等。

**【护理措施】**

1. 维持体温稳定　室内温度维持在 22～24 ℃,相对湿度在 55%～65%,当体温低或体温不升时,及时予以保暖措施;当体温过高时,可通过松解包被、多喂开水,必要时温水擦浴降温。

2. 及时清除局部感染病灶　对脐炎、脓疱疮、皮肤破损等及时清理,促进局部早日愈合,防止感染继续蔓延扩散。如脐炎者,可用 3% 过氧化氢清洗脐部,涂 2% 碘伏,直至愈合;皮肤小脓疱可用 75% 乙醇消毒后刺破脓疱,清除脓液,涂 1% 甲紫或抗生素软膏,促进愈合。

3. 保证营养供给　除经口喂养外,结合病情考虑静脉内营养。

4. 用药护理　保证抗菌药物有效进入体内,注意药物毒副作用。

5. 观察病情　加强巡视,密切观察生命体征、哭声、面色、喂乳、反应情况等,若患儿出现面色青灰、呕吐、脑性尖叫、前囟饱满、两眼凝视,提示有化脓性脑膜炎的可能;如患儿皮肤发花、有出血点,四肢厥冷、脉搏细弱等,应警惕感染性休克或 DIC,立即联系医生,积极协助治疗。

6. 心理护理　耐心解答家长提出的有关病情和愈后的问题,安慰家长,减轻其焦虑、紧张等不良情绪。

**【健康教育】**

1. 预防宣教　加强孕期保健,预防产前感染;严格无菌操作,及时处理胎膜早破、宫内窘迫等异常情况,预防产时感染;新生儿出生以后,应实施保护性隔离,保持皮肤、口腔清洁卫生,保持脐部清洁干燥;提倡母乳喂养,增强新生儿的抵抗力。

2. 康复指导　向家长解释使用抗生素治疗需较长疗程;患儿喂养、沐浴、脐部护理等方法,保持皮肤和口腔的清洁卫生。

# 第八节　低血糖患儿的护理

新生儿低血糖是指在不考虑出生体重、胎龄、生后日龄的前提下,全血血糖<2.2 mmol/L(40 mg/dL)。是新生儿时期极为常见的糖代谢紊乱。

【病因和发病机制】

1.暂时性低血糖　持续时间短,不超过新生儿期。①葡萄糖储存不足:早产儿、小于胎龄儿多见,主要与肝糖原、脂肪、蛋白储存不足和糖异生功能低下有关;②葡萄糖消耗增加:寒冷损伤、先天性心脏病、围生期窒息、败血症等,由于能量摄入不足,代谢率高,而糖的需要量增加,糖异生作用低下所致;③葡萄糖摄入不足:喂养不当、哺乳困难等;④孕妇有糖尿病:生后母亲血糖供给突然中断。

2.持续性低血糖　持续至婴儿或幼儿期。高胰岛素血症(胰岛素细胞增生症、胰岛细胞瘤等)、内分泌缺陷(先天性垂体功能不全、生长激素缺乏等)、遗传代谢性疾病(糖原贮积症)等。

【临床表现】　多数无症状或无特异性症状,少数表现为反应差、哭声异常、肌张力低、喂养困难、嗜睡、激惹、颤抖,甚至出现惊厥、呼吸暂停、意识障碍等非特异性症状。经补充葡萄糖后,症状消失,血糖恢复正常,为症状性低血糖;如反复发作,需考虑糖原贮积症、先天性垂体功能不全等疾病。

【辅助检查】

1.血糖测定　高危儿应在生后4 h内反复检测血糖,以后每隔4 h复查,直至血糖浓度稳定。

2.激素测定　对持续顽固性低血糖者进一步做血胰岛素、胰高血糖素、生长激素、促甲状腺激素(TSH)及皮质醇等检查,以明确是否患有先天性内分泌疾病或代谢性缺陷病。

【治疗要点】　无症状者可口服葡萄糖,若无效改为静脉注射葡萄糖。对有症状者,应静脉滴注葡萄糖;对持续或反复低血糖者,除静脉滴注葡萄糖外,结合病情可给予氢化可的松静脉滴注,胰高血糖素肌内注射或强的松口服。

【护理评估】

1.询问健康史　患儿出生以后,有无哭声异常、反应差、喂养困难、惊厥、易激惹等表现;出生时胎龄、体重等;生后保暖、喂养情况,有无窒息、低体温、感染等病史;母亲妊娠期有无糖尿病,家族有无糖原贮积症等遗传病史。

2.护理体检　测生命体征,观察患儿精神状态、食奶状况、面色、哭声,有无阵发性呼吸困难、发绀,肌张力情况等。

3.查阅资料　查阅血糖等检查结果,了解患儿病情。

4.评估心理-社会状况　家长对新生儿低血糖危害的了解程度及护理能力,有无焦虑、恐惧心理。

【常见护理诊断/问题】

1.营养失调:低于机体需要量　与摄入不足、消耗增加有关。

2.潜在并发症　呼吸暂停、惊厥等。

【护理措施】

1.喂养　生后能进食者尽早喂养,根据病情给予10%葡萄糖或吸吮母乳;不能经胃肠道喂养者,可静脉滴注10%葡萄糖;早产儿或窒息儿,应尽快建立静脉通路,保证葡萄糖输入。

2.用药护理　静脉输注葡萄糖时,严格控制输入量及速度,用输液泵控制并每小时监测记录血糖一次。

3.病情监测　观察病情变化,注意有无颤抖、肌张力低下、呼吸暂停等,有呼吸暂停者可立即进

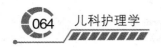

行刺激皮肤、弹足底、吸氧等处理。

4.心理护理　耐心向家长解释患儿的病情、病因及预后,减轻家长心理压力。

**【健康教育】**

1.预防宣教　加强围生期保健,避免早产、窒息等;生后半小时尽早母乳喂养或补充葡萄糖,保暖,对孕妇有糖尿病的高危儿,应早期监测血糖;对可能发生低血糖者,从生后 1 h 开始喂 10% 葡萄糖,5～10 mL/次,每小时一次。

2.康复指导　向患儿家长介绍监测血糖浓度的重要性及方法,低血糖症状、处理要点等。对血糖浓度过低且持续时间过长患儿要严密观察,早期发现智力低下、脑瘫、癫痫等,并进行治疗训练。

# 第九节　低血钙患儿的护理

新生儿低血钙是指血清总钙<1.75 mmol/L(7 mg/dL)或游离钙<0.9 mmol/L(3.5 mg/dL),是引起新生儿惊厥的常见原因之一。

**【病因和发病机制】**　本病病因主要与暂时的生理性甲状旁腺功能低下有关,是由于妊娠晚期孕母血中甲状旁腺素水平高,使胎儿及新生儿甲状旁腺功能暂时受到抑制所致。早期低血钙于生后 3 d 内发生,多见于早产儿,小于胎龄儿,孕母患糖尿病、妊娠高血压,有窒息、感染、产伤、难产者,也易发生。晚期低血钙于出生 3 d 后发病,多见于牛奶喂养的足月儿。低血钙持续时间长或反复发生可见于孕母甲状旁腺功能亢进、新生儿先天性甲状旁腺功能不全等。

**【临床表现】**　主要表现为神经、肌肉兴奋性增高,如烦躁不安、肌肉抽动及震颤,可有惊厥、惊跳及手足搐搦,喉痉挛较少见;惊厥发作时常伴有呼吸暂停与发绀,发作间歇期一般情况良好。

**【辅助检查】**　血清总钙<1.75 mmol/L(7 mg/dL),游离钙<0.9 mmol/L(3.5 mg/dL),血清磷>2.6 mmol/L。心电图 Q-T 间期延长(早产儿>0.2 s,足月儿>0.19 s)。

**【治疗要点】**　祛除病因,如调解乳中的钙磷比例、补充维生素 D 等;惊厥发作时,立即静脉补充 10% 葡萄糖酸钙 2 mL/kg,用 5% 或 10% 葡萄糖注射液稀释至 1 倍后缓慢静脉滴注,惊厥停止后可口服补充钙剂。

**【护理评估】**

1.询问健康史　患儿肌肉震颤、抽动、惊厥出现的时间及表现,有无呼吸暂停及发绀等,患儿是否早产,有无窒息、感染病史,母亲有无糖尿病、妊娠高血压等,出生后喂养方式、哺乳情况、排便情况等。

2.护理体检　测量呼吸、心率,观察肢体有无惊厥、抽动,以及呼吸情况、皮肤颜色、四肢肌张力等。

3.查阅资料　查阅血清钙、血清磷、心电图等检查结果,了解患儿病情。

4.评估心理-社会状况　家长对新生儿低血钙的了解程度及护理能力,有无焦虑、恐惧心理。

**【常见护理诊断/问题】**

1.有窒息的危险　与惊厥、喉痉挛发作有关。

2.知识缺乏(家长)　缺乏本病的相关知识。

**【护理措施】**

1.补充钙剂,控制惊厥　①遵医嘱缓慢静脉补充钙剂,并给予心电监护,避免血钙浓度过高引起心动过缓,甚至心脏停搏,使用钙剂时如心率<80 次/min,应立即停用。确保输液通畅,避免药液外渗而造成局部组织坏死,一旦发生应立即停止注射,用 25%～50% 硫酸镁局部湿敷;②口服补钙时,应在两次喂奶之间用药,禁忌与牛奶同服,以免影响钙的吸收。

2.病情监测　严密观察患儿呼吸、面色、惊厥情况,惊厥发作时松开衣领,头偏向一侧,及时清除呼吸道分泌物,遵医嘱吸氧,备好吸引器、气管插管、气管切开等急救物品,一旦发生喉痉挛,立即协助医生进行抢救。

**【健康教育】**

1.预防宣教　做好孕期保健,遵医嘱及时补充维生素 D、钙剂,多晒太阳,预防新生儿窒息、产伤、感染、早产等,生后尽早母乳喂养,人工喂养儿要及时补充钙剂及维生素 D。

2.康复指导　向家长解释病因及预后,惊厥发作时的急救处理,定期健康检查等。

## 思考题

### A1 型题

1.新生儿缺氧缺血性脑病的病因主要是　　　　　　　　　　　　　　　　　　　　（　　）

　　A.围生期窒息　　　　　　　B.肺炎　　　　　　　　　　C.先天性心脏病

　　D.败血症　　　　　　　　　E.呼吸暂停

2.颅内出血的新生儿宜采用的体位是　　　　　　　　　　　　　　　　　　　　（　　）

　　A.去枕平卧位　　　　　　　B.头高侧卧位　　　　　　　C.俯卧位

　　D.头低卧位　　　　　　　　E.双凹卧位

3.下列哪项与新生儿肺透明膜病关系最不密切　　　　　　　　　　　　　　　　（　　）

　　A.早产儿　　　　　　　　　　　　　　　　B.肺泡缺乏表面活性物质

　　C.足月小样儿　　　　　　　　　　　　　　D.糖尿病母亲婴儿

　　E.选择性剖宫产儿

4.新生儿败血症最常见的病原菌是　　　　　　　　　　　　　　　　　　　　　（　　）

　　A.葡萄球菌　　　　　　　　B.大肠埃希菌　　　　　　　C.B 组链球菌

　　D.克雷伯杆菌　　　　　　　E.铜绿假单胞菌

5.早产儿易发生寒冷损伤综合征主要是体内缺乏　　　　　　　　　　　　　　　（　　）

　　A.清蛋白　　　　　　　　　B.胆固醇　　　　　　　　　C.棕色脂肪

　　D.葡萄糖　　　　　　　　　E.不饱和脂肪酸

### A2 型题

6.足月新生儿,2 d,嗜睡、反应迟钝、肌张力降低,肢体自发动作减少,偶发惊厥。前囟张力稍高,拥抱、吸吮反射减弱,瞳孔缩小、对光应迟钝。在护理评估时应重点询问　　　　　（　　）

　　A.妊娠史　　　　　　　　　B.出生史　　　　　　　　　C.感染史

　　D.家族史　　　　　　　　　E.预防接种史

7.新生儿,3 d,诊断为颅内出血。今出现脉搏减慢,呼吸节律不规则,瞳孔不等大等圆、对光反射减弱。考虑患儿出现了　　　　　　　　　　　　　　　　　　　　　　　　　　（　　）

　　A.心力衰竭　　　　　　　　B.中毒性脑病　　　　　　　C.呼吸衰竭

　　D.脑疝　　　　　　　　　　E.酸中毒

8.新生儿,出生后 4 h 出现呼吸急促、面色青灰、四肢伸直,X 射线检查两肺呈白色。该患儿最可能是　　　　　　　　　　　　　　　　　　　　　　　　　　　　　　　　　　　（　　）

　　A.新生儿低血糖　　　　　　B.新生儿颅内出血　　　　　C.新生儿败血症

　　D.新生儿肺透明膜病　　　　E.新生儿缺氧缺血性脑病

9.一黄疸新生儿,采用蓝光治疗,患儿体温升至 39 ℃。应采取的措施是　　　　　（　　）

A. 暂停蓝光治疗　　　　　B. 箱温调至 30 ℃　　　　　C. 除去护眼罩

D. 喂服凉开水　　　　　　E. 箱内加凉水降温

10. 新生儿,6 d,因败血症入院。患儿病程中出现面色发灰、哭声低弱、尖叫、呕吐频繁。查体见前囟膨隆、颅缝增宽。最可能并发　　　　　　　　　　　　　　　　　　　　　(　　)

A. 感染性休克　　　　　　B. 中毒性肠麻痹　　　　　　C. 化脓性脑膜炎

D. 急性坏死性肠炎　　　　E. 颅内出血

11. 早产儿,生后 3 d,患儿反应差、拒乳、哭声弱,体温 33 ℃,尿量减少,下半身及面部皮肤发硬。此时首要的处理是　　　　　　　　　　　　　　　　　　　　　　　　　　　　(　　)

A. 控制感染　　　　　　　B. 静脉营养　　　　　　　　C. 积极复温

D. 快速扩容　　　　　　　E. 快速利尿

12. 某新生儿确诊为低钙血症,医嘱:静脉注射 10% 葡萄糖酸钙。护士要注意观察的是　(　　)

A. 防止心动过缓,保持心率>80 次/min

B. 防止心动过缓,保持心率>90 次/min

C. 防止心动过缓,保持心率>100 次/min

D. 防止心动过速,保持心率<80 次/min

E. 防止心动过速,保持心率<100 次/min

**A3/A4 型题**

13. 患儿,女,出生 2 d。足月出生,1 d 来嗜睡,活动少,偶见肢体颤动,刺激反应迟钝,四肢肌张力降低,前囟张力稍高,拥抱、吸吮反射减弱。

(1)在护理评估时应重点询问的是　　　　　　　　　　　　　　　　　　　　　　　(　　)

A. 母亲妊娠史　　　　　　B. 患儿出生史　　　　　　　C. 生后喂养史

D. 家族疾病史　　　　　　E. 预防接种史

(2)若患儿为产钳助产出生,现又出现惊厥,并反复出现呼吸暂停,前囟张力明显增高,拥抱、吸吮反射消失,双侧瞳孔等大、对光反射迟钝,心率减慢。此时应将患儿放置的体位是　(　　)

A. 半卧位　　　　　　　　B. 平卧位　　　　　　　　　C. 中凹位

D. 头肩抬高侧卧位　　　　E. 头低足高位

(3)为控制患儿惊厥,首选的药物是　　　　　　　　　　　　　　　　　　　　　　(　　)

A. 地西泮　　　　　　　　B. 苯巴比妥　　　　　　　　C. 水合氯醛

D. 氯丙嗪　　　　　　　　E. 异丙嗪

14. 新生儿,女,出生第 5 天,因"全身冰冷,拒奶 24 h"入院。查体:体温 35 ℃,反应差,皮肤呈暗红色,心音低钝,双小腿如硬橡皮样,脐带已脱落。

(1)可能的诊断是　　　　　　　　　　　　　　　　　　　　　　　　　　　　　　(　　)

A. 新生儿水肿　　　　　　B. 新生儿红斑　　　　　　　C. 新生儿寒冷损伤综合征

D. 新生儿败血症　　　　　E. 新生儿皮下坏疽

(2)应首先采取的护理措施是　　　　　　　　　　　　　　　　　　　　　　　　　(　　)

A. 指导母乳喂养　　　　　B. 复温　　　　　　　　　　C. 加强脐部护理

D. 给氧气吸入　　　　　　E. 遵医嘱用抗生素

15. 新生儿,男,生后 3 d。皮肤、巩膜出现黄染,精神、食欲尚好,大便黄色糊状,查血清胆红素浓度 128 μmol/L,血常规无异常,儿童血型为 O 型,其母为 B 型。

(1)该男婴最可能是　　　　　　　　　　　　　　　　　　　　　　　　　　　　　(　　)

A. 溶血性黄疸　　　　　　B. 阻塞性黄疸　　　　　　　C. 先天性黄疸

D. 肝细胞性黄疸　　　　E. 生理性黄疸

（2）此时最佳的处理措施是　　　　　　　　　　　　　（　　）

　　A. 给予肝酶诱导剂　　　B. 立即蓝光照射　　　C. 观察黄疸变化

　　D. 给保肝药物　　　　　E. 输清蛋白

（魏艳艳）

参考答案

知识归纳

1. 掌握:营养障碍性疾病的临床表现、护理诊断及护理措施。

2. 熟悉:营养障碍性疾病的病因、辅助检查及治疗要点。

3. 了解:营养不良的病理生理、维生素 D 缺乏性疾病的发病机制。

4. 能够对营养障碍性疾病患儿进行护理评估、拟定护理计划及开展健康教育;充分认识营养障碍性疾病对儿童健康影响,能为家庭、社区提供健康服务指导。

## 第一节　维生素 D 缺乏性佝偻病患儿的护理

**情境导入**

　　患儿,7 个月,冬季出生,人工喂养,未添加转换期食物。近 1 个月来,患儿易烦躁、夜惊、汗多。经医生检查,初步诊断为"维生素 D 缺乏性佝偻病"。

**请思考:**

(1)患儿出现上述症状的原因有哪些?

(2)如何对患儿的身体状况进行评估?

(3)护理人员应对患儿家长进行哪些健康指导?

　　维生素 D 缺乏性佝偻病是由于维生素 D 缺乏导致钙、磷代谢失常,造成以骨骼改变为特征的一种慢性营养缺乏性疾病,是我国重点防治的"四病"之一。多见于 2 岁以下的婴幼儿,我国北方地区发病多于南方。

　　**1. 维生素 D 的来源**　①内源性:人体皮肤内的 7-脱氢胆固醇经日光紫外线的照射转化为胆骨化醇(维生素 $D_3$),是维生素 D 的主要来源;②外源性:维生素 $D_3$ 可通过摄取鱼肝油、蛋黄、肝脏等动物性食物摄取,麦角固醇(维生素 $D_2$)可通过植物油、酵母、木耳等植物性食物获取;③母体-胎儿的转运:胎儿可通过胎盘从母体获取维生素 D,早期新生儿体内维生素 D 的含量与孕母的营养状况及儿童的胎龄有关。

　　**2. 维生素 D 的转化**　维生素 D 是一组具有生物活性的脂溶性类固醇衍生物。但维生素 $D_3$ 和维生素 $D_2$ 均无生物活性,需经肝、肾两次羟化转化成具有很强生物活性的 1,25-二羟胆骨化醇 $[1,25-(OH)_2D_3]$。

3. 维生素 D 的生理功能　①促进肠道对钙、磷的吸收;②促进肾小管对钙、磷的重吸收;③促进骨骼的生长。

【病因】

1. 维生素 D 贮存不足　母亲妊娠晚期维生素 D 缺乏以及早产、双胎等可使婴儿体内先天贮存不足。

2. 日光照射不足　为主要原因。婴幼儿长期户外活动少,居住在高层建筑群区内、空气污染严重、隔着玻璃晒太阳等影响紫外线透过,以及北方地区冬季日照时间短、紫外线较弱,均可使内源性维生素 D 生成不足。

3. 摄入不足　食物中(包括乳类)含维生素 D 少,即使母乳喂养,若未及时添加维生素 D,仍易患佝偻病。

4. 需要量增加　早产儿、双胎或多胎儿体内先天贮存不足,且生后生长发育速度较快,维生素 D 需要量多。

5. 疾病和药物影响　胃肠、肝胆疾病均可影响维生素 D 的吸收;肝、肾疾病可使维生素 D 的羟化障碍;长期服用苯巴比妥等抗惊厥药物可加速维生素 D 分解;糖皮质激素可对抗维生素 D 对钙的转运作用。

【发病机制】　维生素 D 缺乏,肠道吸收钙、磷减少,血钙、血磷水平下降。血钙降低刺激甲状旁腺分泌甲状旁腺激素(PTH)增加,促使旧骨溶解、脱钙,使血钙维持正常或稍低。而甲状旁腺激素抑制肾小管对磷的重吸收,尿磷排出增加,血磷进一步降低,导致钙磷乘积降低(正常>40)。骨样组织钙化受阻,成骨细胞代偿性增生,碱性磷酸酶增多,局部骨样组织堆积。另外骨质脱钙致骨质疏松,骨质承重后易变形,形成一系列骨骼改变(图 5-1)。

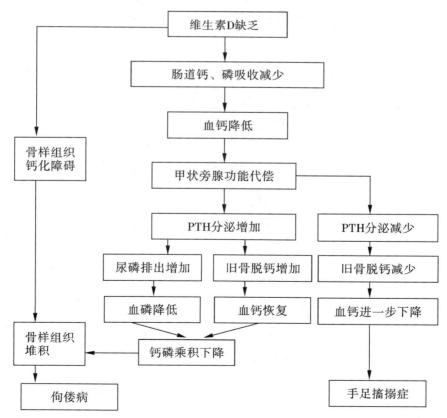

图 5-1　维生素 D 缺乏性佝偻病和手足搐搦症的发病机制

【临床表现】 多见于 3 个月～2 岁儿童,主要表现为非特异性神经精神症状、骨骼改变、运动功能发育迟缓,临床上分为初期(活动早期)、激期(活动期)、恢复期和后遗症期。

1. 初期(活动早期) 多见于 3～6 个月(特别是 3 个月)以内的婴儿,主要表现为非特异性的神经精神症状,如易激惹、烦躁不安、夜惊、夜啼,常伴与季节、室温无关的多汗等。头部因多汗刺激,常使婴儿摇头擦枕,出现枕秃(图 5-2)。

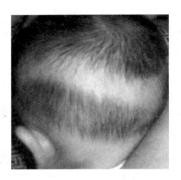

图 5-2 枕秃

2. 激期(活动期) 除上述症状更明显外,主要表现为骨骼改变、运动功能及神经精神发育迟缓。

(1)骨骼改变 具体表现如下。

1)头部:颅骨软化多见于 3～6 个月的患儿,即检查者固定头部,用手指稍用力按压顶骨后部或枕骨中央,可有按压乒乓球的感觉,称为"乒乓球头";方颅多见于 7～8 个月的患儿,即两侧额骨和顶骨骨膜下骨样组织增生堆积,呈对称性隆起,外观近似"方形",故称方颅(图 5-3);前囟过大或闭合延迟;出牙延迟等。

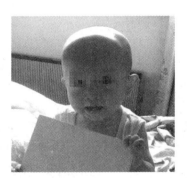

图 5-3 方颅

2)胸部:胸廓畸形多见于 1 岁左右的患儿。肋骨与肋软骨交界区骨样组织增生,呈钝圆形隆起,上下排列如串珠状,称为肋骨串珠(图 5-4),亦称佝偻病串珠,以第 7～10 肋最明显;因肋骨软化,膈肌附着处的肋骨反复受膈肌牵拉内陷,形成一条横沟,称肋膈沟(图 5-5),亦称郝氏沟;第 7、8、9 肋骨与胸骨相连处软化内陷,致胸骨前突,形成鸡胸(图 5-6);如胸骨剑突向内凹陷,可形成漏斗胸(图 5-7)。

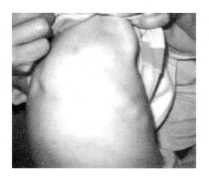

图 5-4 肋骨串珠

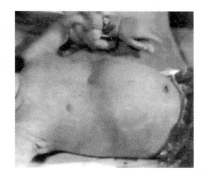

图 5-5 肋膈沟

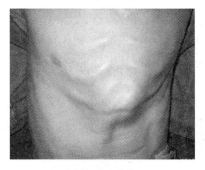

图 5-6 鸡胸

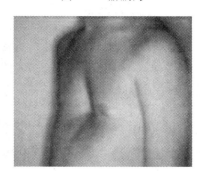

图 5-7 漏斗胸

3)四肢:6 个月以上患儿,腕部、踝部由于骨样组织增生呈钝圆形环状隆起,形似"手镯"(图 5-8)、"脚镯"(图 5-9);患儿开始行走后,由于下肢骨骼骨质软化,因负重可出现下肢弯曲,形成"X"形腿(图 5-10)或"O"形腿(图 5-11)畸形。

4)脊柱、骨盆:长期久坐可引起脊柱侧弯或后凸畸形,严重者可出现扁平骨盆。

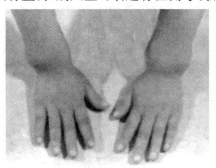

图 5-8 "手镯"

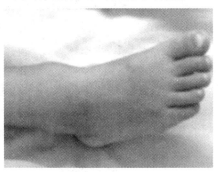

图 5-9 "脚镯"

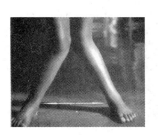

图 5-10 "X"形腿

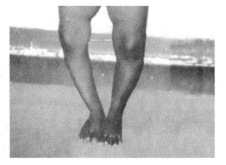

图 5-11 "O"形腿

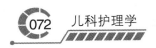

(2)运动功能发育迟缓　血磷降低致肌肉能量产生障碍,而出现肌张力低下、韧带松弛,表现为患儿坐、立、行等运动功能发育落后;腹肌张力下降,腹部膨隆形成蛙状腹。

(3)神经精神发育迟缓　重症患儿可出现条件反射形成缓慢,表情淡漠,语言发育落后。免疫功能低下,易并发感染。

3.恢复期　经治疗后,患儿非特异性神经精神症状和体征逐渐减轻或消失。血钙、血磷逐渐恢复正常。

4.后遗症期　多见于2岁以上患儿,仅遗留不同程度骨骼畸形。

【辅助检查】

1.血清25-(OH)D_3测定　在早期即明显降低,是最可靠的诊断依据。

2.血生化检查　初期血钙正常或稍低,血磷降低,碱性磷酸酶正常或增高;激期血钙降低,血磷明显降低,钙磷乘积小于30,碱性磷酸酶增高。

3.骨骼X射线检查　初期正常或钙化带稍模糊;激期长骨干骺端钙化带消失,呈毛刷样或杯口样改变,骨骺软骨带增宽明显(>2 mm),骨质密度减低,可出现骨干弯曲或青枝骨折。

【治疗要点】　治疗目的在于控制病情活动,防止骨骼畸形。

1.补充维生素D　以口服维生素D为主,每日50~100 μg(2 000~4 000 IU),持续1个月后改为10~20 μg(400~800 IU)/d。口服困难或病情严重者,可肌内注射维生素D 3.75~7.50 mg(15万~30万IU)/次,1个月后改为10~20 μg(400~800 IU)/d。

2.补充钙剂　在低钙血症、严重佝偻病及营养不良时适当补充钙剂。同时膳食中保证足够的乳量,及时添加含钙、磷、维生素D、蛋白质及微量元素丰富的转换期食物,坚持户外活动。

3.矫正畸形　骨骼畸形者可给予主动或被动运动矫正,严重畸形者可采取外科手术矫正。

【护理评估】

1.健康史　询问患儿母亲妊娠后期是否经常到室外晒太阳,有无补充维生素D制剂;患儿是否为早产儿、双胎或多胎;患儿的生活环境,是否经常到户外活动;采用何种喂养方法,是否及时添加富含维生素D、钙剂等转换期食物;有无胃肠道、胆道疾病,有无肝、肾疾病,有无抗惊厥药、糖皮质激素用药史。询问患儿烦躁不安、夜惊、夜啼、多汗等出现的时间;患儿坐、爬、站、行走等大动作发育情况。

2.护理体检　观察患儿精神状态,测量体重、身高(长)、头围、胸围、前囟大小,检查乳牙数目,观察有无枕秃、方颅、颅骨软化;检查有无肋骨串珠、肋膈沟、鸡胸或漏斗胸、"手镯"、"脚镯"及"X"形腿、"O"形腿、脊柱侧弯或后凸等骨骼畸形。检查有无肌张力降低,有无蛙状腹,神经反射是否迟钝。

3.查阅资料　查阅25-(OH)D_3、血钙、血磷、碱性磷酸酶测定及骨骼X射线检查结果,了解患儿病情严重程度。

4.心理-社会状况评估　家长对科学喂养、坚持户外活动预防佝偻病的认知程度;家长有无担心患儿骨骼畸形而焦虑不安;年长儿有无因骨骼畸形产生自卑等心理问题。

【常见护理诊断/问题】

1.营养失调:低于机体需要量　与日光照射不足、维生素D摄入不足等有关。

2.有感染的危险　与机体免疫功能低下有关。

3.潜在并发症　骨骼畸形、维生素D中毒等。

4.知识缺乏　家长缺乏佝偻病的预防及护理知识。

【护理措施】

1.增加体内维生素D的含量

(1)饮食调整　提倡母乳喂养,给予富含维生素D、钙、磷、蛋白质的食物,如蛋黄、肝脏、海鱼、瘦肉、植物油、木耳、蘑菇等。

（2）户外活动 循序渐进，逐步增加接受阳光照射的皮肤面积，如面部、手臂、腿、臀部等，并逐步延长晒太阳的时间。平均户外活动时间 1 ~ 2 h/d，夏季应尽量暴露皮肤，在阴凉处活动，避免阳光直射。冬季可在户外阳光下活动，避免隔着玻璃晒太阳。

（3）遵医嘱给予维生素 D 制剂 严格遵照医嘱，避免短期、大剂量补充维生素 D，以免发生中毒。口服维生素 D 制剂时，将制剂滴于舌面上或饼干上服下，以保证用量，避免滴入乳汁、果汁中混合服用。肌内注射维生素 D 时，宜选用粗大的针头，深部肌内注射，重复注射时应更换注射部位，有利于药物的吸收。

2. 预防感染 保持室内空气清新，温、湿度适宜。尽量避免带患儿去公共场所，预防交叉感染和呼吸道感染。对于多汗的患儿，应及时更换汗湿的衣服、被褥，保持皮肤清洁。

3. 密切观察病情 观察治疗后患儿烦躁、夜啼、多汗等非特异性神经精神症状有无好转。患儿衣服宜柔软、宽松，避免久坐、久站、久走，以免发生骨骼畸形；护理动作应轻柔，避免过度牵拉或重压，以免发生骨折或关节脱位。对已有骨骼畸形患儿可采取主动或被动运动加以矫正，如俯卧位抬头、展胸运动可矫正胸部畸形；下肢畸形可采取肌肉按摩，以增加肌张力，如按摩小腿外侧肌群以矫正"O"形腿，按摩小腿内侧肌群以矫正"X"形腿。应用维生素 D 制剂治疗期间如出现恶心、厌食、倦怠、低热、顽固性便秘、体重下降等中毒表现，应立即停用维生素 D，并立即通知医生。

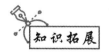

**维生素 D 中毒**

一般维生素 D 的治疗量为每日 50 ~ 100 μg(2 000 ~ 4 000 IU)，连用数周或数月后可发生中毒表现，即恶心、厌食、倦怠、低热、顽固性便秘、体重下降等，严重者可出现肾钙化，甚至肾功能不全。一旦确诊应立即停用维生素 D 和钙剂，一般于停药后可自愈。严重者可用泼尼松、氢氧化铝或依地酸二钠减少钙的吸收。

**【健康教育】**

（1）给患儿父母讲述佝偻病的病因、预防及护理方法，喂服维生素 D 的注意事项及主动运动和被动运动的方法。

（2）婴儿期提倡母乳喂养，及时添加富含维生素 D、钙、磷、蛋白质的转换期食物。

（3）多晒太阳是预防佝偻病的简便而有效措施，指导家长对儿童正确进行日光浴。

（4）新生儿生后第 2 周开始给予维生素 D 10 ~ 20 μg(400 ~ 800 IU)/d；早产儿、低出生体重儿、双胎儿生后即应给予维生素 D 20 ~ 25 μg(800 ~ 1 000 IU)/d，3 个月后改为维生素 D 10 ~ 20 μg(400 ~ 800 IU)/d，均补至 2 岁。

# 第二节 维生素 D 缺乏性手足搐搦症患儿的护理

维生素 D 缺乏性手足搐搦症，又称佝偻病性低钙惊厥，由于维生素 D 缺乏引起血钙降低，导致神经肌肉兴奋性增高，临床表现为惊厥、手足搐搦和喉痉挛。多见于 6 个月以内的小婴儿。

**【病因和诱发因素】** 本病的根本原因是维生素 D 缺乏，直接原因是血清离子钙下降。血清钙正常浓度为 2.25 ~ 2.75 mmol/L(9 ~ 11 mg/dL)，依靠维生素 D、甲状旁腺激素和降钙素的调节维持基本稳定。当维生素 D 缺乏时,血清钙下降而甲状旁腺不能代偿性分泌增加,血钙继续降低,当总血钙低于 $1.75 \sim 1.88$ mmol/L($7.0 \sim 7.5$ mg/dL),或血清离子钙低于 $1.0$ mmol/L($4.0$ mg/dL)时,可引起神经肌肉兴奋性增高的症状。

常见的诱发因素有:①春季接受日光照射增加或开始用大量维生素 D 治疗时,未及时补充钙剂,肠道吸收钙相对不足,而骨骼加速钙化致血钙降低;②合并发热、感染、饥饿时,组织细胞分解释放磷,使血磷增加,血钙下降;③应用碱性食物或药物时,血清离子钙降低;④长期腹泻或有梗阻性黄疸时,钙的吸收减少。

**【临床表现】**

1.**典型发作**　当血清钙低于 $1.75$ mmol/L 时,可出现惊厥、手足搐搦、喉痉挛。

(1)惊厥　最常见,多见于婴儿。一般无发热,突然出现两眼上翻,面肌、四肢抽动,神志不清,持续时间数秒至数分钟,每日发作 1 次或数次。发作停止后,意识恢复,精神萎靡而入睡,醒后活泼如常。

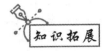

**婴儿痉挛症**

婴儿痉挛症是婴儿时期发作的一种癫痫综合征,是婴儿时期所有的癫痫综合征当中比较严重的一种。多发生于 2 个月~1 岁的儿童,其病因主要有脑缺氧缺血、脑发育不全、宫内感染、脑畸形和先天代谢障碍等;典型的临床表现为鞠躬样痉挛、点头样痉挛、闪电样痉挛等;其脑电图显示特殊的高峰节律紊乱改变。随着患儿发作次数增多,对脑细胞损伤会越来越重,因此一旦确诊,需要给患儿联合使用多种抗癫痫药物。

(2)手足抽搐　为本病特征性表现,多见于较大婴幼儿。发作时手足痉挛呈弓状,双手腕关节屈曲,手指伸直,拇指内收掌心,呈"助产士手";足部踝关节伸直,足趾同时向下弯曲,呈"芭蕾舞足"(图 5-12),发作时意识清醒。

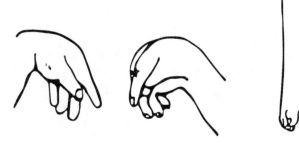

图 5-12　手足搐搦

(3)喉痉挛　为最严重表现,多见于婴儿,表现为进行性加重的吸气性呼吸困难、吸气性喉鸣,严重者可发生窒息,甚至死亡。

2.**隐性体征**　当血清钙在 $1.75 \sim 1.88$ mmol/L 时,没有典型症状,刺激相应神经时可出现以下体征。

(1)面神经征　以手指尖或叩诊锤叩击患儿颧弓与口角间的面颊部(第 7 脑神经孔处),出现同侧眼睑和口角抽动为阳性,新生儿期可呈假阳性。

（2）陶瑟征　以血压计袖带包裹上臂,使血压维持在收缩压与舒张压之间,5 min 之内出现手痉挛者为阳性。

（3）腓反射　以叩诊锤叩击膝下外侧腓骨小头处,引起足向外侧收缩者为阳性。

【辅助检查】　血清总钙低于1.75～1.88 mmol/L,或血清离子钙低于1.0 mmol/L。血磷正常或升高,尿钙阴性。

【治疗要点】

1. 控制惊厥或喉痉挛　首选地西泮,每次0.1～0.3 mg/kg,肌内注射或缓慢静脉注射;也可用10% 水合氯醛灌肠。

2. 钙剂治疗　给予10% 葡萄糖酸钙注射液5～10 mL 加入10% 葡萄糖注射液10～20 mL 中缓慢静脉注射(10 min 以上)或静脉滴注。惊厥反复发作时,可每日注射2～3 次,惊厥停止后改为口服补钙。

3. 维生素 D 治疗　急性症状控制后,按维生素 D 缺乏性佝偻病补充维生素 D,以促进钙、磷代谢恢复正常。

【护理评估】

1. 健康史　了解患儿有无烦躁、易激惹、夜惊、多汗等佝偻病的神经精神症状;惊厥、手足搐搦发作的时间、次数、具体表现和意识状态,有无呼吸困难、吸气性喉鸣等。近期是否大量补充维生素 D 制剂;有无发热、感染、饥饿;有无慢性腹泻或肝胆疾病;有无服用碱性药物或食物。

2. 护理体检　发作期,观察惊厥发作的形式,有无意识丧失、面色发绀、呼吸困难等。缓解期,观察患儿精神状态,检查有无面神经征、陶瑟征及腓反射等;检查有无枕秃、颅骨软化、方颅、肋骨串珠、肋膈沟、"手镯"、"足镯"等;检查囟门大小及乳牙萌出情况等。

3. 查阅资料　查阅血清钙等检查结果及既往健康状况,以正确判断病情。

4. 心理-社会状况　评估患儿父母有无因患儿惊厥、手足搐搦、喉痉挛发作而恐惧;患儿父母是否了解诱发低钙惊厥的原因、预防及预后;是否掌握惊厥发作的急救处理方法等。

【常见护理诊断/问题】

1. 有窒息的危险　与惊厥、喉痉挛发作有关。

2. 有受伤的危险　与惊厥、手足搐搦发作有关。

3. 营养失调:低于机体需要量　与日光照射不足、摄入不足等致维生素 D 缺乏有关。

4. 知识缺乏　家长缺乏本病的预防及护理知识。

【护理措施】

1. 防止窒息　惊厥发作时,保持安静,就地抢救。①立即将患儿平卧,解开衣领扣,头稍后仰,头偏向一侧;②清除口、鼻腔分泌物,保持呼吸道通畅;③遵医嘱给予止惊剂、钙剂,无医疗条件时可按压人中穴;④密切观察呼吸、神志、面色,缺氧严重者给予吸氧;⑤备好吸痰器、人工呼吸器、气管插管等物品;⑥必要时协助医生行气管插管或气管切开。

2. 防止受伤　①将压舌板置于上下牙齿之间,防止舌咬伤。若患儿牙关紧闭,避免强行撬开牙齿;②在患儿手心、腋下放置纱布,以防皮肤擦伤;③惊厥发作时,避免过度按压或牵拉患儿肢体,以免骨折或脱臼;④专人看护,在床栏杆处放置棉垫,以防碰伤。

3. 补充维生素 D　具体见维生素 D 缺乏性佝偻病。

【健康教育】　加强维生素 D 缺乏性手足搐搦症患儿的日常护理,预防感染、发热等;在大量补充维生素 D、春季接受日光照射、感染、发热、服用碱性药物或食物等时,及时补充钙剂。教会家长惊厥及喉痉挛发作的急救方法,如使患儿平卧,解开衣领扣,头稍后仰,偏向一侧,清除口、鼻腔分泌物等。

# 第三节　蛋白质-能量营养不良患儿的护理

**情境导入**

　　男婴,9个月,人工喂养,至今未添加辅食,体重5.5 kg。近期家长发现患儿面色苍白、食欲差,有时烦躁不安,特带患儿到医院门诊就诊。经医生问诊、体格检查之后,初步诊断为蛋白质-能量营养不良,母亲急切问道:"我的儿子病情严重吗? 为什么会得这种病?"

**请思考:**

(1)假如你是当班护士,你该如何回答该母亲的问题?

(2)对患儿应采取哪些护理措施?

　　蛋白质-能量营养不良是由于缺乏能量和(或)蛋白质所致的一种营养缺乏症。临床特征为体重不增或下降、皮下脂肪减少或消失和皮下水肿,常伴有各器官系统的功能紊乱。多见于3岁以下的儿童。

**【病因】**

　　1.摄入不足　喂养不当是导致蛋白质-能量营养不良的主要原因,如母乳不足而未及时添加其他乳品,人工喂养儿奶粉配制过浓或过稀,未及时进行食物转换而突然断奶,长期以淀粉类食品喂养等。年长儿多因偏食、挑食、吃零食过多等不良的饮食习惯引起。

　　2.消化吸收障碍　迁延性腹泻、慢性腹泻、过敏性肠炎、肠吸收不良综合征等慢性疾病及唇裂、腭裂、先天性幽门狭窄等先天畸形,均可影响食物的消化和吸收。

　　3.需要量增加　早产、多胎、生长发育快速以及急慢性传染病恢复期,均可因需要量增多而致蛋白质-能量营养不良。

　　4.消耗或丢失过多　发热性疾病、甲状腺功能亢进、恶性肿瘤等均可使营养素消耗增多,糖尿病、大量蛋白尿等均可使营养素的丢失过多而导致蛋白质-能量营养不良。

**【病理生理】**

　　1.新陈代谢异常　①蛋白质摄入不足和消耗增加,导致血清总蛋白和清蛋白下降,进而出现低蛋白性水肿;②脂肪供给不足和大量消耗,致血清胆固醇下降。体内脂肪消耗过多,超过肝脏的代谢能力,导致肝脏脂肪变性及浸润;③糖原不足或消耗过多可致低血糖;④细胞外液呈低渗性状态,易发生低渗性脱水、低钾、低钙和低镁血症;⑤热能不足,体温调节能力降低,体温偏低。

　　2.各系统功能低下　①消化液及消化酶分泌减少,胃肠蠕动减弱,易致腹泻;②心肌收缩力减弱,心搏出量减少,血压偏低;③肾小管重吸收功能低下,尿量增多,出现低比重尿;④神经系统调节功能失常,可出现精神萎靡、烦躁不安与抑制交替出现,条件反射不易建立;⑤免疫功能低下,易并发各种感染。

**【临床表现】**

　　1.主要症状　最初的表现是体重不增,继而体重下降,皮下脂肪减少甚至消失,主要表现为消瘦。皮下脂肪减少的顺序首先是腹部,其次为躯干、臀部、四肢,最后为面颊,严重者皮肤松弛如老人状,甚至呈"皮包骨"。身高(长)低于正常,运动功能发育迟缓,精神萎靡、反应低下、烦躁与抑制交替,体温偏低,脉搏细速,血压下降,严重者出现水、电解质代谢紊乱,甚至出现各系统功能低下。

　　2.分度　婴幼儿蛋白质-能量营养不良依据其体重、腹部皮褶厚度等分为轻度(Ⅰ度)、中度(Ⅱ

度)和重度(Ⅲ度),见表5-1。

表 5-1　婴幼儿蛋白质-能量营养不良临床分度

| 项目 | 轻度(Ⅰ度) | 中度(Ⅱ度) | 重度(Ⅲ度) |
|---|---|---|---|
| 体重低于正常均值 | 15%~25% | 25%~40% | >40% |
| 腹壁皮褶厚度 | 0.4~0.8 cm | <0.4 cm | 消失 |
| 身高(长) | 正常 | 低于正常 | 明显低于正常 |
| 消瘦 | 不明显 | 明显 | 皮包骨样 |
| 皮肤颜色及弹性 | 正常或稍苍白 | 苍白、弹性差 | 弹性消失 |
| 肌张力 | 正常 | 明显降低、肌肉松弛 | 低下、肌肉萎缩 |
| 精神状态 | 正常 | 烦躁不安 | 萎靡、烦躁与抑制交替 |

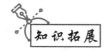

**蛋白质-能量营养不良的分型和分度**

5岁以下儿童蛋白质-能量营养不良的分型和分度:①体重低下型。体重低于同年龄、同性别参考人群值的均值减2SD,低于均值减2~3SD为中度,低于均值减3SD为重度。主要反映急性或慢性蛋白质-能量营养不良。②生长迟缓型。身高(长)低于同年龄、同性别参考人群值的均值减2SD,低于均值减2~3SD为中度,低于均值减3SD为重度。主要反映长期蛋白质-能量营养不良。③消瘦型。体重低于同性别、同身高(长)参考人群值的均值减2个标准差(SD),低于均值减2~3SD为中度,低于均值减3SD为重度。主要反映近期蛋白质-能量营养不良。

3.并发症

(1)贫血　以营养性缺铁性贫血最常见。

(2)维生素和微量元素缺乏　最常见维生素A缺乏和锌缺乏。

(3)感染　因免疫功能低下,易患皮肤、黏膜感染,呼吸道、消化道感染等。

(4)自发性低血糖　是蛋白质-能量营养不良患儿最严重的并发症。可在深夜或清晨突然发生,表现为面色灰白、神志不清、脉搏减慢、呼吸暂停、体温不升等,若不及时抢救,可危及生命。

【辅助检查】　血清蛋白降低是最突出的表现,特别是代谢周期较短的血浆蛋白具有早期诊断价值。胰岛素样生长因子1(IGF-1)水平下降是早期诊断的灵敏、可靠指标。

【治疗要点】　祛除病因,调整饮食,增进食欲和促进消化吸收,严重蛋白质-能量营养不良患儿积极预防和处理并发症。

【护理评估】

1.健康史　患儿的食欲、体重变化情况。婴儿的喂养方法及其具体情况、是否及时进行食物转换,年长儿有无挑食、偏食等不良的饮食习惯;是否双胎、早产,有无消化道疾病、急性传染病等疾病史等。

2.护理体检　测量心率、呼吸、血压、体温、体重、身高(长)、腹部皮褶厚度等,观察精神状态、皮肤颜色,检查皮肤弹性、肌张力等。

3.查阅资料　查阅血清蛋白、胰岛素样生长因子1等检查结果,了解患儿病情。

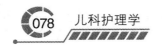

4. 心理-社会状况　评估家长对蛋白质-能量营养不良的认知程度,有无因喂养不当导致患儿发病而愧疚;有无缺乏蛋白质-能量营养不良相关知识而耽误治疗;有无因担心患儿病情和预后而焦虑不安。

**【常见护理诊断/问题】**

1. 营养失调:低于机体需要量　与喂养不当、消化吸收不良等致能量和(或)蛋白质缺乏有关。

2. 有感染的危险　与机体免疫功能低下有关。

3. 生长发育迟缓　与营养素缺乏,不能满足生长发育需要有关。

4. 潜在并发症　维生素 A 缺乏、自发性低血糖。

5. 知识缺乏　家长缺乏喂养知识及护理知识等。

**【护理措施】**

1. 调整饮食　根据患儿蛋白质-能量营养不良的程度、消化能力以及对事物的耐受程度给予营养丰富、易消化的食物,一般遵循由少到多、由稀到稠、循序渐进、逐渐添加的原则。

(1)能量调整　轻度蛋白质-能量营养不良,在维持原膳食不变的基础上,能量供给从 251 ~ 335 kJ(60 ~ 80 kcal)/(kg·d)开始,逐渐增加至 585 kJ(140 kcal)/(kg·d),待体重恢复正常后,供给正常需要量。中、重度蛋白质-能量营养不良能量从 188 ~ 230 kJ(45 ~ 55 kcal)/(kg·d)开始,根据儿童消化能力逐渐增加到 502 ~ 711 kJ(120 ~ 170 kcal)/(kg·d),待体重恢复,供给正常需要量。蛋白质摄入量从 1.5 ~ 2.0 g/(kg·d)开始,逐步增加至 3.0 ~ 4.5 g/(kg·d)。避免过早摄入高蛋白饮食导致腹胀。

(2)食物种类选择　母乳喂养儿继续进行母乳喂养,人工喂养儿可先给予稀释牛奶或脱脂奶,少量多次,待消化功能恢复后,再添加合适的辅食。除乳制品外,根据患儿月龄和消化吸收能力适当给予蛋类、鱼类、肝泥、肉末等动物性食物。

(3)促进消化,改善食欲　遵医嘱给予各种消化酶(如胃蛋白酶、胰酶等)、B 族维生素以促进消化。给予苯丙酸诺龙促进机体蛋白质合成、增加食欲;对食欲极差者,遵医嘱给予胰岛素,注射前口服葡萄糖,防止低血糖。

2. 预防感染　保证室内空气清新,温、湿度适宜,根据天气变化及时增减衣服,尽量少到人多的地方去。保持口腔、皮肤清洁,对重度蛋白质-能量营养不良患儿,在骨骼隆起部位垫海绵或气圈,定期翻身,以防止压疮。

3. 促进生长发育　提供舒适环境,合理安排生活,进行适当户外活动和体格锻炼,及时纠正先天畸形等。

4. 病情监测　定期测量体重、身高(长)及腹部皮褶厚度。对病情较重者,严密监测并发症,如在深夜或清晨出现自发性低血糖表现时,应立即遵医嘱静脉注射 25% ~ 50% 葡萄糖注射液。若患儿出现眼干燥症,遵医嘱补充维生素 A,并用生理盐水湿润角膜和涂抗生素眼膏。

**【健康教育】**　向患儿家长介绍科学育儿知识和相关疾病知识;提倡母乳喂养,及时进行食物转换;纠正儿童不良饮食卫生习惯;制订合理的作息制度,保证充足睡眠;按时进行预防接种,预防急性传染性疾病;及时矫正先天畸形;做好生长发育监测。

# 第四节　单纯性肥胖患儿的护理

单纯性肥胖是由于长期能量摄入超过人体的消耗,致使体内脂肪过度积聚,体重超过同年龄、同身高(长)儿童正常标准的 20%。肥胖不仅影响儿童的健康,而且还增加成年人患高血压、冠心病、糖尿病等疾病的风险,对本病的防治应引起家庭和社会的高度重视。

【病因】

1. 能量摄入过多  是肥胖症的主要原因。长期过多摄入高脂肪、高碳水化合物等食物,超过机体代谢需要,多余的能量转化为脂肪,引起肥胖。

2. 活动量过少  活动过少或缺乏适当的体育锻炼是肥胖的另一重要原因。

3. 遗传因素  目前认为肥胖与多基因遗传有关,父母肥胖,其子女肥胖发生率可高达70%~80%;父母之一肥胖,其子女肥胖发生率为40%~50%;父母正常者,其子女肥胖发生率仅为10%~14%。

4. 其他疾病  进食过快、精神创伤、心理异常亦可致儿童过量进食。

【分度】  当体重超过同性别、同身高(长)儿童正常标准的10%~19%者为超重,超过20%者即可诊断为肥胖。超过20%~29%者为轻度肥胖;超过30%~49%者为中度肥胖;超过50%者为重度肥胖。

【临床表现】  可发生于任何年龄,但以婴儿期、5~6岁时和青春期最为常见。患儿食欲旺盛且喜甜食和含脂高的食物。活动时易疲乏,出现气促或下肢酸痛。少数严重肥胖者可因脂肪过度堆积限制胸廓和膈肌运动,出现缺氧、气促、红细胞增多,继而发生肥胖-换氧不良综合征,严重时心脏扩大、心力衰竭,甚至死亡。

体征:患儿皮下脂肪丰满,分布均匀,以腹部、肩部、面颊部、乳房等处最为明显;严重者可在胸腹、臀部、大腿皮肤出现皮纹;少数严重患儿可见扁平足及膝外翻;男孩阴茎隐藏于阴阜脂肪垫中,显得过于短小。

【辅助检查】  血清甘油三脂、胆固醇、极低密度脂蛋白增高;血胰岛素、雌激素水平增高。B超检查可见脂肪肝。

【治疗要点】  控制饮食,加强锻炼,消除心理障碍,配合药物治疗。其中饮食疗法和运动疗法是最主要的措施。

【护理评估】

1. 健康史  询问有无家族史,了解婴幼儿的喂养方式、年长儿的饮食习惯;了解患儿是否喜欢运动,运动方式和时间;了解患儿是否有精神创伤情况;了解患儿体重增长情况;活动后有无疲乏、气促、胸闷等症状。

2. 护理体检  测量生命体征、体重、身高(长)、腹围、腹部皮下脂肪厚度;观察体态、皮下脂肪分布及丰满程度、乳房有无增大或硬结;心肺听诊、肝脾触诊有无异常;有无扁平足、膝外翻及短小阴茎等。

3. 查阅资料  查阅血清甘油三脂、胆固醇、极低密度脂蛋白、胰岛素、雌激素水平检测结果及B超检查结果,了解患儿病情。

4. 心理-社会状况  评估家长是否认识到肥胖病对儿童健康的危害,以及由此导致的焦虑心态;评估患儿有无因怕别人讥笑而不愿与其他儿童交往,有无出现自卑、胆怯、孤独等心理反应;评估家长有无过分干预患儿饮食而致患儿紧张、焦虑,或家长不重视对患儿的饮食控制而耽误治疗等。

【常见护理诊断/问题】

1. 营养失调:高于机体需要量  与摄入高能量食物过多和(或)运动过少有关。

2. 自我形象紊乱  与肥胖引起自身形体改变认知不当有关。

3. 社交障碍  与肥胖引起的心理障碍有关。

4. 知识缺乏  患儿及家长缺乏合理营养及适当活动等知识。

【护理措施】

1. 控制饮食  在满足儿童基本营养和生长发育的前提下,每日摄入的能量应低于机体能量消

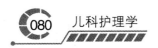

耗。给予低糖、低脂、优质蛋白质饮食,可进食能量低、饱腹感明显的蔬菜、水果,如萝卜、青菜、黄瓜、莴苣、番茄、苹果、柑橘等。培养少食多餐、细嚼慢咽、不吃零食、不喝饮料等良好饮食习惯。

2.加强运动　制订科学的运动计划,鼓励患儿选择有效且易于坚持的运动项目,如慢跑、散步、游泳、做操、打乒乓球、打羽毛球等,每天至少运动 30 min,活动量以运动后不感到疲劳为度,循序渐进,逐渐增加运动量。

3.心理护理　鼓励患儿参与正常的社交活动,消除因肥胖带来的自卑心理;引导患儿参与制订饮食、运动计划,促进身心健康发展。

【健康指导】　向家长讲述科学喂养知识,让患儿及家长充分认识肥胖的原因以及肥胖的危害,使患儿及家长认识到控制饮食、加强运动对控制体重的重要性。定期健康检查,实施生长发育监测,及早发现生长偏离,早期干预,以促进患儿身心健康发展。

## 思考题

### A1 型题

1. 蛋白质-能量营养不良最常见的原因是　　　　　　　　　　　　　　　　　（　）
   A. 需要量增加　　　　　　　B. 消耗过多　　　　　　　C. 喂养不当
   D. 消化道畸形　　　　　　　E. 疾病影响

2. 蛋白质-能量营养不良患儿最早的表现是　　　　　　　　　　　　　　　　（　）
   A. 皮下脂肪减少　　　　　　B. 体重不增　　　　　　　C. 精神不振
   D. 血清蛋白下降　　　　　　E. 低血糖昏迷

3. 苯丙酸诺龙治疗蛋白质-能量营养不良的主要药理作用是　　　　　　　　　（　）
   A. 促进消化　　　　　　　　B. 促进机体蛋白质合成　　C. 降低血糖,增加饥饿感
   D. 改善味觉　　　　　　　　E. 清除肠道寄生虫

4. 足月新生儿生后第 2 周,为预防维生素 D 缺乏性佝偻病的发生,应建议每日口服维生素 D 的剂量是　　　　　　　　　　　　　　　　　　　　　　　　　　　　　　　　　（　）
   A. 200～400 IU　　　　　　B. 400～800 IU　　　　　　C. 800～1 000 IU
   D. 1 000～1 500 IU　　　　E. 1 500～2 000 IU

5. 导致维生素 D 缺乏性佝偻病最主要的原因是　　　　　　　　　　　　　　　（　）
   A. 摄入量不足　　　　　　　B. 需要量增加　　　　　　C. 日光照射不足
   D. 疾病影响　　　　　　　　E. 先天储存不足

6. 佝偻病患儿初期的临床表现是　　　　　　　　　　　　　　　　　　　　　（　）
   A. 颅骨软化　　　　　　　　B. 下肢畸形　　　　　　　C. 有郝氏沟
   D. 出现枕秃　　　　　　　　E. 形成鸡胸

7. 维生素 D 缺乏性手足搐搦症直接原因是　　　　　　　　　　　　　　　　　（　）
   A. 血钙降低　　　　　　　　B. 血镁降低　　　　　　　C. 血磷降低
   D. 血钙增高　　　　　　　　E. 血钠增高

### A2 型题

8. 婴儿,7 个月,体重 5 kg,身长 66 cm,腹部皮下脂肪厚度 0.3 cm,皮肤弹性差,好哭。评估该婴儿营养状况属于　　　　　　　　　　　　　　　　　　　　　　　　　　　　　（　）
   A. 营养中等　　　　　　　　B. 轻度营养不良　　　　　C. 中度营养不良
   D. 重度营养不良　　　　　　E. 营养过剩

9. 患儿,10 个月,生后人工喂养,至今未添加辅食。体重 6 kg,腹部皮下脂肪消失,皮肤干瘪、无弹性,反应迟钝。晨起患儿突发面色苍白,出冷汗,四肢抽搐。下列针对病情的急救处理正确的是　　　　　　　　　　　　　　　　　　　　　　　　　　　　　　　　　　　　　(　　)

  A. 静脉注射 5% 葡萄糖注射液　　　　　　　　B. 静脉滴注 5% 葡萄糖注射液

  C. 静脉滴注 10% 葡萄糖注射液　　　　　　　D. 静脉注射 10% 葡萄糖注射液

  E. 静脉注射 25% 葡萄糖注射液

10. 男婴,1 岁,体重 2 个月不见增长,皮肤弹性差,诊断为蛋白质-能量营养不良。下列处理错误的是　　　　　　　　　　　　　　　　　　　　　　　　　　　　　　　　　　　　　　　(　　)

  A. 立即给予高蛋白质饮食　　B. 加强护理,预防并发症

  C. 口服消化酶,帮助消化　　　D. 调整饮食,逐渐供给所需的能量

  E. 补充维生素和微量元素

11. 患儿,男,4 个月。近 1 个月来烦躁,夜间啼哭,睡眠不安,易惊醒,多汗,吃奶少,大便稀,每天 2～3 次。生后一直牛奶喂养。引起其睡眠不安最可能的原因是　　　　　　　　(　　)

  A. 生活环境不良　　　　B. 缺少母乳喂养　　　　C. 父母日常护理不当

  D. 缺乏维生素 D　　　　E. 慢性腹泻

12. 患儿,8 个月,以烦躁不安、夜间啼哭、多汗就诊,查体枕秃、方颅、胸部有肋骨串珠。血钙、血磷降低,X 射线见临时钙化带消失,干骺端增宽,呈毛刷状、杯口样改变。该患儿的诊断是　(　　)

  A. 维生素 D 缺乏性手足搐搦症

  B. 维生素 D 缺乏性佝偻病初期

  C. 维生素 D 缺乏性佝偻病激期

  D. 维生素 D 缺乏性佝偻病恢复期

  E. 维生素 D 缺乏性佝偻病后遗症期

13. 患儿,男,5 个月。平日多汗、易惊,近 2 d 间断抽搐就诊,查体:体温 37.3 ℃,意识丧失,两眼上翻,四肢抽动,可自行缓解入睡,醒后活泼如常。诊断为维生素 D 缺乏性手足搐搦症,此时血钙的值多低于　　　　　　　　　　　　　　　　　　　　　　　　　　　　　　　　　　(　　)

  A. 1.75～1.88 mmol/L　　B. 1.85～1.98 mmol/L　　C. 1.95～2.08 mmol/L

  D. 2.05～2.18 mmol/L　　E. 2.15～2.28 mmol/L

14. 患儿,男,10 个月。3 d 前突然双眼上翻、面肌和四肢抽动急诊入院,诊断为维生素 D 缺乏性手足搐搦症。该患儿出院时,护士对家长进行健康指导最重要的内容是　　　　　(　　)

  A. 指导母乳喂养　　　　　　　　　　　　B. 提倡进行站立锻炼

  C. 多抱患儿到户外晒太阳　　　　　　　　D. 添加富含维生素 D 的食物

  E. 处理惊厥和喉痉挛的方法

**A3/A4 型题**

15. 患儿,5 个月,以"发热、咳嗽 2 d,抽搐 3 次"入院。患儿冬季出生,人工喂养,未加辅食。平日睡眠不安、夜惊、多汗。查体:体温 37.5 ℃,咽部充血,有枕秃,颈软,神经系统检查(-)。

 (1)首先考虑该患儿的诊断是　　　　　　　　　　　　　　　　　　　　　　　(　　)

  A. 化脓性脑膜炎　　　　　B. 癫痫　　　　　　　　C. 高热惊厥

  D. 低血糖　　　　　　　　E. 维生素 D 缺乏性手足搐搦症

 (2)针对病情,应检查的项目是　　　　　　　　　　　　　　　　　　　　　　(　　)

  A. 血钠　　　　　　　　　B. 血糖　　　　　　　　C. 血钙、血磷

  D. 血镁　　　　　　　　　E. 血钾

（3）该患儿正确的治疗步骤是 （ ）

    A.止惊→补充维生素 D→补钙     B.止惊→补钙→补充维生素 D

    C.补钙→止惊→补充维生素 D     D.补充维生素 D→补钙→止惊

    E.补钙→补充维生素 D→止惊

16.患儿,4 岁,平时挑食,体重 11 kg,身高 90 cm,腹部皮下脂肪厚度 0.2 cm,皮肤干燥、苍白,肌肉松弛。

（1）首先考虑该患儿是 （ ）

    A.轻度蛋白质-能量营养不良     B.中度蛋白质-能量营养不良

    C.重度蛋白质-能量营养不良     D.营养良好

    E.营养过剩

（2）今晨该患儿突然发生面色苍白、神志不清、脉搏减慢、呼吸暂停,首先考虑发生 （ ）

    A.脱水     B.心力衰竭     C.休克

    D.自发性低血糖     E.低血钙

（3）此时首要的处理是 （ ）

    A.缓慢静脉注射 10% 葡萄糖酸钙注射液     B.扩充血容量

    C.静脉注射 25% 葡萄糖注射液     D.使用洋地黄制剂

    E.静脉滴注 5% 葡萄糖注射液

（王香菊）

参考答案

# 第六章　呼吸系统疾病患儿的护理

▓▓▓▓ **学习目标** ▓▓▓▓

1. 掌握:急性上呼吸道感染、支气管炎、肺炎的临床表现、护理评估要点、常见护理诊断/问题、护理措施及健康教育。
2. 熟悉:各年龄组儿童呼吸频率正常值;急性上呼吸道感染、支气管炎、肺炎的病因、辅助检查结果及治疗要点。
3. 了解:儿童呼吸系统解剖、生理特点及肺炎的病理生理变化。
4. 能够对急性上呼吸道感染、支气管炎、肺炎患儿进行护理评估、拟定护理计划、开展健康教育;具备关爱患儿的职业思想,充分认识急性上呼吸道感染、支气管炎、肺炎对儿童健康的影响,积极开展急性上呼吸道感染、支气管炎、肺炎的预防宣教与康复指导。

---

**情境导入**

上午8点半,李女士抱着1岁的女儿前来就诊,她非常着急地告诉门诊医生,宝宝已经发热、咳嗽3 d,在家口服"儿童感冒冲剂、儿童止咳糖浆"后,病情未见好转,今天早晨开始出现呼吸急促,咳嗽加重伴有痰,痰液不易咳出,体温高达39.5 ℃。

**请思考:**

(1)为明确诊断,对该患儿还应询问哪些健康史?

(2)假如你是当班护士,应如何对患儿进行护理?

(3)患儿可能出现的并发症有哪些?

## 第一节　儿童呼吸系统解剖生理特点

**（一）解剖特点**

呼吸系统以环状软骨为界分为上、下呼吸道。

1. 上呼吸道　包括鼻、鼻窦、咽、咽鼓管、扁桃体、会厌、喉。

(1)鼻和鼻窦　婴幼儿鼻腔相对短小、狭窄,鼻前庭无鼻毛,黏膜柔嫩,血管丰富,因此易发生感染。感染时黏膜充血、肿胀,从而堵塞鼻腔,导致呼吸困难,影响吮乳。此外,婴幼儿鼻泪管较短,开口部瓣膜发育不全,上呼吸道感染时易引起结膜炎。鼻窦口相对较大,鼻腔黏膜与鼻窦黏膜相连续,因此急性鼻炎时可致鼻窦炎,尤以上颌窦炎及筛窦炎多见。

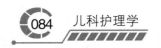 

（2）咽鼓管　婴幼儿咽鼓管相对短、直、宽,呈水平位,发生咽炎时易侵及中耳而致中耳炎。

（3）咽　婴幼儿咽部狭窄且垂直。咽扁桃体于生后 6 个月已发育,腭扁桃体在 1 岁后才逐渐增大,4~10 岁时发育达高峰,14~15 岁时开始逐步退化,故扁桃体炎常见于年长儿。

（4）喉　儿童喉腔相对狭窄,呈漏斗形,软骨柔软,黏膜柔嫩,血管及淋巴组织丰富。故喉部感染时局部易发生充血、水肿,引起喉头狭窄,出现吸气性呼吸困难、声音嘶哑。

2. 下呼吸道　包括气管、支气管、毛细支气管、呼吸性支气管、肺泡管及肺泡。

（1）气管与支气管　婴幼儿气管、支气管管腔相对狭窄,软骨柔软,缺乏弹力组织,支撑作用较小,黏膜血管丰富,黏液腺分泌不足,气道较干燥,纤毛运动差,清除能力弱。当吸入微生物和有害物质时不能有效清除,故易因感染而充血、水肿、分泌物增多,导致呼吸道阻塞。因右支气管粗而短、走向垂直,为气管直接延伸,所以异物吸入时易进入右侧支气管,引起肺不张或肺气肿。

（2）肺　儿童肺弹力纤维发育差,血管丰富,间质发育旺盛,肺泡较小且数量较少,使得肺含血量相对多而含气量相对较少,因此易发生肺部感染,并易引起间质性炎症、肺气肿、肺不张等。

3. 胸廓和纵隔　婴幼儿胸廓上下径较短,而前后径相对较长,呈圆桶状;肋骨呈水平位,膈肌位置较高,呼吸肌发育差。因此,呼吸时胸廓运动幅度较小,肺不能进行充分的扩张、通气和换气,易致缺氧和二氧化碳潴留。儿童纵隔体积相对较大,占据胸腔内一定空间,使肺的扩张易受限制。纵隔周围组织松软、富于弹性,故发生气胸或胸腔积液时易导致纵隔移位。

### （二）生理特点

1. 呼吸频率和节律　儿童新陈代谢旺盛,生长发育快,需氧量高,年龄越小,呼吸频率越快（表6-1）。同时,儿童呼吸频率易受活动、哭闹、发热等因素影响而增快,因此测量呼吸频率需在儿童安静或睡眠时进行。婴儿(尤其是新生儿、早产儿)呼吸中枢发育尚未完全成熟,呼吸调节功能较差,易出现呼吸节律不齐,甚至呼吸暂停。

表 6-1　各年龄儿童的呼吸、脉搏频率

| 年龄 | 呼吸/(次/min) | 脉搏/(次/min) | 呼吸∶脉搏 |
|---|---|---|---|
| 新生儿 | 40~45 | 120~140 | 1∶3 |
| 1 岁以内 | 30~40 | 110~130 | 1∶(3~4) |
| 2~3 岁 | 25~30 | 100~120 | 1∶(3~4) |
| 4~7 岁 | 20~25 | 80~100 | 1∶4 |
| 8~14 岁 | 18~20 | 70~90 | 1∶4 |

2. 呼吸类型　婴幼儿肋骨呈水平位,膈肌位置较高,纵隔相对较大,胸廓较短小,呈圆桶状,且肋间肌发育差,胸廓的活动范围小,呈腹式呼吸。随着年龄增长,肋间肌发育,膈肌和腹腔器官下降,肋骨逐渐变为斜位,开始转化为胸腹式呼吸。

3. 呼吸功能　儿童肺活量、潮气量、每分钟通气量和气体弥散量均比成人小,而气道阻力较成人大,因此,各项呼吸功能的储备能力均较低。当患呼吸道疾病时,易因肺通气和换气不充分而导致缺氧和二氧化碳潴留,甚至发生呼吸功能不全。

4. 血气分析　由于婴幼儿(尤其是新生儿)配合度低致使肺功能检查难以进行,因此可通过血气分析了解其体液酸碱平衡状态、血氧饱和度水平,以便为诊断和治疗提供依据。儿童动脉血气分析正常值见表6-2。

表6-2　儿童动脉血气分析正常值

| 项目 | 新生儿 | ≤2 岁 | >2 岁 |
|---|---|---|---|
| pH 值 | 7.35 ~ 7.45 | 7.35 ~ 7.45 | 7.35 ~ 7.45 |
| $PaO_2$/kPa | 8 ~ 12 | 10.6 ~ 10.3 | 10.6 ~ 10.3 |
| $PaCO_2$/kPa | 4.00 ~ 4.67 | 4.00 ~ 4.67 | 4.67 ~ 6.00 |
| $SaO_2$/% | 90 ~ 97 | 95 ~ 97 | 96 ~ 98 |
| $HCO_3^-$ 浓度/(mmol/L) | 20 ~ 22 | 20 ~ 22 | 22 ~ 24 |
| 碱剩余(BE)/(mmol/L) | –6 ~ +2 | –6 ~ +2 | –4 ~ +2 |

### (三)免疫特点

儿童呼吸道的非特异性免疫功能和特异性免疫功能均较差。如婴幼儿的纤毛运动功能、咳嗽反射和气道平滑肌收缩功能均差,当吸入尘埃和异物颗粒时,不能进行有效清除。婴幼儿呼吸道的SIgA 分泌不足,IgG、IgM 含量也较少,肺泡巨噬细胞功能不足,而乳铁蛋白、溶菌酶、干扰素、补体等的数量和活性亦较差,故婴幼儿易患呼吸系统感染。

# 第二节　急性上呼吸道感染患儿的护理

急性上呼吸道感染是指由各种病原体引起的鼻、鼻咽和咽部的急性感染,简称上感,俗称"感冒",常因炎症仅局限于某一部位而诊断为急性鼻炎、急性咽炎、急性扁桃体炎等。本病是儿童时期最常见的急性呼吸道感染性疾病,尤其多见于婴幼儿。一年四季均可发生,以冬春季节和天气骤变时多见,可反复患病。

【病因】　病毒、细菌、支原体等病原体均可引起急性上呼吸道感染。其中90% 以上由病毒引起,主要有鼻病毒、呼吸道合胞病毒、流感病毒、副流感病毒、腺病毒、柯萨奇病毒、埃可病毒等。病毒感染之后可继发细菌感染,最常见的细菌是溶血性链球菌,其次为肺炎链球菌、流感嗜血杆菌、葡萄球菌等。此外,肺炎支原体也可引起上呼吸道感染。

婴幼儿时期由于呼吸道的解剖、生理和免疫特点,易患上呼吸道感染。日常受凉、劳累、居室拥挤、通风不良、空气污染等因素容易诱发本病。若儿童有患有营养不良、维生素 D 缺乏性佝偻病、贫血、先天性心脏病或长期使用激素者,易使病程迁延。

【临床表现】　因年龄、病原体、病变部位及机体抵抗力不同,患儿病情的缓急、轻重程度也不同。年长儿症状较轻,以局部症状为主,无全身症状或全身症状较轻;婴幼儿病情大多较重,常有明显的全身症状。

1. 一般类型上呼吸道感染

(1)潜伏期　多在受凉后 1~3 d 出现症状。

(2)局部症状　主要表现为鼻塞、流涕、喷嚏、干咳、咽痒、咽痛等鼻咽部症状,小婴儿可因鼻塞而出现张口呼吸或拒乳,可见咽部充血、淋巴滤泡、扁桃体肿大以及颌下淋巴结肿大及触痛等,病程一般 3~4 d。

(3)全身症状　发热、食欲差、烦躁不安、头痛、精神不振、全身不适、乏力,可伴有恶心、呕吐、腹泻等消化道症状,易出现高热惊厥。部分患儿在发病早期可有阵发性腹痛,多位于脐周,可能与发

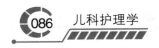 

热所致的肠蠕动亢进、阵发性肠痉挛或肠系膜淋巴结炎有关。

(4)体征 体格检查可见咽部充血、扁桃体肿大。有时可见颌下和颈淋巴结肿大。肺部听诊一般正常。肠道病毒感染者可见不同形态的皮疹。

**2. 两种特殊类型的上呼吸道感染**

(1)疱疹性咽峡炎 由柯萨奇 A 组病毒引起,好发于夏秋季。起病急骤,主要表现为高热、咽痛、流涎、拒食、呕吐等。咽部充血,体格检查可见咽腭弓、腭垂、软腭等处有多个 2 ~ 4 mm 的灰白色疱疹,周围有红晕,疱疹破溃后可形成溃疡,病程 1 周左右。

(2)咽-结合膜热 由腺病毒 3、7 型引起,好发于春夏季,以发热、咽炎、结合膜炎为特征,可引起小流行。表现为高热、咽痛、眼部刺痛,一侧或双侧滤泡性眼结膜炎,颈部及耳后淋巴结肿大,病程 1 ~ 2 周。

**3. 并发症** 婴幼儿上呼吸道感染可并发中耳炎、鼻窦炎、结膜炎、咽后壁脓肿、喉炎、气管炎、支气管炎和肺炎等,其中肺炎最为严重。年长儿若继发溶血性链球菌感染可引起急性肾炎、风湿热等免疫性疾病。

**【辅助检查】**

1. 血常规 病毒感染时白细胞计数正常或偏低,淋巴细胞计数相对增高。细菌感染时白细胞计数可增高,中性粒细胞比率增高。

2. 病原学检查 病毒分离和血清学检查可明确病原体,在使用抗菌药物前行咽拭子培养可发现致病菌。有溶血性链球菌感染者血中抗链球菌溶血素 O( ASO)滴度可增高。

**【治疗要点】**

1. 一般治疗 注意休息,多饮水,保持居室通风良好。做好呼吸道隔离,防止交叉感染,预防并发症的发生。

2. 病因治疗 抗病毒药物常选用利巴韦林,口服或静脉滴注,疗程 3 ~ 5 d。若继发细菌感染或有并发症者可加用抗生素治疗,如青霉素类、头孢菌素类、大环内酯类,疗程 3 ~ 5 d。确为链球菌感染或既往有急性肾炎、风湿热等病史者应用青霉素,疗程 10 ~ 14 d。

3. 对症治疗 高热者给予物理降温或药物降温;高热惊厥者给予镇静、止惊处理;咽痛者可给予咽喉片含服。

**【护理评估】**

1. 询问健康史 发热、鼻塞、流涕、咽痛等症状出现的时间,体温的高低,有无热性惊厥,鼻塞是否影响吮乳、睡眠,有无腹痛,发病前有无过度疲劳、受凉等诱发因素,是否接触过急性传染病患者,是否患有先天性心脏病、贫血、佝偻病等疾病。既往有无反复呼吸道感染史,以及热性惊厥史、过敏史。发病后的精神、饮食、排便等情况。

2. 护理体检 测量体温、脉搏、呼吸,观察精神状态。检查鼻腔是否通畅,有无张口呼吸,口腔黏膜有无干燥及损伤。检查有无皮疹、咽部充血及扁桃体肿大,颈部淋巴结有无肿大及压痛,肺部听诊有无干、湿啰音,腹部有无压痛等。

3. 查阅资料 查阅血白细胞计数、淋巴细胞和中性粒细胞比率、病毒分离结果、咽拭子培养结果等,了解患儿病情。

4. 评估心理-社会状况 家长是否因患儿发热、哭闹而焦虑,有无因患儿惊厥而恐惧。家长、患儿对急性上呼吸道感染相关知识的了解程度,是否正确认识急性上呼吸道感染对健康的危害,有无不重视治疗或过度紧张等反应。家庭周围、托幼机构或学校有无呼吸道感染流行。家庭的居住环境、急性上呼吸道感染的预防措施等。

**【常见护理诊断/问题】**

1. 体温过高 与上呼吸道感染有关。

2. 舒适度减弱　与鼻塞、口干、咽痛、全身不适等有关。

3. 潜在并发症　热性惊厥、肺炎、中耳炎。

4. 知识缺乏　家长缺乏相关治疗、用药知识。

5. 紧张、焦虑　多见于家长。

【护理措施】

1. 一般护理　急性期以卧床休息为主，衣服、被褥厚薄适宜，每日定时开窗通风 2 ~ 4 次，每次 15 ~ 20 min，保持室内空气新鲜，但避免对流风。维持室温 18 ~ 22 ℃，相对湿度 55% ~ 65%。给予清淡、易消化、营养丰富的流质或半流质饮食，少食多餐，并鼓励患儿多饮水，保证充足的营养和水分供给。婴儿每次哺乳后喂少量温开水，年长儿可用淡盐水漱口，保持口腔黏膜清洁、湿润。

2. 维持体温正常　对中、低度发热患儿应每 4 h 测量体温 1 次，对高热或超高热患儿，每 1 ~ 2 h 测量体温 1 次。体温超过 38.5 ℃时，及时给予温水擦浴、头部冷湿敷、放置冰袋或用冷盐水灌肠等物理降温措施，必要时可遵医嘱给予对乙酰氨基酚等退热剂，以防发生高热惊厥。采取降温措施后 30 min 应复测体温。大量出汗后需及时更换汗湿的衣服、床单和被褥，适当保暖，多饮水，并注意观察有无体温骤降、大汗淋漓、面色苍白、四肢厥冷等虚脱现象，必要时报告医生并采取相应措施。

3. 提高舒适度　卧床休息期间，应经常变换体位，各种治疗、护理操作需集中进行，避免多次打扰。及时用无菌棉签蘸生理盐水清理鼻腔分泌物及干痂，保持鼻孔周围皮肤的清洁，并用凡士林、液状石蜡等涂抹鼻翼部的黏膜及鼻下皮肤，减轻分泌物的刺激。严重鼻塞影响患儿吮乳、睡眠时，可在清除鼻腔分泌物之后，于吮乳、睡眠前 15 min 滴 0.5% 麻黄碱，每次 1 ~ 2 滴，每天 2 ~ 3 次，使鼻腔通畅，保证吮乳和睡眠，但麻黄碱使用不能过频，用药时间不宜超过 3 ~ 4 d。同时，嘱患儿不要用力擤鼻，以免炎症经咽鼓管向中耳发展引起中耳炎。咽痛者可用温盐水、复方硼砂液漱口，或含咽喉片，年长儿可用咽喉喷雾剂。

4. 预防与监测并发症　定时测量体温，警惕热性惊厥，严密监测兴奋、烦躁不安、惊跳等惊厥先兆，一旦出现，应立即通知医生，遵医嘱给予镇静止惊药物。观察咳嗽、鼻塞等症状的发展，注意口腔黏膜变化及有无皮疹，早期发现并隔离麻疹、猩红热、百日咳等急性传染病。若体温持续不退、咳嗽加重，应观察有无气促、发绀，检查耳屏有无压痛、肺部有无啰音等，警惕中耳炎、肺炎等并发症的发生。急性喉炎患儿若出现呼吸困难、烦躁、发绀等，应警惕急性喉头水肿、痉挛引起的窒息，立即给氧，并做好气管切开术的准备。

5. 正确指导用药　青霉素等抗生素使用前应先做皮试，使用过程中及使用后需密切观察有无过敏反应。麻黄碱滴鼻时应使患儿头部稍后仰并偏向一侧，并保持头低位 1 ~ 2 min，防止药物直接流入咽喉而被吞下。使用地西泮等止惊药物时，应密切观察止惊效果及呼吸情况，警惕药物不良反应。急性喉炎超声雾化吸入时，及时准确地加入抗生素及糖皮质激素，并密切注意呼吸困难情况。

6. 缓解紧张、焦虑　向家长说明发热、鼻塞等症状是暂时的，并及时处理患儿的高热及惊厥等，解释热性惊厥次数少、时间短者预后良好，缓解紧张、焦虑情绪，增加对医护人员的信任，提高其心理安全感。医护人员应态度和蔼，动作轻柔，与年长儿多沟通交流，关心患儿的饮食起居，消除其住院的恐惧心理。

【健康教育】

1. 预防宣教　加强营养，适当锻炼，提高抗病及适应环境变化的能力，增强身体素质。居室环境要清洁卫生，保持空气新鲜，采用湿式清扫，避免吸烟等，在呼吸道感染流行季节可用食醋熏蒸消毒（食醋 2 ~ 10 mL/m³ 加水 1 ~ 2 倍，加热熏蒸到全部气化），每日 2 次。保证儿童衣着适度，根据气温变化及时增减衣服，注意保暖，但应避免过多出汗，以防着凉。少量多餐，避免饮食过量而消化不良。上呼吸道感染高发季节，避免去人群拥挤的场所，避免与呼吸道感染者密切接触，减少感染机会。同时可服用板蓝根、金银花、连翘等中药以预防上呼吸道感染发生。

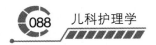

2.康复指导 合理安排患儿的休息、饮食、饮水。指导家长发热患儿物理降温的方法,正确服用退热剂及疗效、不良反应的观察,高热惊厥的先兆表现及惊厥发作的急救处理。患儿上呼吸道感染的病因、诱因、并发症及医护要点,加强自我管理能力。链球菌感染 1~4 周注意尿量及尿液颜色,有无水肿、关节疼痛等,查尿常规,以便尽早发现急性肾炎、风湿热。

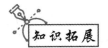

### 急性感染性喉炎患儿的护理

急性感染性喉炎为喉部黏膜急性弥漫性炎症,由病毒或细菌感染引起。好发于冬、春季节,以婴幼儿多见。临床表现以犬吠样咳嗽、声音嘶哑、喉鸣和吸气性呼吸困难为特征,病情发展迅速,易并发喉梗阻,哭闹及情绪激动时常使气道梗阻加重,出现发绀、烦躁不安、面色苍白、心率加快等缺氧症状,严重者可导致窒息、死亡。体检可见咽部充血,喉镜检查可见喉黏膜、声带不同程度充血水肿。按吸气性呼吸困难的轻重,临床上可将喉梗阻分为 4 度。

Ⅰ度:安静时无症状,仅在活动或哭闹后出现吸气性喉鸣和呼吸困难,肺部呼吸音和心率无改变。

Ⅱ度:安静时即可出现吸气性喉鸣及呼吸困难,肺部可闻及喉传导音或管状呼吸音,心率增快。

Ⅲ度:除上述症状外,因缺氧而出现烦躁不安,口唇及指、趾发绀,双目圆睁,呈惊恐状,出汗,肺部呼吸音减弱,心率增快,心音低钝。

Ⅳ度:衰竭状态,昏睡或昏迷,面色苍白、发灰,由于无力呼吸,三凹征可不明显,肺部呼吸音几乎消失,仅有气管传导音,心律失常,心音低钝。

急性喉炎的治疗以防止喉梗阻、及时解除呼吸困难为原则,主要包括:使用抗生素与糖皮质激素,消除炎症,减轻黏膜水肿,缓解喉梗阻;保持呼吸道通畅,遵医嘱进行超声雾化吸入,在雾化液中正确加入抗生素及糖皮质激素,并密切观察呼吸情况;若出现呼吸困难、烦躁不安、发绀等缺氧症状,应警惕急性喉头水肿、痉挛引起的窒息,立即给氧,并做好气管切开术的准备。

# 第三节 急性支气管炎患儿的护理

急性支气管炎是指各种致病原所致的支气管黏膜急性炎症,常同时累及气管,故又称急性气管支气管炎。常继发于上呼吸道感染之后,或为麻疹、百日咳、伤寒、猩红热等急性传染病的一种临床表现。常见于婴幼儿,以咳嗽伴有发热为主要表现。

【病因】 各种能够引起上呼吸道感染的病原体(如病毒、细菌等)均可引起支气管炎,或在病毒感染的基础上继发细菌感染。致病菌以肺炎链球菌、溶血性链球菌、葡萄球菌和流感嗜血杆菌等较为常见。患儿若有营养不良、佝偻病、贫血等所致免疫功能低下或慢性鼻窦炎,常易反复发生支气管炎。此外,劳累、气候变化、空气污染、"三手烟"的刺激等因素也容易诱发本病。

【临床表现】 发病急缓不一,大多先有上呼吸道感染症状,以咳嗽为主,开始为刺激性干咳,以后随着分泌物的增多呈阵发性咳嗽、咳痰,常于清晨或兴奋时加重,严重者可因咳嗽而引起呕吐。婴幼儿症状相对较重,以发热、乏力、食欲减退、呕吐、腹泻、腹胀等全身症状为主,体温多在 38.5 ℃ 左右。听诊两肺呼吸音粗糙,可闻及散在不固定的干、湿啰音,常于体位改变或分泌物排出后减弱甚至消失。婴幼儿有痰常不易咳出,可在咽喉部或肺部闻及痰鸣音。

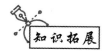

## 哮喘性支气管炎

哮喘性支气管炎是一种以喘息为突出表现的特殊类型的支气管炎,又称为喘息性支气管炎。临床表现除发热、咳嗽外,主要特点有:①年龄在3岁以内,有湿疹或其他过敏史的儿童多见;②有类似哮喘的表现,如呼气性呼吸困难伴有喘息,肺部叩诊呈鼓音,听诊可闻及两肺满布哮鸣音及少量粗湿啰音;③有反复发作的倾向,多数与感染有关。随着年龄的增长发作可逐渐减少,直至学龄期痊愈,仅有少数发展为支气管哮喘。

**【辅助检查】**

1.血常规　病毒感染者外周血白细胞计数大多正常或减少,合并细菌感染者外周血白细胞计数和中性粒细胞均升高,并有核左移。

2.胸部X射线检查　多无明显异常改变,早期可见肺纹理增粗,以后逐渐出现大小不等的斑片状阴影,可融合成片,多见于双肺下野、中内带。可有肺气肿、肺不张。

3.病原学检查　采集痰液、血液、气管分泌物等做细菌培养和鉴定,取鼻咽拭子或气管分泌物等做病毒分离鉴定,可帮助明确病原体。

**【治疗要点】**　急性支气管炎治疗以控制感染和对症治疗为主。

1.控制感染　病毒感染者,一般不需使用抗生素。细菌感染者可应用青霉素类、大环内酯类、头孢菌素类等抗生素控制感染。

2.对症治疗　一般不用镇咳药物,以免抑制咳嗽中枢,影响痰液排出。痰液黏稠不易咳出者,可使用氨溴索、N-乙酰半胱氨酸等祛痰剂。喘憋严重者可用 $\beta_2$ 受体激动剂(如沙丁胺醇)雾化吸入。喘息严重者可短期使用糖皮质激素,如口服泼尼松3～5d。烦躁不安者需慎重选用镇静剂。

**【护理评估】**

1.询问健康史　发热、咳嗽等症状出现的时间,体温高低,有无咳痰,痰液的量、性状及黏稠度,能否自行咳出,有无喘憋、喘息、气促、发绀等。咳嗽、咳痰是否影响饮食、睡眠等。发病前有无过度劳累、受凉、机体抵抗力下降等诱因,近期有无上呼吸道感染史、鼻窦炎、急性传染病接触史。既往健康状况,有无反复上呼吸道感染史,有无湿疹、过敏史。

2.护理体检　测量体温,观察呼吸、心率、咳嗽、咳痰情况,以及皮肤、黏膜有无潮红、发绀。听诊肺部呼吸音及有无干、湿啰音,位置是否固定。咳嗽后痰鸣音能否消失。检查有无佝偻病、营养不良等体征。

3.查阅资料　协助血常规、胸部X射线检查,查阅各项检查结果,必要时遵医嘱采集动脉血查血气分析,全面了解患儿病情。

4.评估心理-社会状况　家长对急性支气管炎的病因、发展、预防、护理等知识的了解程度,能否帮助患儿做好生活护理、协助排痰等,能否选用正确降温措施并做好降温后的护理。患儿有无因咳嗽、咳痰等不适而出现烦躁、哭闹,有无因喘息、住院环境陌生而感到恐惧。家庭的居住环境是否良好,有无影响支气管炎发病的因素。

**【常见护理诊断/问题】**

1.清理呼吸道无效　与痰多黏稠、不易咳出,咳痰方法不当有关。

2.体温过高　与病毒、细菌感染有关。

3. 舒适度减弱　与支气管炎症所致的咳嗽、胸痛有关。

4. 潜在并发症　支气管肺炎。

5. 知识缺乏　家长缺乏相关治疗、用药知识。

6. 紧张、焦虑　多见于家长。

**【护理措施】**

1. 一般护理　适当休息,避免劳累,卧床者应定期更换体位。保持室内空气清新,温湿度适宜,温度 18~22 ℃,湿度 55%~65%,以免痰液干燥,利于排痰。鼓励患儿多饮水,给予易消化、营养丰富的流质、半流质饮食,少量多餐,避免咳嗽引起呕吐,保证水分及营养供给。

2. 保持呼吸道通畅　观察咳嗽、咳痰情况,鼓励并指导年长儿有效咳嗽、咳痰;咳嗽无力者,定时翻身、拍背、扣胸(从下到上、从外到内),并边拍边鼓励患儿咳嗽,以促进分泌物排出及炎症消散;痰液黏稠不易咳出者,可采用超声雾化吸入(2~4 次/d,每次 20 min),吸入时需抬高上半身,一般取坐位、半坐位或抱坐位,以便雾滴借助重力深入细支气管、肺泡,同时轻拍背部,以利于痰液排出;若分泌物多、黏稠而影响呼吸时,可用机械吸引器吸痰,吸痰时动作应轻、快,每次 10~15 s,间断进行,吸痰后宜及时给氧,缓解烦躁等症状;遵医嘱使用抗生素、祛痰药、平喘剂等,并观察药物疗效及不良反应。

3. 维持体温正常　对中、低度发热患儿应每 4 h 测量体温 1 次,对高热或超高热患儿,每 1~2 h 测量体温 1 次。体温超过 38.5 ℃时,及时给予温水擦浴、头部冷湿敷、放置冰袋或用冷盐水灌肠等物理降温措施,必要时可遵医嘱给予对乙酰氨基酚等退热剂,以防发生高热惊厥。采取降温措施后 30 min 应复测体温,大量出汗后需及时更换汗湿的衣服、床单和被褥,适当保暖,多饮水,并注意观察有无体温骤降、大汗淋漓、面色苍白、四肢厥冷等虚脱现象,必要时报告医生并采取相应措施。

4. 提高舒适度　各种治疗和护理操作应集中进行,减少打扰次数。指导患儿进行有效咳嗽,并协助翻身拍背,保持呼吸道通畅。胸痛患儿可鼓励患侧卧位,以减轻疼痛。婴幼儿可在进食后喂适量温开水,年长儿应早晚刷牙、饭后漱口,以保持口腔清洁。

5. 预防与监测并发症　密切观察体温、呼吸、咳嗽、咳痰等情况,若患儿出现体温升高、咳嗽加重、气促、呼吸困难及发绀等症状,需警惕支气管肺炎的发生,及时报告医生并积极处理。

6. 正确指导用药　遵医嘱使用抗生素,注意观察药物的疗效及不良反应。口服止咳糖浆时,服药后不宜立即饮水,以免影响药物疗效发挥,降低治疗效果。使用沙丁胺醇时,应密切观察有无震颤、恶心、心率增快等不良反应。

7. 缓解紧张、焦虑　向患儿及家长说明发热、咳嗽等症状多会随着病情好转而消失,缓解紧张情绪。对重症患儿应耐心护理,态度和蔼,增加家长对医护人员的信任,及时关心、安慰患儿,减轻其恐惧心理。在病情允许的情况下,可通过做游戏、讲故事等活动陪伴患儿,以消除疾病和住院所带来的心理不适。

**【健康教育】**

1. 预防宣教　预防本病的关键是预防上呼吸道感染。加强营养、适当锻炼,提高抗病及适应环境变化的能力,增强身体素质。保持居室环境清洁卫生,空气新鲜。保证儿童衣着适度,及时增减衣服,注意保暖,以防着凉。避免去人群拥挤的场所,减少感染机会。按时预防接种,增强机体免疫力。

2. 康复指导　介绍本病的病因、临床表现、治疗、护理及预防要点,提高自身抗病力。合理安排患儿的饮食、休息,保证环境的清洁与温、湿度。卧床期间,协助患儿经常更换体位,指导患儿及家长拍背、咳嗽的有效方法。使用抗生素、止咳糖浆、沙丁胺醇等药物的时间、方法和注意事项,药物疗效和不良反应的观察。

# 第四节 肺炎患儿的护理

肺炎是指不同病原体或其他因素(如吸入羊水、过敏反应等)所引起的肺部炎症,临床表现以发热、咳嗽、气促、呼吸困难,肺部闻及固定的中、细湿啰音为特征。严重者可累及神经、循环及消化等系统并出现相应体征。肺炎是婴幼儿时期的常见病,一年四季均可发生,以冬春季节及气温骤变时多见,多由急性上呼吸道感染或支气管炎向下蔓延而来。本病发病率和病死率均较高,严重威胁儿童健康,是我国重点防治的儿童"四病"之一。

**【病因】** 儿童尤其是婴幼儿以支气管肺炎最多见,常为细菌、病毒感染,也可为病毒和细菌混合感染。目前,发达国家儿童肺炎以病毒感染为主,发展中国家以细菌感染为主。病毒感染中以呼吸道合胞病毒最为常见,其次是腺病毒、流感病毒、副流感病毒和鼻病毒等。细菌感染中以肺炎链球菌最为多见,其次是金黄色葡萄球菌、流感嗜血杆菌等。近年来肺炎支原体、衣原体感染有增加趋势。病原体常由呼吸道入侵,少数经血行入肺。其中,肺炎链球菌、金黄色葡萄球菌和流感嗜血杆菌是导致重症肺炎发生的主要病因。

儿童若有先天性心脏病、营养不良、贫血、重度佝偻病、免疫缺陷等发生肺炎的概率更高,且病情严重、迁延不愈。此外,儿童的居室环境拥挤、通风不良、空气污染、缺乏阳光、过度劳累、保暖不当等因素均可增加肺炎的发病概率。

**【分类】** 肺炎尚无统一分类方法,临床诊断分类主要依据病理形态、病原体和病程等,目前常用的分类方法有以下几种。

1. **病理分类** 分为支气管肺炎(小叶性肺炎)、大叶性肺炎和间质性肺炎。儿童以支气管肺炎最常见。

2. **病因分类** 分为感染性肺炎和非感染性肺炎。感染性肺炎包括病毒性肺炎、细菌性肺炎、支原体肺炎、衣原体肺炎、真菌性肺炎等。非感染性肺炎包括吸入性肺炎、坠积性肺炎、过敏性肺炎(嗜酸性粒细胞性肺炎)等。

3. **病程分类** 分为急性肺炎(病程<1个月)、迁延性肺炎(病程1~3个月)、慢性肺炎(病程>3个月)。

4. **病情分类** 分为轻症肺炎、重症肺炎。轻症肺炎以呼吸系统症状为主,无全身中毒症状;重症肺炎除呼吸系统严重受累外,常累及其他系统,且全身中毒症状明显。

5. **临床表现典型与否分类** 分为典型肺炎、非典型肺炎。典型肺炎包括肺炎链球菌、金黄色葡萄球菌、肺炎杆菌、流感嗜血杆菌、大肠埃希菌等引起的肺炎;非典型肺炎包括肺炎支原体、衣原体、军团菌、病毒等引起的肺炎。

6. **肺炎发生的地区分类** 分为社区获得性肺炎、院内获得性肺炎。社区获得性肺炎是指原本健康的儿童在院外或住院48 h内发生的肺炎;院内获得性肺炎是指儿童住院48 h后发生的肺炎,又称医院内肺炎。

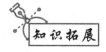

**新型冠状病毒肺炎**

新型冠状病毒肺炎(corona virus disease 2019,COVID-19),简称"新冠肺炎",为2019年12月开

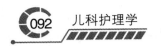

始发生的急性呼吸道传染病。世界卫生组织（WHO）将其命名为"2019 冠状病毒病"，是指 2019 新型冠状病毒感染导致的肺炎。以发热、干咳、乏力等为主要表现，少数患者伴有鼻塞、流涕、腹泻等上呼吸道和消化道症状，病情轻重不一，多预后良好。老年人和有慢性基础疾病者预后较差，儿童病例症状相对较轻。

**【发病机制】** 病原体多由呼吸道侵入肺部，引起气管、支气管、肺泡、肺间质的炎症。由于支气管黏膜充血、水肿、渗出，支气管管腔变窄，甚至闭塞，导致肺通气功能障碍；由于肺泡壁充血、水肿，肺泡内充满炎性渗出物，导致肺换气功能障碍。通气、换气不足引起机体缺氧及二氧化碳潴留，可诱发低氧血症和高碳酸血症。其中缺氧是支气管肺炎重要的病理生理基础，为代偿缺氧，患儿呼吸频率与心率增快，并通过辅助呼吸肌参与呼吸运动来增加呼吸深度，从而出现鼻翼扇动和三凹征，重症者可出现呼吸衰竭。同时病原体及其毒素进入血液可引起毒血症。呼吸道炎症及分泌物刺激也可引起咳嗽、气促等呼吸道症状。严重缺氧、二氧化碳潴留、病原体毒素及炎症产物的吸收可导致消化、循环、神经等系统的一系列病理生理改变。

1.消化系统 低氧血症和病原体毒素的作用，可使胃肠黏膜发生糜烂、出血、上皮细胞坏死脱落等，破坏黏膜屏障功能，导致胃肠功能紊乱，出现厌食、呕吐、腹泻，严重者可致中毒性肠麻痹和消化道出血。

2.循环系统 缺氧和二氧化碳潴留可引起肺小动脉反射性收缩，增加肺循环阻力，形成肺动脉高压，加重右心负荷。同时，病原体和毒素作用可引起中毒性心肌炎，致使心脏负担加重、心肌收缩功能下降，导致心力衰竭发生。肺动脉高压和中毒性心肌炎是诱发心力衰竭的主要原因。重者可出现循环障碍、休克、弥散性血管内凝血。

3.神经系统 缺氧、二氧化碳潴留可引起脑毛细血管扩张、血流速度减慢、血管通透性增加，致使颅内压增高，脑细胞内钠水潴留，引起脑水肿。病原体的毒素作用亦可引起脑水肿（中毒性脑病）。

4.电解质紊乱和酸碱平衡失调 严重缺氧时，体内无氧酵解增强，酸性代谢产物增加，再加上高热、进食少、脂肪分解等因素，可引起代谢性酸中毒；二氧化碳潴留可致呼吸性酸中毒，故重症肺炎常出现混合性酸中毒。缺氧和二氧化碳潴留还可导致肾小动脉痉挛而引起水钠潴留，重者可发生稀释性低钠血症。

**【临床表现】**

1.轻症肺炎 以呼吸系统症状和相应的肺部体征为主。

（1）症状 主要表现为发热、咳嗽、咳痰、气促。热型不一，多为不规则热，也可为稽留热或弛张热，但新生儿或重度营养不良儿可不发热，甚至出现低体温；咳嗽频繁，初期为刺激性干咳，以后为湿咳，因咳嗽无力或方法不当，痰液常不能及时咳出，出现痰鸣、气促，剧烈咳嗽可引起呕吐，新生儿、早产儿可仅表现为口吐白沫；在发热、咳嗽后多出现呼吸频率增快，可达 40～80 次/min；此外，患儿常有精神不振、食欲减退、烦躁不安、轻度腹泻或呕吐等全身症状。

（2）体征 严重气促者可出现呼吸困难、鼻翼扇动、点头呼吸、三凹征等；重症患儿口周、鼻唇沟和指（趾）端发绀，轻症者可无发绀；早期听诊，肺部啰音不明显，仅呼吸音粗糙、减低，以后可闻及较固定的中、细湿啰音，于深吸气末、背部两肺下部及脊柱两旁更为明显；新生儿、小婴儿常不易闻及湿啰音。

2.重症肺炎 除呼吸系统症状及全身中毒症状加重外，常累及循环、神经、消化系统等而引发功能障碍。

（1）循环系统 轻度缺氧可致心率增快；重症肺炎可合并心肌炎、心力衰竭及微循环障碍。

1)心肌炎：主要表现为面色苍白、心动过速、心音低钝、心律不齐，心电图示 ST 段下移、T 波平坦或倒置。

2）心力衰竭：①呼吸困难加重,呼吸突然加快,安静时呼吸频率>60 次/min;②心率突然增快,幼儿心率>160 次/min、婴儿心率>180 次/min;③心音低钝,呈奔马律,颈静脉怒张;④骤发极度烦躁不安,面色苍白或发绀,指(趾)甲微血管再充盈时间延长;⑤肝脏迅速增大,达肋下 3.0 cm 以上或在短期内增大 1.5 cm 以上;⑥尿少或无尿,颜面或双下肢水肿等。

3）微循环障碍:面色苍白、血压下降、四肢发凉、脉搏细弱等。

（2）神经系统　轻度缺氧表现为精神萎靡、烦躁不安或嗜睡。并发中毒性脑病时出现意识障碍、惊厥、前囟膨隆,可有脑膜刺激征,呼吸不规则,瞳孔对光反射迟钝或消失。

（3）消化系统　轻者表现为食欲减退、呕吐、腹泻、腹胀等。并发中毒性肠麻痹时表现为严重腹胀、肠鸣音消失,因膈肌抬高而使呼吸困难加重。伴有消化道出血时可呕吐咖啡渣样物,大便潜血试验阳性或呈柏油样大便。

3. 并发症　若延误治疗或病原体致病力强时,可并发脓胸、脓气胸、肺大疱等,表现高热持续不退或退而复升,咳嗽加剧,呼吸困难及发绀加重,患侧呼吸运动受限等。

【辅助检查】

1. 血常规检查　细菌性肺炎白细胞计数及中性粒细胞比率增高,并可见核左移、中毒颗粒。病毒性肺炎白细胞计数多正常或偏低。

2. 病原学检查　从鼻咽拭子或气管分泌物中可分离出病毒,气管分泌物、胸腔积液和血液细菌培养可阳性,冷凝集试验可检测肺炎支原体。

3. 胸部 X 射线检查　早期肺纹理增粗,后在两肺下野、中内带可见点片状阴影,或融合成片状阴影,伴发脓胸、脓气胸或肺大疱者则有相应的 X 射线改变。

【治疗要点】　以控制炎症、改善通气功能为原则,采用综合治疗措施,防止和治疗并发症。

1. 控制感染　明确为细菌感染或病毒感染继发细菌感染者,根据病原体选用敏感抗生素,用药原则为早期、联合、足量、足疗程,重症者静脉给药。肺炎链球菌肺炎首选青霉素或阿莫西林,青霉素过敏者选用大环内酯类;金黄色葡萄球菌肺炎首选苯唑西林钠,耐药者选用万古霉素或联用利福平;流感嗜血杆菌肺炎首选阿莫西林加克拉维酸或氨苄西林加舒巴坦;支原体肺炎用大环内酯类抗生素,如红霉素、罗红霉素等。

抗生素一般用至体温正常后 5～7 d、临床症状基本消失后 3 d;葡萄球菌性肺炎易复发、产生并发症,在体温正常后继续用药 2 周,总疗程达 6 周及以上;支原体肺炎至少用药 2 周。病毒感染可口服利巴韦林或静脉滴注,也可选用三氮唑核苷(病毒唑)、α-干扰素等抗病毒药物。

2. 对症治疗　缺氧明显者及时给氧。发热、咳嗽、咳痰者,给予退热、止咳、祛痰。痰液黏稠时可用盐酸氨溴索、溴己胺等,保持呼吸道通畅。喘憋严重者可用支气管解痉剂。腹胀伴低钾者及时补钾,纠正水、电解质和酸碱平衡紊乱。

3. 糖皮质激素应用　中毒症状明显、严重喘憋、中毒性脑病、感染性休克、呼吸衰竭及渗出性胸膜炎者,可短期应用糖皮质激素,常用地塞米松,每日 2～3 次,每次 2～5 mg,疗程 3～5 d。

4. 防治并发症　心力衰竭者给予强心、利尿和扩血管药物。中毒性脑病者除镇静、止惊外,可给予 20% 甘露醇,降低颅内压。中毒性肠麻痹者应采用胃肠减压,也可皮下注射新斯的明。脓胸、脓气胸者应早期进行胸腔闭式引流。

【不同病原体肺炎的特点】　几种常见病原体肺炎的特点,见表6-3。

表6-3 几种常见病原体肺炎的特点

| 项目 | 呼吸道合胞病毒肺炎 | 腺病毒肺炎 | 金黄色葡萄球菌肺炎 | 肺炎支原体肺炎 |
|---|---|---|---|---|
| 病原体 | 呼吸道合胞病毒 | 腺病毒 | 金黄色葡萄球菌 | 肺炎支原体 |
| 好发年龄 | 3岁以下,2~6个月多见 | 6个月~2岁 | 新生儿、婴幼儿多见 | 学龄儿童多见 |
| 临床症状 | 起病急,憋喘表现突出,呼吸困难及缺氧症状早,伴中、低度发热,全身中毒症状轻重不一 | 稽留热,全身中毒症状重,咳嗽剧烈频繁,喘憋、呼吸困难、发绀等缺氧表现重 | 起病急、病情重、发展快,全身中毒症状明显,热型呈弛张热,面色苍白、烦躁不安、咳嗽,可见皮疹,易并发脓胸 | 起病缓慢,以刺激性干咳为突出表现,婴幼儿以呼吸困难、憋喘较突出。热型不一,热程1~3周 |
| 肺部体征 | 以呼气性喘鸣音为主,肺部可闻及细湿啰音 | 出现较晚,高热3~7d后才出现湿啰音 | 出现较早,两肺有中细湿啰音 | 不明显,少数可闻及干、湿啰音 |
| 血白细胞 | 正常或降低 | 正常或降低 | 明显增高,核左移 | 正常或偏高 |
| X射线检查 | 不同程度肺气肿和支气管周围炎影像,小点片状阴影增多或斑片状影 | 出现较早,呈片状阴影,可融合成大病灶 | 有片状浸润影,变化快,可迅速出现小脓肿、肺大疱或胸腔积液 | 肺门阴影增浓,支气管肺炎、间质性肺炎改变,均匀片状影改变 |
| 病程 | <1周 | 3~4周或更长 | 数周或数月 | 2~4周 |
| 治疗 | 抗病毒药物 | 抗病毒药物 | 苯唑西林钠等抗生素 | 大环内酯类抗生素 |

**【护理评估】**

1.询问健康史　发热、咳嗽、气促等症状出现的时间、程度、诱发因素。体温的高低,有无高热惊厥。咳嗽的性质,痰液能否咳出,是否听到喉中痰鸣,有无呼吸费力、发绀、烦躁不安等。发病有无明显诱因,病后的精神状态、食欲、排便情况等。生长发育是否正常,有无营养不良。是否按时接种疫苗。既往有无呼吸道感染史,有无营养不良、维生素D缺乏性佝偻病、先天性心脏病等病史,有无食物、药物过敏史等。

2.护理体检　测量呼吸、脉搏、心率、血压等生命体征。测量体温,观察体温增高的程度、热型。观察意识、精神、面色、咳嗽、咳痰情况,有无呼吸困难、鼻翼扇动、三凹征及口周发绀等症状和体征。颈静脉有无怒张,皮肤有无潮红、苍白、发绀及皮疹。听诊肺部呼吸音,有无痰鸣音、湿啰音,啰音是否随体位变动、咳嗽而消失。听诊心率有无增快、心音是否低钝。听诊肠鸣音有无减弱或消失。触诊肝、脾有无增大。检查下肢有无水肿。

3.查阅资料　协助进行血常规、病原学、胸部X射线片等检查,查阅各项检查结果,了解患儿病情。查阅治疗期间用药情况,了解所用抗生素等药物的时间、剂量、主要不良反应及注意事项等。

4.评估心理-社会状况　患儿是否因害怕受伤、疼痛,而对注射、X射线检查等产生恐惧心理。患儿、家长对儿童肺炎病因、治疗及护理的了解、认知程度。家长对患儿的照顾能力,有无因担心患儿病情、住院时间长而焦虑、恐惧,有无因延误就诊产生负罪感等。

**【常见护理诊断/问题】**

1.气体交换受损　与肺部炎症所致的通气和换气功能障碍有关。

2.清理呼吸道无效　与分泌物过多、黏稠,体弱,无力咳痰有关。

3.体温过高　与病原体感染有关。

4.营养失调:低于机体需要量　与摄入不足、消耗增加有关。

5. 潜在并发症　心力衰竭、中毒性脑病、中毒性肠麻痹、脓胸或脓气胸等。

【护理措施】

1. 一般护理　病室环境安静、舒适，每天定时通风换气（注意避免对流），保持空气新鲜，控制室温在 18～22 ℃，相对湿度为 60%。每天使用紫外线消毒空气 1 次，防止病原体播散。将不同病原体肺炎患儿分室居住，以防发生交叉感染。急性期患儿应卧床休息，注意衣、被要轻暖、舒适，勤换尿布，保持皮肤清洁，提高患儿舒适度，以利于休息。重症患儿采取半卧位，或床头抬高 30°～60°，并经常变换体位，以利于呼吸、促进排痰、减轻肺淤血、防止肺不张。各种护理操作宜集中进行，动作轻快，保持患儿安静，减少氧的消耗。保证营养供给，在心功能能耐受的范围内多饮水，保证液体入量，防止呼吸道分泌物黏稠。少食多餐，避免进食过饱而加重心脏负担。

2. 改善呼吸功能　出现烦躁、口唇发绀等缺氧表现时，遵医嘱给氧。一般采用鼻前庭导管给氧，氧气流量为 0.5～1.0 L/min，氧气浓度不超过 40%；新生儿、婴幼儿及鼻腔分泌物多者可用面罩、头罩给氧，氧流量为 2～4 L/min，氧浓度为 50%～60%；急性肺水肿者吸入经 20%～30% 乙醇湿化的氧气（吸氧时间<20 min），可降低肺泡泡沫的张力，以改善气体交换。出现呼吸衰竭时，短期使用机械通气供氧。遵医嘱使用抗生素治疗，促进气体交换。

3. 保持呼吸道畅通　及时清除患儿口鼻分泌物，体位引流者需半卧位或高枕卧位，以利于肺的扩张及呼吸道分泌物的排出；胸痛者需患侧卧位，以减轻疼痛。指导患儿进行有效的咳嗽，可五指并拢，稍向内合掌呈空心状，由下向上、由外向内地轻拍背部协助排痰，排痰时可转换体位，帮助清除呼吸道分泌物。痰液黏稠者可进行雾化吸入，使痰液变稀薄，利于咳出。必要时，可用吸痰器吸出痰液（压力<40.0 kPa），但吸痰不能过频，否则可刺激黏液产生过多。

4. 维持体温正常　对中、低度发热患儿应每 4 h 测量体温 1 次，对高热或超高热患儿，每 1～2 h 测量体温 1 次。体温超过 38.5 ℃时，及时给予温水擦浴、头部冷湿敷、放置冰袋或用冷盐水灌肠等物理降温措施，必要时可遵医嘱给予对乙酰氨基酚等退热剂，以防发生高热惊厥。采取降温措施后 30 min 复测体温，大量出汗后需及时更换汗湿的衣服、床单和被褥，适当保暖，多饮水，并注意观察有无体温骤降、大汗淋漓、面色苍白、四肢厥冷等虚脱现象，必要时报告医生并采取相应措施。

5. 补充营养及水分　给予高能量、高蛋白、高维生素、易消化的流质、半流质饮食，少量多餐，耐心哺喂。每次哺喂需抬高头部或抱起，以免发生呛咳。重症肺炎进食困难者，可遵医嘱静脉补充营养。鼓励患儿多饮水使呼吸道黏膜湿润，修复黏膜病变，利于痰液咳出，同时可防止发热导致的脱水。准确记录 24 h 液体出入量，严格控制静脉滴注速度，最好使用输液泵，保持液体均匀输入，以免发生心力衰竭。

6. 预防与监测并发症

（1）监测心力衰竭　若突然出现烦躁不安、面色苍白或发灰、呼吸频率>60 次/min、心率增快（幼儿>160 次/min、婴儿>180 次/min）、肝脏短时间内迅速增大等，应警惕心力衰竭，立即给予半卧位、吸氧，减慢输液速度，并报告医生。遵医嘱给予镇静、强心、利尿、扩血管药物，增强心肌收缩力，减轻心脏负荷。

（2）监测中毒性脑病　若出现烦躁或嗜睡、惊厥、昏迷、呼吸不规则、肌张力增高、婴儿前囟隆起等，提示颅内压增高，立即报告医生，遵医嘱给予镇静、止惊及脱水降颅压等药物。

（3）监测中毒性肠麻痹与消化道出血　若腹胀加重、肠鸣音消失、血便等，警惕中毒性肠麻痹与肠出血，嘱患儿禁食，报告医生，协助治疗。

（4）监测脓胸与脓气胸　若病情突然加重，出现剧烈咳嗽、烦躁不安、呼吸困难、胸痛、面色发绀、呼吸运动受限等，警惕脓胸或脓气胸，配合医生进行胸腔穿刺放液或胸腔闭式引流。

7. 用药护理　遵医嘱应用抗生素等药物治疗，控制肺部炎症，改善气体交换功能。应用青霉素类、头孢菌素类药物时，用药前询问过敏史并做皮试，用后密切观察，严防过敏反应；大环内酯类抗

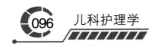
生素避免空腹用药,以减轻胃肠道反应;应用盐酸氨溴索等祛痰药时,观察有无皮疹、腹痛、腹泻等不良反应。静脉输液时严格控制速度,防止心脏负担加重。

**【健康教育】**

1. 预防宣教　儿童肺炎预防的关键是防止上呼吸道感染,并按时进行预防接种(如百白破疫苗、麻疹疫苗),增强机体的免疫力,预防继发性肺炎。

2. 康复指导　患儿饮食、休息的注意事项,协助患儿翻身、变换体位、拍背的意义及方法,正确服用抗生素及药物疗效与不良反应的观察,恢复期避免过度疲劳,以免病情反复等。

## 思考题

### A1 型题

1. 婴幼儿易患中耳炎的主要原因是　　　　　　　　　　　　　　　　　　　　　(　　)
   A. 咽鼓管宽、短且水平　　　　　　　　　　B. 鼻咽腔狭窄
   C. 鼻咽黏膜血管丰富　　　　　　　　　　　D. 鼻腔无鼻毛、鼻泪管短
   E. 缺乏 SIgA

2. 婴儿急性上呼吸道感染的主要表现是　　　　　　　　　　　　　　　　　　　(　　)
   A. 鼻塞　　　　　　　　　B. 流涕　　　　　　　　C. 咳嗽
   D. 拒乳　　　　　　　　　E. 发热

3. 急性肺炎的病程是　　　　　　　　　　　　　　　　　　　　　　　　　　　(　　)
   A. <1 周　　　　　　　　B. <1 个月　　　　　　　C. <2 周
   D. <2 个月　　　　　　　E. <3 个月

4. 支气管肺炎最主要的病理生理改变是　　　　　　　　　　　　　　　　　　　(　　)
   A. 低氧血症　　　　　　　B. 高碳酸血症　　　　　　C. 细菌毒血症
   D. 酸中毒　　　　　　　　E. 电解质紊乱

5. 肺炎患儿右侧胸痛难忍,宜采取的体位是　　　　　　　　　　　　　　　　　(　　)
   A. 平卧位　　　　　　　　B. 半卧位　　　　　　　　C. 头低足高位
   D. 右侧卧位　　　　　　　E. 左侧卧位

6. 护士指导肺炎患儿家长体位引流的方法,其拍背的顺序应是　　　　　　　　　(　　)
   A. 由下向上、由外向内　　　　　　　　　　B. 由上向下、由外向内
   C. 由下向上、由内向外　　　　　　　　　　D. 由下向上、由左向右
   E. 由上向下、由右向左

### A2 型题

7. 患儿,5 个月,发热、流涕 1 d,夜间突发一阵咳嗽、烦躁、哭闹、喉鸣。查体:体温 38.8 ℃,呼吸 48 次/min,脉搏 140 次/min,吸气性呼吸困难,唇周发绀,三凹征明显,双肺未闻及湿啰音。对该患儿应首先给予　　　　　　　　　　　　　　　　　　　　　　　　　　　　　(　　)
   A. 青霉素控制感染　　　　B. 鼻导管法吸氧　　　　　C. 地塞米松静脉滴注
   D. 35% 乙醇擦浴退热　　　E. 准备气管切开

8. 患儿,8 个月,因肺炎用抗生素治疗 7 d,体温持续不退。半小时前患儿突然呼吸困难、烦躁不安,双肺听诊右侧呼吸音消失。可能是发生了　　　　　　　　　　　　　　　　　　(　　)
   A. 心力衰竭　　　　　　　B. 败血症　　　　　　　　C. 中毒性肠麻痹
   D. 脓胸　　　　　　　　　E. 中毒性脑病

9. 患儿,6个月,发热、咳嗽2 d,诊断为肺炎。突然出现烦躁不安、呼吸急促、口唇发绀、心率180 次/min,肝右锁骨中线肋缘下3.5 cm。最可能是肺炎合并　　　　　　　　　　(　　)

　　A. 脓气胸　　　　　　　　B. 急性心力衰竭　　　　　　　C. 急性肝炎

　　D. 急性呼吸衰竭　　　　　E. 中毒性脑病

10. 患儿,女,10个月。因发热、咳嗽3 d,病情加重来诊。查体:患儿烦躁不安、气促、口唇发绀。体温39 ℃,脉搏180 次/min,呼吸50 次/min,肺部可闻及较多细湿啰音,心音低钝,肝肋下3 cm。对该患儿的护理错误的是　　　　　　　　　　　　　　　　　　　　　　(　　)

　　A. 面罩吸氧　　　　　　　B. 置患儿于半卧位　　　　　　　C. 避免各种刺激

　　D. 加快输液速度　　　　　E. 备好抢救用品

11. 患儿,女,1岁。细菌性肺炎入院。目前患儿烦躁不安、呼吸困难。医嘱:吸氧。适宜该患儿的吸氧方式为　　　　　　　　　　　　　　　　　　　　　　　　　　　　　　　(　　)

　　A. 单侧鼻导管法　　　　　B. 面罩法　　　　　　　　　　　C. 鼻塞法

　　D. 漏斗法　　　　　　　　E. 头罩法

### A3/A4 型题

12. 患儿,11个月,发热、咳嗽2 d,以"肺炎"收入院。入院第2天突然烦躁不安、呼吸急促、发绀。体格检查:体温38 ℃,呼吸70 次/min,脉搏186 次/min,心音低钝,两肺细湿啰音增多,肝肋下3.5 cm。

　　(1)该患儿最可能并发了　　　　　　　　　　　　　　　　　　　　　　　　(　　)

　　A. 中毒性脑病　　　　　　B. 急性呼吸衰竭　　　　　　　　C. 脓气胸

　　D. 肺大疱　　　　　　　　E. 急性心力衰竭

　　(2)该患儿治疗措施最关键的是　　　　　　　　　　　　　　　　　　　　　(　　)

　　A. 大剂量使用镇静剂　　　　　　　　　　　　B. 使用利尿剂

　　C. 加快输液速度　　　　　　　　　　　　　　D. 使用洋地黄类药物

　　E. 吸痰清理呼吸道

(张　旭)

参考答案

# 第七章　消化系统疾病患儿的护理

知识归纳

**学习目标**

1. 掌握：口炎和腹泻的临床表现、常见护理诊断/问题、护理措施；儿童液体疗法常用溶液及配制、静脉补液的护理要点。
2. 熟悉：口炎和腹泻的病因、治疗要点及液体疗法的原则。
3. 了解：儿童消化系统生理解剖特点、口炎和腹泻的发病机制。
4. 能正确为患儿进行护理评估、拟定护理计划、开展健康教育；树立精益求精、关爱患儿的职业思想，积极开展腹泻的预防宣教与康复指导。

## 第一节　儿童消化系统解剖生理特点

### (一)口腔

消化道起始于口腔,足月新生儿出生时已具有较好的吸吮、吞咽功能,两颊脂肪垫发育良好,有助于吸吮活动,早产儿吸吮和吞咽功能稍差;新生儿及婴幼儿口腔黏膜薄嫩、血管丰富,唾液腺发育不完善,唾液分泌少,口腔黏膜干燥,易受损伤和发生局部感染。3 个月以下儿童唾液中淀粉酶含量低,故不宜喂淀粉类食物;5 ~ 6 个月时唾液分泌明显增多,由于婴儿口底浅,不能及时吞咽所分泌的全部唾液,易发生生理性流涎。

### (二)食管

新生儿和婴儿的食管呈漏斗状,黏膜薄嫩,腺体缺乏,弹力组织和肌层尚不发达,食管下段贲门括约肌发育不成熟,控制能力差,常发生胃食管反流,一般 9 个月时症状消失。新生儿食管长度约10 cm,1 岁约 12 cm,5 岁约 16 cm,学龄期儿童为 20 ~ 25 cm,可作为儿童插胃管长度的依据。

### (三)胃

婴儿胃呈水平位,幽门括约肌发育良好,而贲门括约肌发育不成熟,加上吸奶时常吞咽过多空气,易发生溢乳和呕吐。胃黏膜血管丰富,但胃壁平滑肌发育不完善,盐酸和各种酶的分泌比成人少且酶活力低,消化功能差。婴儿胃内容量小,新生儿为 30 ~ 60 mL、1 ~ 3 个月为 90 ~ 150 mL、1 岁为 250 ~ 300 mL,5 岁时为 700 ~ 850 mL,因此小婴儿宜少量多次喂哺,但因哺乳后不久幽门开放,胃内容物逐渐流入十二指肠,故实际哺乳量常超过上述胃容量。胃排空时间因食物种类不同而异,稠厚含乳凝块的乳汁排空较慢,母乳 2 ~ 3 h 排空,牛乳为 3 ~ 4 h,水的排空时间为 1.5 ~ 2.0 h,早产儿胃排空更慢,易发生胃潴留。

### (四)肠

儿童肠管相对较长,一般为身长的 5 ~ 7 倍,黏膜血管丰富,分泌和吸收面积较大,有利于食物的消化吸收,但是婴幼儿的肠壁薄,通透性高,肠黏膜屏障作用差,肠内的毒素、变应原及消化不全产物可经肠黏膜吸收进入人体,引起全身感染、中毒和过敏反应。婴幼儿肠系膜相对较长且柔软,黏膜下组织松弛,升结肠与后壁固定差,肠活动度大,易发生肠套叠和肠扭转。早产儿肠蠕动协调能力差,易发生粪便滞留、胎粪排出延迟等。

### (五)肝

儿童年龄越小,肝相对越大,婴幼儿可在肋缘下 1~2 cm 处触及,质地软,无压痛,4 岁以后进入肋缘内。肝细胞再生能力强,不易出现肝硬化,但肝细胞发育不完善,肝功能不成熟,解毒能力差,在感染、中毒、缺氧等情况下,易发生肝细胞变性。婴儿期胆汁分泌较少,对脂肪的消化、吸收功能较差。

### (六)胰腺

胰腺分泌的胰液含胰蛋白酶、胰脂肪酶和胰淀粉酶,在小肠内参与蛋白质、脂肪及碳水化合物的消化。婴儿出生时胰液分泌量少,3~4 个月时增多。婴幼儿的胰液及其内含消化酶的分泌易因天气和疾病的影响而受抑制,导致消化不良的发生。6 个月以内儿童的胰淀粉酶活性较低,不宜摄入过多的淀粉类食物,新生儿及婴幼儿胰脂肪酶和胰蛋白酶的活性均较低,对脂肪和蛋白质的消化和吸收功能较差。

### (七)肠道细菌

胎儿消化道内无细菌,生后数小时细菌从口、鼻、肛门进入肠道,主要分布在结肠和直肠。肠道菌群的种类与摄入的食物成分有关,单纯母乳喂养者以双歧杆菌为主,人工喂养和混合喂养者肠道内的大肠埃希菌、嗜酸乳杆菌、双歧杆菌及肠球菌所占比例几乎相等。正常肠道菌群对侵入肠道的致病菌有一定的抵抗作用,婴幼儿肠道正常菌群脆弱,易受许多内外界因素影响而导致菌群失调,引起消化功能紊乱。

### (八)健康儿童粪便

1. 胎粪　呈墨绿色,黏稠,无臭味,多数在出生后 12 h 内开始排便,3~4 d 排完,若喂乳充分 2~3 d 后即转为正常婴儿粪便。

2. 母乳喂养儿粪便　呈黄色或金黄色,多为均匀糊状,偶有细小乳凝块,或呈绿色,较稀薄,不臭,有酸味,每日排便 2~4 次,辅食添加后排便次数减少。

3. 人工喂养儿粪便　呈淡黄色,较干稠,含乳凝块多且大,量多,每日 1~2 次,易发生便秘。

4. 混合喂养儿粪便　喂食母乳加牛乳者,粪便与单纯牛乳喂养儿相似,但较软、黄。添加谷类、蛋、肉、蔬菜等辅食后,粪便性状逐渐接近成人,每日 1~2 次。

## 第二节 口炎患儿的护理

口炎是指口腔黏膜的炎症,常见病原体有病毒、细菌、真菌或螺旋体等。如病变仅局限于舌、齿龈、口角,可称为口炎、齿龈炎或口角炎,多见于婴幼儿。可单独发病或继发于急性感染、腹泻、营养不良、B 族维生素或维生素 C 缺乏等全身性疾病,口腔黏膜损伤、食具不洁、口腔不卫生或由于各种疾病导致机体抵抗力下降等因素均可引起。

### (一)鹅口疮

鹅口疮又名雪口病,由白念珠菌感染所致。多见于新生儿,营养不良、腹泻、长期使用广谱抗生素或糖皮质激素的患儿,食具不洁亦可引起,新生儿可在出生时经产道感染。

【临床表现】 本病特征性表现是在口腔黏膜表面出现白色或灰白色乳凝块样物,略高于黏膜表面,最常见于颊黏膜,其次是舌、齿银、腭,甚至蔓延到咽部。起初呈点状和小片状,可逐渐融合成片,形似乳凝块,不易拭去,若强行擦拭局部黏膜可有渗血。患处不痛、不流涎、不影响吮乳,一般无全身症状,严重者可累及喉、气管、食管、肺、肠道等处,可伴有低热、呕吐、吞咽困难、声音嘶哑、呼吸困难等。

【治疗要点】

1. 保持口腔清洁 哺乳前后用2%碳酸氢钠溶液清洁口腔。

2. 局部用药 局部涂抹10万~20万 IU/mL 制霉菌素肝油混悬溶液,每日2~3次。补充B族维生素、维生素C。

### (二)疱疹性口炎

疱疹性口炎由单纯疱疹病毒感染引起,无明显季节性,1~3岁小孩儿多见,传染性强,可在集体托幼机构中引起小流行。

【临床表现】 起病时发热,体温达38~40 ℃,常伴有上呼吸道感染。齿龈红肿,触之易出血。在齿龈、舌、唇内和颊黏膜等口腔黏膜上可见散在或成簇的黄白色疱疹,周围有红晕,疱疹迅速破溃形成浅溃疡,上边覆盖黄白色纤维素性分泌物。口角及唇周皮肤可有疱疹,局部疼痛,伴有流涎、拒食、哭闹、烦躁、颌下淋巴结肿大,病程1~2周。

【治疗要点】

1. 局部用药 局部可涂疱疹净抑制病毒,亦可喷西瓜霜、锡类散等中药。疼痛重者进食前可在局部涂2%利多卡因。为预防继发感染,可涂2.5%~5.0%金霉素鱼肝油。

2. 对症处理 发热患儿用退热药,补充足够的液体和营养。

### (三)溃疡性口炎

溃疡性口炎由链球菌、金黄色葡萄球菌感染引起,多见于婴幼儿,常发生于急性感染、长期腹泻等机体抵抗力降低时,口腔不洁利于细菌生长繁殖而致病。

【临床表现】 开始时口腔黏膜充血水肿,随后形成大小不等的糜烂或溃疡,上覆盖由纤维素性渗出物形成的灰白色假膜,边界清楚,易拭去,露出溢血的创面。口腔各部位均可发生,常见于舌、唇内、颊黏膜,可蔓延至唇、咽喉部。患儿局部疼痛、流涎、拒食、烦躁,常有发热,可达39~40 ℃,局部淋巴结肿大。全身症状轻者1周左右体温恢复正常,溃疡逐渐痊愈;严重者可出现脱水和酸中毒。

【治疗要点】

1. 控制感染 选用有效抗生素。

2. 清洁口腔 局部涂2.5%~5.0%金霉素鱼肝油或1%甲紫溶液。补充水分及B族维生素、维生素C等。

### (四)口炎的辅助检查

1. 血常规检查 鹅口疮、疱疹性口炎白细胞计数和中性粒细胞比率正常或降低。溃疡性口炎白细胞计数和中性粒细胞比率升高。

2. 病原学检查 鹅口疮者可检出真菌菌丝及孢子;溃疡性口炎者可见大量细菌。

### (五)口炎的护理

【护理评估】

1. 询问健康史 口腔疼痛、流涎、疱疹等症状出现的时间、特点;患儿有无烦躁、发热、哭闹、拒食等表现;有无进食不洁食物;有无餐具消毒的习惯;年长儿有无早晚刷牙、饭后漱口的习惯;有无营养不良、长期腹泻、长期使用广谱抗生素、糖皮质激素的用药史等。

2.护理体检　测量生命体征,检查口腔黏膜、齿龈、疱疹、溃疡等病变的部位、形态、范围。

3.查阅资料　收集血常规、病原学检查等检查结果,了解患儿病情。

4.评估心理–社会状况　家长对口炎病因、表现、护理的了解程度,有无因患儿疼痛、哭闹、拒食而担忧、焦虑。

**【常见护理诊断/问题】**

1.口腔黏膜改变　与口腔不洁、理化因素刺激、感染有关。

2.疼痛　与口腔黏膜损伤有关。

3.体温过高　与口腔黏膜感染有关。

**【护理措施】**

1.口腔护理　鼓励患儿多饮水,进食后漱口,保持口腔黏膜湿润和清洁。鹅口疮患儿可用2%碳酸氢钠溶液清洗,溃疡性口炎可用3%过氧化氢溶液或1%依沙吖啶(利凡诺)溶液清洗,2~4次/d,餐后1 h左右清洗口腔;较大儿童可用含漱剂,清除分泌物及腐败组织;流涎患儿应及时清除流出物,保持口周及颈部皮肤干燥、清洁,避免引起皮肤湿疹及糜烂。

2.正确涂药　清洁口腔之后,遵医嘱正确涂药。涂药前用无菌纱布或干棉球放在患儿颊黏膜腮腺管口处或舌系带两侧,以隔断唾液,再用干棉球把病变表面吸干净后涂药,涂药时动作要轻、快、准,用棉签蘸药在创面上滚动涂药,切不可摩擦,以免加重疼痛。涂药后嘱患儿闭口10 min,取出纱布或棉球,不可立即漱口、饮水或进食,小婴儿不配合时可直接涂药。

3.饮食护理　进食高能量、高蛋白、富含维生素的温凉流质或半流质饮食,避免进食酸、辣、热、粗、硬等刺激性的食物,疼痛明显影响进食者,在进食前可局部涂抹2%利多卡因止痛,不能经口进食者应给予肠道外营养,以确保能量与水分提供。

4.病情监测　观察体温变化,警惕高热惊厥的发生,做好皮肤护理,观察有无继发感染等表现。

5.心理护理　向家长讲解口炎发生的原因、影响因素及护理,告知家长口炎的症状是暂时的,预后良好,缓解其焦虑情绪。

**【健康教育】**

1.预防宣教　养成良好的进食习惯,纠正儿童吸吮手指、不刷牙、咬玩具、进食后不漱口等不良习惯,保持口腔卫生;加强营养,增强抵抗力;做好食具专用,并消毒清洁;哺乳期妇女勤换内衣,哺乳前后清洗乳头;疱疹性口炎应做好隔离;避免长期使用广谱抗生素等。

2.康复指导　告知家长口炎发生的原因与治疗要点,教会家长正确清洁口腔和局部涂药的方法;鼓励患儿多饮水,饮食后漱口;鹅口疮患儿的餐具应先在5%碳酸氢钠溶液中浸泡30 min,用清水清洗干净后再煮沸消毒。

# 第三节　腹泻患儿的护理

情境导入

患儿,女,9个月。因"发热、呕吐、腹泻2 d"入院,大便每天10余次。查体:体温38.3 ℃,精神差,前囟、眼窝凹陷,四肢凉,脉搏细弱,初步诊断为病毒性肠炎。

**请思考:**

(1)如何正确评估患儿的身体状况?

(2)该患儿首要护理问题是什么?如何正确为患儿进行补液?

腹泻是由多病原、多因素引起的以大便次数增多及性状改变为特点的消化道综合征,是我国婴儿最常见的疾病之一。6 个月～2 岁的婴幼儿多见,1 岁以内约占半数。以夏秋季发病率最高,可导致儿童营养不良、生长发育障碍等。

**【病因】**

1. 易感因素

(1)消化系统发育不成熟　婴幼儿生长发育快,所需营养物质相对较多,消化道负担较重,但婴幼儿消化系统发育不成熟,胃酸和消化酶分泌不足,消化酶活性低,不能适应食物质和量的较大变化,易引起消化道功能紊乱。

(2)机体防御能力较差　婴幼儿胃酸、胃肠道 SIgA 水平低,防御感染的能力差;新生儿出生后尚未建立正常的肠道菌群或因长期使用抗生素引起肠道菌群失调时,可导致正常肠道菌群对入侵致病微生物的拮抗作用丧失,易患肠道感染。

(3)人工喂养　不能从母乳中获取乳铁蛋白、SIgA、巨噬细胞、粒细胞和溶菌酶等免疫活性物质,加上食物、食具易被污染等因素,人工喂养儿易发生腹泻。

2. 感染因素

(1)肠道内感染　可由病毒、细菌、真菌、寄生虫等引起,以病毒和细菌多见。①病毒感染:寒冷季节的婴幼儿腹泻 80% 由病毒感染引起,其中以轮状病毒最为常见(多发生在秋冬季,又称为秋季腹泻),其次是埃可病毒、肠道病毒、诺沃克病毒、柯萨奇病毒等。②细菌感染:以致病性大肠埃希菌最多见(多发生在夏季,又称为夏季腹泻),其次是空肠弯曲菌、耶尔森菌、沙门菌属、金黄色葡萄球菌等。③真菌感染:儿童以白念珠菌多见,多见于长期使用广谱抗生素或糖皮质激素导致机体免疫功能低下的患儿。④寄生虫感染:常见为蓝氏贾第鞭毛虫、阿米巴原虫、隐孢子虫等。

(2)肠道外感染　如上呼吸道感染、中耳炎、肺炎、泌尿系统感染、皮肤感染或急性传染病时,发热、病原体释放毒素、应用抗生素治疗等作用引起消化功能紊乱,有时病原体可同时感染肠道。

3. 非感染性因素

(1)饮食因素　①喂养不当:如喂养时间不定时、饮食量不当、食物种类变化太快、过早进食大量淀粉或脂肪类食物等。②过敏性腹泻:如对牛奶、豆浆或某些食物成分过敏或不耐受而引起的腹泻。③其他因素:包括原发性或继发性双糖酶缺乏,乳糖酶的活力降低,肠道对糖的消化吸收不良而引起腹泻。

(2)气候因素　天气突然变冷,腹部受凉易导致肠蠕动增加;天气过热消化液分泌减少或因口渴饮奶过多引起肠道负担加重等诱发消化功能紊乱。

**【发病机制】**

1. 感染性腹泻　大多数病原体通过污染的水、食物进入消化道或者通过污染的日用品、手、玩具或由带菌者传播。

(1)病毒性肠炎　病毒侵入肠道后在小肠绒毛顶端的上皮细胞上复制,使小肠绒毛细胞变性、坏死、脱落,导致小肠黏膜吸收水、电解质的能力下降,肠液在肠腔大量集聚而引起腹泻。同时病变肠黏膜细胞分泌双糖酶不足、活性降低,使肠腔内的糖类消化不全而积滞在肠腔内,并被肠道内细菌分解成短链有机酸,使肠液的渗透压增高。双糖的分解不完全亦造成微绒毛上皮细胞钠转运的功能障碍,进一步造成水和电解质的丧失,加重腹泻。

(2)细菌性肠炎　①产毒性细菌性肠炎:如产毒性大肠埃希菌等进入肠道后,虽不直接侵袭破坏肠黏膜,但能分泌肠毒素,激活腺苷酸环化酶和鸟苷酸环化酶,抑制小肠绒毛上皮细胞吸收 $Na^+$、$Cl^-$ 和水,促进 $Cl^-$ 分泌,使小肠液增多,超过结肠吸收限度而发生腹泻,排出大量水样便,并导致脱水和电解质紊乱。②侵袭性细菌性肠炎:如志贺菌属、沙门菌属、侵袭性大肠埃希菌等直接侵入小肠或结肠壁,引起肠黏膜充血、水肿、炎性细胞浸润、溃疡和渗出等病变,出现血便、黏液脓血便。

2.非感染性腹泻　主要由饮食不当引起。当摄入食物的量和质突然改变,超过消化道的承受能力时,消化过程发生障碍,食物不能被充分消化和吸收,而积滞于小肠上部,使肠腔内局部酸度降低,利于肠道下部的细菌上移和繁殖,使食物发酵、腐败造成内源性感染;同时分解产生的短链有机酸使肠腔内渗透压增高,并协同腐败性毒性产物刺激肠壁,使肠蠕动增加引起腹泻,进而发生脱水和电解质紊乱。

【临床表现】

1.急性腹泻　病程在 2 周之内,根据病情分为轻型和重型。

(1)轻型腹泻　多由饮食因素或肠道外感染所致。起病可急可缓,主要表现为胃肠道症状,如食欲减退、恶心、呕吐或溢乳,大便次数增多及性状改变,每日大便次数不超过 10 次,每次大便量少、呈黄色或黄绿色,有酸味,常见白色或黄白色奶瓣和泡沫,体温大多正常,无脱水及全身中毒症状,多在数日内痊愈。

(2)重型腹泻　多为肠道内感染所致,也可由轻症逐渐加重而来。起病常比较急,胃肠道症状重,食欲低下,常伴有呕吐,大便次数明显增多,每天十次至数十次,量多,有明显的脱水、电解质紊乱及全身中毒症状,如发热、烦躁、精神萎靡、嗜睡,甚至昏迷、休克等。

1)脱水:由于体液丢失过多和摄入不足所引起的体液总量尤其是细胞外液量的减少而导致不同程度的脱水。脱水时除水分丢失外,还伴有钠、钾等电解质的丢失。

• 脱水程度:是指患病后累积的体液丢失量。根据患儿损失体液占体重的百分比及患儿前囟及眼窝、精神状态、皮肤弹性、循环状况和尿量等临床表现综合估计,不同性质的脱水临床表现亦不相同。等渗性脱水的临床表现及分度见表 7-1。

表 7-1　等渗性脱水的临床表现及分度

| 项目 | 轻度 | 中度 | 重度 |
|---|---|---|---|
| 失水量占体重比例<br>[累积损失量/(mL/kg)] | <5%<br>(30～50) | 5%～10%<br>(50～100) | >10%<br>(100～120) |
| 精神状态 | 稍差或略烦躁 | 烦躁或萎靡 | 昏睡或昏迷 |
| 皮肤 | 稍干燥、弹性稍差 | 干燥、弹性差 | 极干燥、弹性极差 |
| 前囟及眼窝 | 稍凹陷 | 明显凹陷 | 极凹陷 |
| 黏膜 | 稍干燥 | 明显干燥 | 极干燥 |
| 眼泪 | 有 | 少 | 无 |
| 尿量 | 稍减少 | 明显减少 | 极少或无尿 |
| 口渴程度 | 稍有 | 明显 | 极明显 |
| 四肢 | 温 | 稍凉 | 厥冷 |
| 周围循环衰竭 | 无 | 不明显 | 明显 |

营养不良患儿因皮下脂肪少,皮肤弹性较差,容易把脱水程度估计过高;而肥胖儿童皮下脂肪多,脱水程度常估计过低,故临床上应注意不能单凭皮肤弹性来判断,应综合考虑。

• 脱水性质:是指脱水后体液渗透压的改变,反映水和电解质的相对丢失量。分为等渗性脱水、低渗性脱水和高渗性脱水三种,其中以等渗性脱水最常见,其次为低渗性脱水,高渗性脱水较少见。由于钠是决定细胞外液渗透压的主要成分,常用血钠浓度来判定细胞外液的渗透压。等渗性脱水水和电解质等比例丢失,表现为一般脱水症状;低渗性脱水失钠大于失水,以细胞外液丢失为

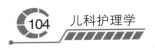

主,血容量明显减少,往往表现重度脱水,周围循环衰竭多见;高渗性脱水失水大于失钠,细胞内液明显减少,口渴明显。不同性质脱水的临床表现见表7-2。

表7-2 不同性质脱水的临床表现

| 项目 | 低渗性脱水 | 等渗性脱水 | 高渗性脱水 |
|---|---|---|---|
| 原因 | 失钠>失水,补充非电解质溶液过多;常见于营养不良伴腹泻 | 失水=失钠,常见于急性腹泻、呕吐、胃肠液引流等 | 失水>失钠,补充电解质过多,常见于腹泻伴高热,不显性失水增多 |
| 血钠浓度/(mmol/L) | <130 | 130~150 | >150 |
| 皮肤弹性 | 极差 | 稍差 | 尚可 |
| 口渴程度 | 不明显 | 明显 | 极明显 |
| 血压 | 极低 | 低 | 正常或稍低 |
| 神志 | 嗜睡或昏迷 | 精神萎靡 | 烦躁不安 |

2)代谢性酸中毒:发生机理为H⁺增加或HCO₃⁻降低。发生原因为:①腹泻丢失大量碱性物质;②进食少及肠吸收不良导致能量不足,体内脂肪分解,产生大量酮体;③脱水血液浓缩,血流缓慢,组织缺氧,乳酸增加;④脱水导致肾血流量不足,尿量减少,酸性代谢产物滞留体内;⑤摄入酸性物质过多,如氯化钙、氯化镁等。临床可分为轻、中、重三度,见表7-3。

表7-3 不同程度代谢性酸中毒的临床表现

| 项目 | 轻度 | 中度 | 重度 |
|---|---|---|---|
| 血清HCO₃⁻浓度/(mmol/L) | 13~18 | 9~13 | <9 |
| 精神状态 | 正常 | 萎靡或烦躁 | 昏睡、昏迷 |
| 呼吸变化 | 稍快 | 深长 | 深快、呼气凉、有酮味 |
| 口唇颜色 | 正常 | 樱桃红色 | 发绀 |
| 其他表现 | 不明显,常被原发病掩盖 | 心率增快 | 恶心、呕吐、心率减慢 |

新生儿和小婴儿的呼吸代偿功能较差,酸中毒时呼吸改变常不典型,往往仅有精神萎靡、拒乳、面色苍白等。

3)低钾血症:正常血清钾浓度为3.5~5.5 mmol/L,当血清钾低于3.5 mmol/L时为低钾血症。低钾血症产生的原因主要有:①钾丢失过多,如呕吐、腹泻等;②钾摄入量不足,如长期不能进食、液体疗法时补钾不足;③肾排尿即排钾,在脱水、酸中毒未纠正之前,由于血液浓缩钾由细胞内向细胞外转移、尿少等原因,虽然体内钾含量降低,但血清钾浓度正常,在纠正脱水、酸中毒的过程中或之后,易出现低钾血症。

血清钾降低时可出现下列症状。①神经肌肉兴奋性降低:表现为精神萎靡、反应差、肌无力、腱反射减弱、腹胀、肠麻痹等。②心血管:心肌收缩无力、心率增快、心音低钝、血压下降,心电图显示ST段降低、T波低平、Q-T间期延长等。③肾脏损害:长期缺钾可导致肾浓缩功能降低,出现口渴、多饮、多尿、夜尿等。

4)低钙、低镁血症:多见于腹泻较长、营养不良或有活动性佝偻病的患儿,因腹泻丢失钙、镁,加之进食少,使钙、镁吸收不足,常在脱水和酸中毒纠正之后出现症状。血清钙降低出现手足抽搐或惊厥等症状,极少数久泻和营养不良的患儿可有低镁表现,表现为输液后出现震颤、抽搐、惊厥,用钙剂治疗无效。

2.迁延性腹泻和慢性腹泻　病程在 2 周~2 个月者为迁延性腹泻,病程>2 个月者为慢性腹泻。多与营养不良、急性期治疗不彻底、长期使用广谱抗生素有关,人工喂养儿、营养不良儿多见。表现为腹泻迁延不愈,病情反复,大便次数和性质极不稳定,严重时可出现水、电解质紊乱,由于长期消化吸收功能紊乱,多伴有消瘦、贫血、多种维生素缺乏,易继发感染。

3.生理性腹泻　多见于 6 个月以内的婴儿,外观虚胖,常有湿疹,出生不久即出现腹泻,大便呈黄绿色稀便,每日 4~5 次或更多,无其他症状,精神好,食欲好,生长发育正常。添加辅食后,大便逐渐转为正常。可能与婴儿食奶较多、小肠乳糖酶相对不足、母乳中前列腺素 $E_2$ 含量较高有关。

4.几种常见肠炎的临床特点

(1)轮状病毒肠炎　又称为秋季腹泻,秋、冬季多见,经粪-口传播,多见于 6 个月~2 岁的婴幼儿,4 岁以上者少见,潜伏期 1~3 d,起病急,常伴有发热和上呼吸道感染症状。病初即出现呕吐,随后出现腹泻,大便次数多、量多、水分多,黄色或淡黄色水样便或蛋花汤样便,无腥臭味,常并发脱水、酸中毒和电解质紊乱。本病为自限性疾病,数日后呕吐渐停,腹泻减轻,病程 3~8 d,少数较长,大便镜检偶有少量白细胞。

(2)产毒性大肠埃希菌肠炎　多发生在夏季,5~8 月多见,可在新生儿室、托儿所甚至病房流行。起病较急,轻者仅大便次数稍多,性状轻微改变,重者发热、呕吐、腹泻频繁,大便量多,呈水样或蛋花汤样,混有黏液,严重者伴发热、脱水、电解质和酸碱平衡紊乱。为自限性疾病,自然病程 3~7 d 或较长,镜检无或偶见白细胞。

(3)侵袭性大肠埃希菌肠炎　多发生在夏季,潜伏期长短不等,起病急,高热甚至可发生热惊厥,恶心、呕吐、腹痛和里急后重、腹泻频繁,大便呈黏液状带脓血,有腥臭味,可出现严重的全身中毒症状,甚至休克。大便镜检有大量白细胞及数量不等的红细胞,粪便细菌培养可找到相应的致病菌。

(4)抗生素诱发的肠炎　使用大量抗生素后、营养不良、免疫功能低下、长期应用肾上腺皮质激素者更容易发病,幼儿病情较重。①金黄色葡萄球菌肠炎:表现为发热、呕吐、腹泻,大便呈暗绿色海水样、量多、带黏液,少数为血便,中毒症状明显,甚至出现休克,易脱水、电解质紊乱。镜检发现大量脓细胞、成簇革兰氏阳性球菌;②真菌性肠炎:多为白念珠菌感染,病程迁延,常伴有鹅口疮,大便次数增多,为黄色稀便,泡沫较多,带黏液,有时可见豆渣样细块(菌落),大便镜检有真菌孢子体和菌丝。

**【辅助检查】**

1.血常规　细菌感染时白细胞计数及中性粒细胞比率增高;病毒感染时血白细胞计数正常或降低;寄生虫或过敏性病变者嗜酸性粒细胞比率增高。

2.大便常规　非肠内感染性腹泻者,大便镜检主要是大量脂肪球;病毒性肠炎可见少量白细胞;侵袭性细菌性肠炎大便内有较多的白细胞和不同数量的红细胞。

3.血液生化检查　测定血清钠、钾、钙、镁、$HCO_3^-$ 浓度,可了解脱水的性质、电解质及酸碱平衡紊乱情况。

**【治疗要点】**　原则为调整饮食,纠正水、电解质和酸碱平衡紊乱,合理用药,加强护理,控制感染,预防并发症的发生。

1.调整饮食　强调坚持继续喂养,给予易消化的食物,并适当减少进食量,减轻消化道负担。

2.纠正水、电解质和酸碱平衡紊乱　见本节液体疗法。

3.药物治疗　①控制感染:病毒性肠炎及非侵袭性细菌性肠炎一般不用抗生素,合理使用液体

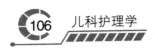 

疗法,选用微生态制剂和肠黏膜保护剂;侵袭性细菌肠炎应用呋喃类、头孢菌素类抗生素控制感染;长期应用抗生素诱发的肠炎,应停用原抗生素,选用敏感抗生素。②肠道微生态疗法:常用双歧杆菌、嗜酸乳杆菌、粪链球菌、酪酸梭状芽孢杆菌、地衣芽孢杆菌等制剂,如双歧三联活菌、枯草杆菌二联活菌等,恢复肠道正常菌群的生态平衡。③肠黏膜保护剂:常用蒙脱石散(思密达),可吸附病原体和毒素,维护和增加肠黏膜屏障功能。④对症治疗:腹痛者可用解痉剂,呕吐严重可肌内注射氯丙嗪,腹胀明显者可肌内注射新斯的明。

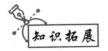

### 轮状病毒疫苗

轮状病毒肠炎多见于6月龄~2岁的婴幼儿,是危害孩子健康的一种严重疾病。主要发生在秋末冬初,传染性很强。患者和隐性带菌者为传染源,通过消化道、密切接触和呼吸道传播,可以引起散发或暴发流行。接种轮状病毒疫苗是预防轮状病毒肠炎最有效、最经济的医学手段。目前我国使用的轮状病毒减毒活疫苗,其保护率能够达到73.72%,对重症腹泻的保护率达90%以上,保护时间为1年。

接种时间及方法:为口服制剂,切勿用热水送服,每年应服一次。

禁忌证:身体不适者、发热时腋下温度达37.5℃以上者、急性传染病或其他严重疾病者、有免疫缺陷和接受免疫抑制剂治疗者、有消化道疾病者、胃肠功能紊乱者、严重营养不良者、过敏体质者、先天性心血管系统畸形患者、血液系统疾病及肾功能不全患者不宜接种。

**【护理评估】**

1.询问健康史　腹泻开始的时间,大便次数、量、性状及气味,是否有呕吐、恶心、发热、腹痛、腹胀等,有无尿量减少、精神萎靡、烦躁不安、惊厥等,哭时有无眼泪,患儿喂养史、哺乳次数及量,有无添加辅食及断奶情况,有无进食不当或不洁饮食、食物过敏史、腹部受凉史等,有无长期使用广谱抗生素等。

2.护理体检　测量生命体征、体重,观察精神、神志及营养状况,检查前囟、眼窝是否凹陷,口唇、口腔黏膜是否干燥,皮肤弹性是否下降,四肢皮肤温度及颜色有无变化,检查腹部有无压痛,叩诊音是否正常,听诊肠鸣音有无减弱,检查肌张力、腱反射,检查肛周皮肤有无潮红、糜烂、脱皮等。

3.查阅资料　收集血常规、大便常规、血生化检查等结果,了解病情。查阅治疗方案、用药等资料,明确药物注意事项。

4.评估心理-社会状况　家长对儿童腹泻的认知程度,家庭的生活环境、卫生习惯、经济情况等,家长是否因担心危重患儿的预后而恐惧,迁延性或慢性腹泻患儿及其家长有无因病情反复而紧张、焦虑。

**【常见护理诊断/问题】**

1.腹泻　与喂养不当、感染、肠功能紊乱有关。

2.营养失调:低于机体需要量　与腹泻、呕吐丢失过多和摄入量不足有关。

3.体液不足　与腹泻、呕吐丢失过多和摄入量不足有关。

4.体温过高　与肠道感染有关。

5.有皮肤完整性受损的危险　与大便次数增多、刺激臀部皮肤有关。

6.知识缺乏　家长缺乏儿童喂养、饮食卫生及腹泻护理知识。

**【护理措施】**

1.调整饮食 腹泻患儿除严重呕吐者需暂禁食4～6 h(不禁水)外,均应继续进食,以缓解病情。①母乳喂养者可继续哺乳,暂停辅食;②人工喂养者可喂以等量米汤、稀释的牛奶或其他代乳品,腹泻次数减少后,给予半流质饮食,少量多餐;③病毒性肠炎多有继发性乳糖酶缺乏,不宜用蔗糖,可暂停乳类,改为豆制代乳品、去乳糖配方奶或发酵奶,以减轻腹泻;④断奶后的幼儿可进食稀米汤、面汤,儿童可进食稀粥、面条等半流质饮食。腹泻停止后继续给予营养丰富的饮食,并每日加餐1次,共2周。

2.维持水、电解质及酸碱平衡 参见本节液体疗法。

3.控制感染 做好消毒隔离,感染性腹泻患儿要与其他患儿分病室居住,食品、餐具、玩具、便器等专用,必要时煮沸或高压蒸汽灭菌,护理患儿前后认真洗手,防止交叉感染。对传染性较强的腹泻患儿最好使用一次性尿布,用后焚烧。

4.用药护理 遵医嘱应用抗生素、微生态制剂、肠黏膜保护剂等药物,观察抗生素等药物的治疗效果及不良反应,肠道微生态制剂最好单独服用,禁与抗感染的药物同用,以免失去疗效。肠黏膜保护剂应在两餐之间加水搅匀口服,以充分发挥保护和修复消化道黏膜屏障的作用。儿童腹泻一般不用止泻药。

5.维持皮肤完整性 保持臀部皮肤干燥,婴幼儿应选用吸水性较强的柔软布类或纸质尿布,避免使用不透气塑料布或橡胶布。每次排便后用温水清洗臀部,并轻轻拭干,局部皮肤发红处涂以5%鞣酸软膏或40%氧化锌油并按摩片刻,促进局部血液循环。皮肤溃疡局部可增加暴露或用灯泡照射以促进愈合。女婴尿道口接近肛门,应注意会阴部的清洁,预防上行性尿路感染,注意约束多动的患儿。

6.严密观察病情 观察记录大便次数、性状、量等,记录24 h液体出入量,监测生命体征,高热者给予头部冰敷等物理降温措施,及时更换衣物,密切观察代谢性酸中毒、低钾血症等表现。

**【健康教育】**

1.预防宣教 宣传母乳喂养的优点,指导合理喂养;要注意饮食卫生,奶瓶和食具每次用后要洗净、煮沸消毒;加强体格锻炼,适当户外活动,秋冬季防止腹部受凉,夏季适当饮水,避免过食、过饮;合理用药,避免长期使用广谱抗生素,防止菌群失调。

2.康复指导 向家长解释患儿腹泻的病因、预后、护理等,说明调整饮食的重要性,臀部护理的意义和方法,指导家长正确洗手的方法,污染尿布和衣物的处理法等,口服补液盐(ORS)溶液的配制及用量、用法与注意事项,观察病情的内容与方法,液体出入量的监测等。

# 第四节　液体疗法

## 一、儿童体液平衡的特点

1.体液总量与分布 体液包括细胞内液和细胞外液,细胞外液由血浆和间质液组成。儿童年龄越小,体液总量相对越多,间质液所占的比例也越大,而血浆和细胞内液的比例相对稳定(表7-4)。体液丢失时,首先丢失细胞外液,因此,体液不足时,儿童的脱水症状出现早且明显。

表7-4 不同年龄儿童的体液分布（占体重的百分比/％）

| 年龄 | 体液总量 | 细胞内液 | 细胞外液 | |
| --- | --- | --- | --- | --- |
| | | | 间质液 | 血浆 |
| 足月新生儿 | 78 | 35 | 37 | 6 |
| 1岁 | 70 | 40 | 25 | 5 |
| 2～14岁 | 65 | 40 | 20 | 5 |
| 成人 | 55～65 | 40～45 | 10～15 | 5 |

2. **体液的电解质组成** 儿童与成人相似，唯有生后数日内血钾、氯、磷和乳酸偏高，血钠、钙和碳酸氢盐偏低。细胞外液的主要阳离子是 $Na^+$，主要阴离子是 $Cl^-$ 及 $HCO_3^-$，细胞内液主要阳离子是 $K^+$，阴离子以 $HPO_4^{2-}$ 及蛋白质为主，对维持细胞内外液的渗透压起着重要作用。

3. **水的交换** 儿童年龄越小，代谢越旺盛，体表面积相对越大，呼吸频率越快，不显性失水相对越多，排泄水的速度也较成人快，水的需要量相对较多，交换率较高。婴儿每日水的交换量为细胞外液的 1/2，而成人仅为 1/7。因此，婴儿对缺水的耐受力较差，在病理情况下比成人更容易发生脱水。

4. **体液调节** 机体水、电解质和酸碱平衡有赖于神经、内分泌、肾、肺等系统的正常调节，其中肾脏的浓缩和稀释功能对于体液平衡调节起着重要作用。儿童肾脏功能不成熟，肾小球滤过率较低，肾小管的浓缩排氢、泌氨能力较差，易发生水、电解质和酸碱平衡紊乱。当入水量不足或失水量增加时，易发生代谢产物潴留和高渗性脱水，当摄入水过多时易导致水肿和低钠血症。

## 二、常用溶液及其配制

1. **非电解质溶液** 常用5%和10%的葡萄糖溶液，其中5%葡萄糖溶液为等渗液，10%葡萄糖溶液为高渗液。但葡萄糖输入人体后，被迅速氧化成二氧化碳和水，或转变成糖原储存在肝内，失去其渗透压的作用。因此，葡萄糖溶液为无张力的溶液，主要用于补充水分和部分热量。

2. **电解质溶液** 主要用于补充所丢失的体液和所需电解质，纠正体液的渗透压和酸碱平衡紊乱。

（1）0.9%氯化钠溶液（生理盐水） $Na^+$ 和 $Cl^-$ 的浓度均为 154 mmol/L，与正常血浆离子渗透压相接近，静脉输入后能持续维持血浆渗透压，故为等渗溶液，也是等张溶液。但与血浆中的 $Na^+$（142 mmol/L）和 $Cl^-$（103 mmol/L）相比，$Cl^-$ 的含量较多，大量输入可导致高氯性酸中毒，故临床常以 2 份 0.9%氯化钠溶液和 1 份 1.4%碳酸氢钠溶液混合，配成 2∶1 等张含钠液，使其钠、氯之比为3∶2，与血浆中钠、氯比相接近。

（2）复方氯化钠溶液（林格液） 是含 0.86%氯化钠、0.03%氯化钾、0.03%氯化钙的等渗溶液，其作用和特点与 0.9%氯化钠溶液基本相同，静脉输入后不会发生稀释性低血钾和低血钙，但含氯较高，不宜大量使用。

（3）碱性溶液 最常用的为碳酸氢钠溶液，可直接提供 $HCO_3^-$，纠正代谢性酸中毒。1.4%碳酸氢钠溶液为等渗溶液，市售的 5%碳酸氢钠溶液为高渗溶液，可用 5%或 10%葡萄糖稀释 3.5 倍，即为等渗溶液，在抢救重度酸中毒时可不稀释，直接静脉注射，但不宜多用。

（4）氯化钾溶液 用于纠正低钾血症、补充生理需要钾。常用 10%和 15%氯化钾溶液，能口服者尽量口服，重症需静脉补钾，其原则是见尿补钾，全日总量一般为 100～300 mg/kg（10%氯化钾

1～3 mL/kg),浓度一般不超过0.3%(新生儿0.15%～0.20%)。每日补钾静脉滴注时间不应短于8 h,禁忌静脉注射,以防心搏骤停。补钾时应监测血清钾水平,有条件时给予心电监护。

3. 口服补液盐溶液　简称ORS液,是世界卫生组织(WHO)推荐的为急性腹泻合并脱水患儿进行口服补液疗法,2006年推荐使用的新配方为:氯化钠2.6 g,枸橼酸钠2.9 g,氯化钾1.5 g,葡萄糖13.5 g,加温开水1 000 mL溶解,为1/2张溶液,一般用于轻、中度脱水,无严重呕吐、腹胀者。

4. 混合溶液　将各种不同渗透压的溶液按不同比例配成混合溶液,可以互补不足,满足不同病情治疗的需要。几种常用混合溶液的简便配制方法见表7-5。

表7-5　常用混合溶液的简易配制

| 溶液种类 | 0.9%氯化钠 | 5%或10%葡萄糖 | 1.4%碳酸氢钠 | 渗透压或张力 |
| --- | --- | --- | --- | --- |
| 2:1液 | 2份 | | 1份 | 等张 |
| 1:1液 | 1份 | 1份 | | 1/2张 |
| 1:2液 | 1份 | 2份 | | 1/3张 |
| 1:4液* | 1份 | 4份 | | 1/5张 |
| 2:3:1液 | 2份 | 3份 | 1份 | 1/2张 |
| 4:3:2液 | 4份 | 3份 | 2份 | 2/3张 |

*注:1:4液1 000 mL+10%氯化钾15 mL配成的液体即为生理维持液。

### 三、液体疗法的实施

液体疗法是儿科补液的重要环节。目的在于纠正水、电解质和酸碱平衡紊乱,恢复机体的生理功能。要做到补其所失、供其所需、纠其所偏。在静脉补液的实施过程中要做到"三定"(定量、定性、定速),"三先"(先盐后糖、先浓后淡、先快后慢)及"两见"(见尿补钾、见惊补钙)。第一天补液总量应包括累积损失量、继续损失量和生理需要量三个部分。

1. 补液量、性质、速度

(1)累积损失量　即发病后水和电解质总的损失量。①定量:根据脱水的程度决定补液量,轻度脱水30～50 mL/kg,中度脱水50～100 mL/kg,重度脱100～120 mL/kg。②定性:根据脱水的性质决定。低渗性脱水补2/3张含钠液,等渗性脱水补1/2张含钠液,高渗性脱水补1/5～1/3张含钠液,若临床判断脱水性质有困难时,可先按等渗性脱水处理。③定速:补液速度取决于脱水程度。一般8～12 h完成补液,每小时8～10 mL/kg,对伴有循环衰竭的重度脱水患儿应快速输入2:1等张含钠液,按20 mL/kg(总量不超过300 mL)于30～60 min内输入,其余的累积损失量在余下的时间内输完。

(2)继续损失量　是补液开始后因腹泻、呕吐、胃肠引流、出汗等继续丢失的体液量。此部分按实际损失量及性质予以补充。腹泻患儿一般按每天10～40 mL/kg计算,一般常用1/3～1/2张含钠液,应在24 h内均匀输入,同时应注意钾的补充。

(3)生理需要量　主要供给基础代谢所需的能量,为60～80 mL/kg,根据病情应尽可能口服,不能口服者可静脉补充,一般用1/3～1/5张含钠液(加0.15%氯化钾)在24 h内均匀输入。

在实际补液中应对上述三方面进行综合分析,混合使用。一般第1日实际补液总量为:轻度脱水为90～120 mL/kg,中度脱水为120～150 mL/kg,重度脱水为150～180 mL/kg。液体种类:低渗性脱水2/3张含钠液,等渗性脱水1/2张含钠液,高渗性脱水1/3～1/5张含钠液,注意钾的补充。

第2日以后的补液一般只需补继续损失量和生理需要量,继续损失量按丢多少补多少的原则,用 1/3～1/2 张含钠液补充,生理需要量用 1/5 张含钠液(维持液)补充,这两部分液体总和于 12～24 h 内均匀输注。

2. 补液阶段　在临床补液中为了便于控制和调整补液量、性质与速度,一般分两个阶段补液。

(1)纠正脱水　主要补充累积损失量,按第一天补液总量的 1/2 给予补充,8～10 h 内输完,平均输液速度为每小时 8～10 mL/kg。如有重度脱水伴循环衰竭者应先扩容,用 2∶1 等张含钠液,按 20 mL/kg(总量<300 mL)于 30～60 min 内快速输入,其余部分在剩余时间内输完。

(2)补充继续损失量和生理需要量　剩下的一半总量于 12～16 h 内输完,约 5 mL/(kg·h)。

在纠正脱水的同时,还应纠正代谢性酸中毒、低钾血症、低钙血症、低血镁等。①纠正代谢性酸中毒,在电解质液中加适量的碳酸氢钠液;②见尿补钾,在 2～3 d 纠正低钾血症;③出现低钙症状时,可用 10% 葡萄糖酸钙 5～10 mL 加葡萄糖注射液稀释后静脉缓慢滴注,补钙无效者应考虑有低镁血症,可用 25% 硫酸镁 0.1 mg/kg 深部肌内注射,每 6 h 1 次,每日 3～4 次,症状缓解后停用。

3. 特殊情况补液

(1)婴幼儿肺炎　心脏负担较重,补液时输液总量不能过多,电解质浓度不能过高,尽量少用碱性溶液。若因脱水、电解质紊乱静脉补液时,补液总量及钠量应减少 1/3,输液速度要慢,一般 5 mL/(kg·h)。

(2)营养不良伴腹泻　多为低渗性脱水,且脱水程度容易估算偏重,补液总量应比一般腹泻减少 1/3,常用 2/3 张含钠液,补液速度稍慢,一般为 3～5 mL/(kg·h),尽早补钾,补钾应持续 7 d 以上,早期补钙、补镁,注意补充热量和蛋白质。

(3)新生儿　心肺功能差,肾脏对水、电解质和酸碱平衡的调节功能差,补充生理需要量用 1/5 张含钠液,速度应缓慢,在 24 h 内匀速静脉滴注,生后 10 d 内不补钾。

## 四、液体疗法的护理

1. 口服补液　适用于腹泻时脱水的预防及轻、中度脱水的治疗。遵医嘱选用口服补液盐(ORS 液),补液量为轻度脱水 50～80 mL/kg,中度脱水 80～100 mL/kg,少量多次喂服,于 8～12 h 内将累积损失量补足。脱水纠正后,可将 ORS 液加等量水稀释,按腹泻的丢失量确定喂服的量。新生儿肾功能不全,休克和明显呕吐、腹胀者不宜应用,口服补液期间如呕吐频繁或腹泻脱水加重、出现腹胀者,应改为静脉补液。

2. 静脉补液

(1)补液前准备阶段　全面评估患儿病情、病史、补液目的及其临床意义;熟悉常用溶液的成分、作用及配制方法,严格按照无菌操作规程配制所需液体;向家长及患儿解释治疗目的,取得配合,对年长儿应做好鼓励和解释工作,消除其恐惧心理,对不合作的患儿适当加以约束或遵医嘱给予镇静剂。

(2)维持静脉输液　选择合适的静脉,按无菌操作规程穿刺,最好选用静脉留置针,确保局部无渗漏,保证静脉输液通畅。严格掌握输液速度,明确每小时输入量,有条件时最好使用输液泵,以便更精确地控制输液速度,并随时巡视、检查。

(3)密切观察病情变化　①注意监测生命体征,包括体温、脉搏、血压、呼吸等,并监测体重变化,若生命体征突然变化或异常的生命体征仍持续,应及时记录并报告;②观察脱水情况,注意观察患儿的神志、意识状况,皮肤、黏膜干燥程度,前囟及眼窝凹陷程度,尿量及眼泪多少,有无口渴、呕吐及腹泻次数及量等。比较治疗前后的变化,如补液合理,一般于补液后 3～4 h 应该排尿,此时说明血容量恢复。若 24 h 皮肤弹性恢复、前囟及眼窝凹陷消失、口唇黏膜湿润、四肢变暖、无口渴则表明脱水已纠正。如补液后尿量增多而脱水未纠正,则可能是葡萄糖补充过多,增加溶液中电解质的比例。如补液后眼睑出现水肿,可能是输入钠盐过多。

(4)观察酸中毒、低钾血症表现　若患儿呼吸变化、口唇樱桃红色、精神萎靡,提示代谢性酸中毒;如患儿神经、肌肉兴奋性降低,心音低钝,心律不齐,腹胀,肠鸣音减弱,腱反射减弱或消失,考虑低钾血症。

(5)准确记录液体出入量　记录 24 h 液体出入量。液体入量包括静脉输液量、口服液体量及食物中含水量;液体出量包括尿量、呕吐及大便丢失的水量和不显性失水量。

## 思考题

### A1 型题

1. 婴儿易发生溢乳的原因主要是　　　　　　　　　　　　　　　　　　　　　　　　(　　)
   A. 婴儿胃较垂直
   B. 婴儿常发生胃肠逆蠕动
   C. 婴儿胃排空时间短
   D. 婴儿胃容量小
   E. 贲门括约肌发育不成熟而幽门括约肌发育良好

2. 有助于维护和修复儿童肠道黏膜屏障功能的药物是　　　　　　　　　　　　　　　(　　)
   A. 青霉素　　　　　　　　　　　　　　　　　B. 黄连素
   C. 制菌霉素　　　　　　　　　　　　　　　　D. 蒙脱石散
   E. 双歧杆菌

3. 单纯母乳喂养儿肠道菌群以哪种细菌为主　　　　　　　　　　　　　　　　　　　(　　)
   A. 双歧杆菌　　　　　　B. 大肠埃希菌　　　　　　C. 肠球菌
   D. 嗜酸杆菌　　　　　　E. 金黄色葡萄球菌

4. 鹅口疮的临床特点是局部口腔黏膜出现　　　　　　　　　　　　　　　　　　　　(　　)
   A. 白色凝乳块状物附着　　B. 红肿　　　　　　　　　C. 浅表溃疡
   D. 透明小水疱　　　　　　E. 火山口样溃疡

5. 用碳酸氢钠溶液清洗口腔治疗鹅口疮,常用浓度为　　　　　　　　　　　　　　　(　　)
   A. 1%　　　　　　　　　B. 2%　　　　　　　　　　C. 3%
   D. 4%　　　　　　　　　E. 5%

6. 引起婴幼儿秋冬季腹泻的病原体是　　　　　　　　　　　　　　　　　　　　　　(　　)
   A. 空肠弯曲菌　　　　　　B. 大肠埃希菌　　　　　　C. 埃可病毒
   D. 轮状病毒　　　　　　　E. 柯萨奇病毒

7. 在婴儿补液液体中,新配方口服补液盐的张力应为　　　　　　　　　　　　　　　(　　)
   A. 1/5 张　　　　　　　B. 1/4 张　　　　　　　　C. 1/3 张
   D. 1/2 张　　　　　　　E. 2/3 张

### A2 型题

8. 患儿,1 岁,上呼吸道感染发热后 1 周,出现拒食、烦躁、哭闹。查体见下唇内多个小溃疡,表面覆盖黄白色纤维素性渗出物,颌下淋巴结肿大。为减轻患儿疼痛,护士对其家长的健康指导不正确的是　　　　　　　　　　　　　　　　　　　　　　　　　　　　　　　　　　　　(　　)
   A. 给予温凉的流质或半流质饮食

B. 进食前可用2%的利多卡因局部涂抹

C. 示教局部涂药的方法

D. 涂药后即可漱口、进食

E. 局部涂疱疹净、锡类散

9. 患儿,10个月,呕吐、腹泻1周,精神萎靡,前囟、眼窝明显凹陷,口渴,皮肤弹性差,尿量减少,四肢稍凉,血钠125 mmol/L。考虑为　　　　　　　　　　　　　　　（　　）

   A. 轻度等渗脱水　　　　　　B. 中度等渗脱水　　　　　　C. 重度等渗脱水

   D. 中度低渗脱水　　　　　　E. 重度低渗脱水

10. 患儿,10个月,呕吐、腹泻出现脱水,经输液脱水症状好转,开始排尿,但出现嗜睡、腹胀。此时应考虑患儿出现了　　　　　　　　　　　　　　　　　　　　（　　）

   A. 低钾血症　　　　　　　　B. 低氯血症　　　　　　　　C. 低钙血症

   D. 低镁血症　　　　　　　　E. 低磷血症

11. 患儿,女,6个月,因腹泻5 d入院。查体:皮肤弹性差,前囟、眼窝明显凹陷,尿量明显减少,呼吸深快,口唇樱桃红色。该患儿可能出现了　　　　　　　　　　　　　（　　）

   A. 轻度脱水,酸中毒　　　　　　　　　　　B. 中度脱水,酸中毒

   C. 中度脱水,碱中毒　　　　　　　　　　　D. 重度脱水,酸中毒

   E. 重度脱水,低钾血症

12. 患儿,8个月,因重型腹泻入院,经输液6 h后开始排尿,脱水情况有所好转,但又出现精神萎靡、四肢无力、心音低钝、腹胀,确诊为低钾血症。在使用氯化钾时,不正确的做法是（　　）

   A. 尽量口服　　　　　　　　　　　　　　　B. 见尿补钾

   C. 静脉滴注浓度不超过0.3%　　　　　　　　D. 滴速不宜过快

   E. 必要时可静脉注射

13. 患儿,9个月,因呕吐、腹泻3 d入院。查体:重度脱水貌,四肢凉,6 h无尿,血钠135 mmol/L。首选的处理措施是快速静脉滴注　　　　　　　　　　　　　（　　）

   A. 2:1液 20 mL/kg　　　　　　　　　　　　B. 1:1液 20 mL/kg

   C. 3:2:1液 20 mL/kg　　　　　　　　　　　D. 1.4%碳酸氢钠 20 mL/kg

   E. 4:3:2液 20 mL/kg

14. 患儿,1岁,腹泻3 d,口渴,皮肤弹性差,尿量减少,前囟、眼窝稍凹陷,查血钠125 mmol/L,需静脉补液。首选的液体是　　　　　　　　　　　　　　　　　　（　　）

   A. 4:3:2液　　　　　　　　　　　　　　　B. 3:2:1液

   C. 生理盐水　　　　　　　　　　　　　　　D. 2:1液

   E. 5%葡萄糖注射液

**A3/A4 型题**

15. 患儿,女,11个月。腹泻3 d,大便为蛋花汤样,带黏液,无腥臭味。无尿8 h,眼窝凹陷极明显。血钠125 mmol/L。诊断为儿童秋季腹泻。

   (1)该患儿感染的病原体主要是　　　　　　　　　　　　　　　　　（　　）

   A. 变形杆菌　　　　　　　　B. 柯萨奇病毒　　　　　　　C. 轮状病毒

   D. 金黄色葡萄球菌　　　　　E. 致病性大肠埃希菌

   (2)患儿脱水的程度和性质是　　　　　　　　　　　　　　　　　（　　）

   A. 中度低渗性脱水　　　　　B. 中度等渗性脱水　　　　　C. 重度等渗性脱水

   D. 重度低渗性脱水　　　　　E. 重度高渗性脱水

（3）护士晨起观察到患儿出现四肢厥冷、脉弱、血压下降的情况,提示可能出现了　　　　　（　　）

A. 贫血　　　　　　　　B. 休克　　　　　　　　C. 低钾血症

D. 低钙血症　　　　　　E. 继发感染

（4）首要的处理措施是　　　　　　　　　　　　　　　　　　　　　　　　　　　　　（　　）

A. 利尿　　　　　　　　B. 记出入量　　　　　　C. 静脉补液

D. 限制饮食　　　　　　E. 应用抗生素

（魏艳艳）

参考答案

# 第八章　循环系统疾病患儿的护理

知识归纳

## 第一节　儿童循环系统解剖生理特点

### （一）心脏的胚胎发育

胚胎第 2～3 周形成原始心管，胎龄 22～24 d，原始心管由头侧至尾侧，逐渐发育形成了动脉干、心球、心室、心房与静脉窦等结构。胚胎第 4 周心脏外形基本形成，并具有循环作用，但仍为单一的管道。胚胎第 4～8 周依次形成房室隔、房间隔、室间隔，形成具有四腔的心脏。与此同时，动脉总干被螺旋形主肺动脉隔分开，形成主动脉、肺动脉，并经过旋转分别与左、右心室连接。因此，妊娠第 2～8 周是心脏胚胎发育的关键时期，在此期间如果受到不利因素影响，则易导致心脏、血管发育畸形。

### （二）胎儿血液循环及出生后改变

1. 正常胎儿血液循环　　正常胎儿血液循环是通过胎盘、脐血管与母体进行营养和气体交换的（图 8-1）。来自胎盘的动脉血经脐静脉进入胎儿体内，在肝脏下缘分为两支：一支进入肝脏与门静脉相吻合，经肝静脉出肝汇入下腔静脉；另一支经静脉导管直接进入下腔静脉，与来自下半身的静脉血混合，流入右心房。由于下腔静脉瓣阻隔的作用，下腔静脉混合血流入右心房后，约 1/3 经卵圆孔流入左心房，再经左心室流入升主动脉，主要供应心脏、脑和上肢的营养需要；另 2/3 与来自上腔静脉的静脉血混合后，流入右心室，进入肺动脉。因胎儿肺脏处于压缩状态，肺动脉的血液只有少量流入肺，经肺静脉回流到左心房，来自肺动脉 80% 的血液经动脉导管流入降主动脉，与来自升主动脉的血液汇合后，供应腹腔脏器、下肢的营养。被摄取营养的血液一部分汇入下腔静脉，另一部分经脐动脉回流至胎盘，再与母体进行营养物质与氧气交换。

胎儿血液循环的特点有：①胎儿营养和气体交换是通过胎盘、脐血管完成的；②因胎儿肺无呼吸功能，几乎无肺循环，只有体循环；③静脉导管、卵圆孔、动脉导管是胎儿血液循环3个特殊通道；④胎儿体内大部分是混合血，其中肝血液含氧量最高，心、脑、上肢次之，下半身血液含氧量最低。

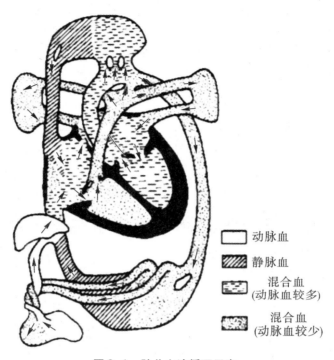

图8-1　胎儿血液循环示意

**2. 出生后血液循环改变**

（1）脐血管闭锁　出生后脐带结扎，胎盘血液循环终止，脐血管则于血流停止后6～8周完全闭锁，形成韧带。脐静脉闭锁形成肝圆韧带，脐动脉闭锁形成脐膀胱韧带，静脉导管闭锁形成静脉韧带。

（2）卵圆孔关闭　随着新生儿啼哭，肺泡扩张，自主呼吸建立，肺小动脉管壁肌层变薄并扩张，肺循环压力降低，流入肺血液增多，肺动脉压力降低，右心室、右心房压力降低；同时，由肺静脉回流至左心房血量增加，左心房压力增高，当心房压力超过右心房时，位于左心房侧幕帘自左向右将卵圆孔覆盖，卵圆孔在功能上关闭，生后5～7个月达到解剖上闭合。

（3）动脉导管关闭　①肺循环建立，肺循环压力降低，低阻力的胎盘循环终止，体循环压力增高，致使流经动脉导管血液逐渐减少；②自主呼吸建立，动脉血氧含量增高促使动脉导管平滑肌收缩；③高的动脉氧分压加上出生后体内前列腺素的减少，使导管逐渐收缩、闭塞，最后血流停止形成动脉韧带。足月儿约80%在生后10～15 h形成功能性关闭。约80%的婴儿于生后3个月、95%的婴儿于生后1年内达到解剖上关闭。

**（三）儿童心脏、心率和血压的特点**

1. 心脏　儿童心脏相对较大，心脏位置随年龄增长而改变，心尖搏动位置亦随年龄增长而变化。2岁以下心尖搏动位于左侧第4肋间、锁骨中线外侧1～2 cm，心尖部主要为右心室；2岁以上心尖搏动下降至左侧第5肋间、锁骨中线上，左心室占居心尖部；6～7岁以后心尖搏动逐渐移至左锁骨中线内侧0.5～1.0 cm。

**2.心率**　儿童心搏输出量少,而新陈代谢旺盛,对营养和氧的需要量多,加之交感神经兴奋性较高,致使年龄越小,心率越快。新生儿平均心率 120～140 次/min,婴儿 110～130 次/min,2～3 岁 100～120 次/min,4～7 岁 80～100 次/min,8～14 岁 70～90 次/min。

儿童心率可因进食、活动、哭闹等因素而增快,故儿童心率宜在安静时测量。发热亦可使心率增快,一般体温每升高 1 ℃,心率增快 10～15 次/min,但有些心脏疾病心率增快与体温升高不一致,如病毒性心肌炎、婴幼儿急性充血性心力衰竭等。

**3.血压**　儿童由于心搏出量较少,血管管径较大,动脉壁弹性好,故年龄越小,血压越低。新生儿收缩压 60～70 mmHg(8.0～9.3 kPa),1 岁时 70～80 mmHg(9.3～10.7 kPa)。1 岁以后儿童:收缩压=(年龄×2+80) mmHg[(年龄×0.26+10.7)kPa],舒张压为收缩压×2/3。高于此标准值 20 mmHg(2.7 kPa)为高血压,低于此标准值 20 mmHg(2.7 kPa)为低血压。

儿童血压容易受外界因素的影响,如哭闹、体位变动、情绪激动等可使血压暂时升高。因此测量血压时,要保持儿童安静,血压计袖带宽度为其上臂长度 1/2～2/3,袖带过宽测得的血压偏低,反之则偏高。

# 第二节　先天性心脏病患儿的护理

## 情境导入

8 个月女婴,因"发热 3 d,咳嗽、气促 1 d"就诊,经询问病史和体格检查后,初步诊断为先天性心脏病合并肺炎,建议住院进一步诊治。母亲特别惊讶,急切问道:"什么是先天性心脏病? 我的女儿为什么会患心脏病? 这种病好治吗? 怎么治? 有危险吗?"

**请思考:**

(1)假如你是当班护士,应该怎么回答该母亲的问题?

(2)先天性心脏病的危险因素有哪些? 该病有哪些临床表现?

(3)对患儿应采取哪些护理措施?

先天性心脏病(congenital heart disease,CHD)是胚胎期心脏、大血管发育异常而导致的心血管畸形,是儿童最常见的心脏病,发病率占活产婴儿 6‰～10‰。如未经治疗,约 1/3 的患儿在生后 1 年内可因严重缺氧、心力衰竭、肺炎等严重并发症而死亡。近年来,随着体外循环、深低温麻醉下心脏直视手术的发展,使得多数先天性心脏病根治手术效果大为改观。同时,微创介入治疗已广泛应用于先天性心脏病的治疗,如室间隔缺损、房间隔缺损、动脉导管未闭封堵术等。

【病因】　病因尚未明了,目前认为 85% 以上可能与遗传和环境因素有关。

**1.遗传因素**　大多数为多基因遗传缺陷,也可为染色体畸变,如 21-三体综合征、18-三体综合征等。

**2.环境因素**　在妊娠早期(胚胎第 2～8 周),孕母受到不利因素的影响易导致心脏、血管发育异常。①病毒感染:目前认为病毒感染是最常见诱发因素,如风疹病毒、流感病毒、流行性腮腺炎病毒、柯萨奇病毒等感染;②理化因素:如孕妇接触大量放射线,服用氨甲蝶呤、白消安、环磷酰胺、甲苯磺丁脲等致畸药物等;③疾病影响:母亲患糖尿病、高钙血症、苯丙酮尿症等代谢性疾病;④其他:宫内慢性缺氧、缺乏叶酸,母亲酗酒、吸食毒品等。

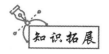

### 环境污染与先天性心脏病

　　众多研究显示,妊娠期使胚胎暴露于以下污染物污染环境中,增加了先天性心脏病发生风险。①大气污染中的二氧化硫、一氧化碳、氮氧化物(NO、$NO_2$)、臭氧及气溶胶类;②室内污染物主要包括甲醛、氨气、氡、苯及其化合物等;③饮用水氯化消毒副产物三氯乙烯、三卤甲烷、卤乙酸;④农用除草剂、灭鼠剂通过食物链方式在人体蓄积;⑤燃料、油漆、皮革制造业等职业污染物邻苯二甲酸盐以及重金属铅、汞、镉、砷等污染。

　　**【分类】**　根据左、右心腔及大血管之间有无血液分流以及分流方向可分为左向右分流型、右向左分流型和无分流型;根据有无发绀可分为潜伏发绀型、发绀型和无发绀型。

　　1.左向右分流型(潜伏发绀型)　左、右心腔之间或主动脉与肺动脉之间有异常通路,一般情况下体循环压力高于肺循环,血液自左向右分流,动脉血注入静脉系统,平时不出现发绀。但当剧烈哭闹、屏气、吃奶或病理性肺动脉压力升高时,致使肺循环压力高于体循环,血液自右向左分流,静脉血注入动脉系统,出现暂时性发绀,故称潜伏发绀型。但当病情发展成梗阻性肺动脉高压时,血液持续由右向左分流而出现持续发绀,称为艾森曼格综合征。常见的有室间隔缺损、房间隔缺损和动脉导管未闭等。

　　2.右向左分流型(发绀型)　由于畸形存在,导致右心压力增高并超过左心,血液自右向左分流,或右心静脉血直接注入错位的大动脉,大量静脉血流入体循环导致持续性发绀,故称发绀型。常见的有法洛四联症、大血管错位等。

　　3.无分流型(无发绀型)　左、右心腔或动、静脉之间无异常通道和分流,一般不出现发绀。常见的有肺动脉狭窄、主动脉缩窄等。

　　**【临床表现】**

　　1.室间隔缺损　是最常见的类型,在我国占先天性心脏病的30%～50%。根据缺损大小可分为小型缺损(缺损直径<0.5 cm)、中型缺损(缺损直径0.5～1.0 cm)和大型缺损(缺损直径>1.0 cm)。左心室压力高于右心室,室间隔缺损时,血液自左向右分流(图8-2),导致肺循环血量增加、体循环血量减少,右心室、左心房、左心室因容量负荷加重而肥大(扩大)。由于肺动脉长期接受血液分流,导致肺动脉压力增高,早期形成动力性肺动脉高压,晚期产生梗阻性肺动脉高压,出现持续性右向左分流,表现为持续性发绀,即艾森曼格综合征。

　　(1)症状　小型缺损者可无症状,较大缺损者由于体循环血量减少,可致患儿生长发育迟缓、喂养困难,活动后乏力、气促、多汗等;由于肺循环血量增加,可致反复呼吸道感染,继而并发充血性心力衰竭;扩张肺动脉压迫喉返神经可出现声音嘶哑;剧烈哭闹、屏气、肺部感染等可出现暂时性发绀。

　　(2)体征　心前区隆起,心尖搏动弥散,心界扩大,胸骨左缘第3～4肋间可闻及Ⅲ～Ⅳ级粗糙响亮的全收缩期杂音,杂音最响处可触及收缩期震颤;肺动脉瓣区第二心音($P_2$)增强。

　　2.房间隔缺损　占先天性心脏病发病总数的5%～10%,是成人最常见的先天性心脏病之一。根据胚胎发育等分为原发孔未闭型(位于房间隔下部)和继发孔未闭型(位于房间隔中部,也称中央型缺损),其中继发孔未闭型多见。儿童出生后,随着肺循环建立,左心房压力逐渐高于右心房,血液自左心房向右心房分流,导致右心房、右心室容量负荷加重,出现右心房、右心室增大,肺循环血量增加,体循环血量减少。当右心房压力超过左心房时,可产生反向分流。分流量大时,早期动力性肺动脉高压,晚期可产生梗阻性肺动脉高压,出现持续性右向左分流(图8-3)。

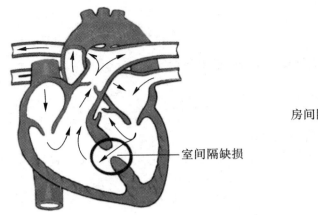
图8-2　室间隔缺损

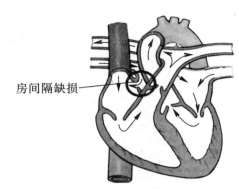
图8-3　房间隔缺损

(1)症状　缺损小、分流量少者可无症状,仅在体格检查时于胸骨左缘闻及收缩期杂音。缺损大、分流量多时,可出现面色苍白、乏力、多汗、活动后气促及生长发育迟缓等体循环血量减少的表现,以及反复发生呼吸道感染、充血性心力衰竭等肺循环血量增多的表现;因剧烈咳嗽、哭闹、屏气、肺部感染等发生暂时性发绀。

(2)体征　心前区隆起,心尖搏动弥散,心界扩大。胸骨左缘第2～3肋间可闻及Ⅱ～Ⅲ级喷射性收缩期杂音,肺动脉区第二心音增强,并呈固定分裂。当肺循环血流量超过体循环达1倍以上时,则可在三尖瓣听诊区闻及因三尖瓣相对狭窄引起的短促、低频的舒张早中期杂音。

3. 动脉导管未闭　占先天性心脏病发病总数的10%。根据动脉导管的形态、大小和长短,一般将动脉导管未闭分为管型、漏斗型和窗型。在一般情况下,主动脉压力在收缩期和舒张期均高于肺动脉,血液自主动脉通过未闭的动脉导管向肺动脉连续不断分流(图8-4),导致肺循环血量增加,体循环血量减少,左心房、左心室容量负荷加重,升主动脉血流量明显增加。而血液流经主动脉弓降部时,一部分经动脉导管分流入肺动脉,另一部分进入降主动脉,出现舒张压降低。长期大量血流向肺循环的冲击,可致肺小动脉反射性痉挛,形成动力性肺动脉高压,当肺动脉压超过主动脉压时,左向右分流明显减少或停止,而肺动脉血流逆向分流入降主动脉,患儿呈现差异性发绀,即下半身发绀,左上肢可有轻度发绀,而右上肢正常。晚期可发展成梗阻性肺动脉高压,出现持续性发绀。

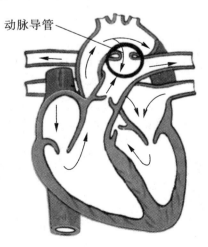
图8-4　动脉导管未闭

（1）症状　动脉导管管径小、分流量少者可无症状,仅在体格检查时于胸骨左缘闻及收缩期杂音。动脉导管管径大、分流量多时,可出现生长发育迟缓、乏力、多汗、活动后气促等体循环血量减少的表现;反复发生呼吸道感染等肺循环血量增多的表现,且易并发充血性心力衰竭。

（2）体征　心前区隆起,心尖搏动弥散,心界扩大。胸骨左缘第2肋间可闻及响亮、粗糙的连续性机器样杂音,杂音最响处可触及连续性震颤,肺动脉区第二心音增强。分流量大时可因二尖瓣相对狭窄在心尖部闻及较短的舒张期杂音。因脉压增大可出现水冲脉、毛细血管搏动征阳性、股动脉枪击音等周围血管征;当肺动脉高压时可出现差异性发绀。

4. 法洛四联症　是婴儿期最常见的发绀型先天性心脏病,约占先天性心脏病的12%,包括右心室流出道梗阻、室间隔缺损、主动脉骑跨、右心室肥厚四大畸形(图8-5),其中右心室流出道梗阻是决定患儿病理生理、病情严重程度及预后的主要因素。右心室流出道狭窄严重时,血液进入肺循环受阻,右心室压力增高、收缩期负荷加重,导致右心室代偿性肥厚。右心室压力超过左心室,血液自右向左分流,右心室静脉血经过室间隔缺损以及向右骑跨的主动脉进入体循环,出现发绀;同时进入肺循环进行气体交换血流量减少,加重发绀。

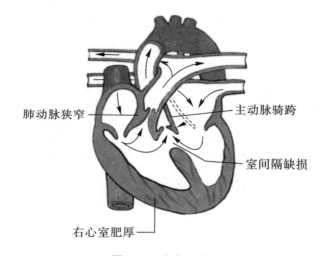

肺动脉狭窄　　　　　　　　　　　　主动脉骑跨

室间隔缺损

右心室肥厚

图8-5　法洛四联症

（1）症状　①持续性发绀是本病的主要表现,常于生后半年至1年内日渐明显,以口唇、指(趾)甲床、球结膜等毛细血管丰富且浅表的部位最明显,哭闹、哺乳、情绪激动及活动后发绀可加重;②多有蹲踞症状,常于行走、游戏时,常主动下蹲片刻。蹲踞时下肢屈曲,使静脉回心血量减少,减轻心脏负荷,同时下肢动脉受压,体循环阻力增加,使右向左分流量减少,缺氧症状暂时缓解。不会行走的小婴儿常喜欢大人抱起,双下肢屈曲状;③患儿常在剧烈哭闹、哺乳、排便用力、寒冷、创伤时,突然出现烦躁不安、呼吸困难、发绀加重,严重者出现晕厥、抽搐,甚至猝死等阵发性缺氧发作的表现,年长儿则诉头晕、头痛,是因肺动脉反射性痉挛、一过性肺动脉梗阻所致;④由于长期缺氧,指(趾)末端毛细血管扩张、增生,局部骨组织及软组织增生肥大,形成杵状指(趾)。

（2）体征　心前区略隆起,胸骨左缘第2～4肋间闻及Ⅱ～Ⅲ级粗糙喷射性收缩期杂音,一般无收缩期震颤。肺动脉瓣区第二心音减弱或消失,主动脉瓣区第二心音增强。体格瘦小,杵状指(趾)。

5. 并发症　左向右分流型常见并发症有支气管肺炎、充血性心力衰竭,室间隔缺损、动脉导管未闭还可并发感染性心内膜炎等。右向左分流型常见并发症有脑血栓、脑脓肿及感染性心内膜炎等。

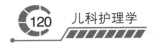

**【辅助检查】**

1. 血液检查　法洛四联症患儿周围血红细胞计数和血红蛋白量明显增高,血细胞比容增高。血小板计数降低,凝血酶原时间延长。

2. X射线检查　影像表现见表8-1。

表8-1　常见先天性心脏病的X射线表现

| 项目 | 室间隔缺损 | 房间隔缺损 | 动脉导管未闭 | 法洛四联症 |
|---|---|---|---|---|
| 房室增大 | 中型、大型缺损左、右室大,左房也大 | 右房、右室大心影呈"梨形" | 左房、左室大 | 右室大,心影呈"靴形" |
| 肺动脉段 | 凸出 | 凸出 | 凸出 | 凹陷 |
| 主动脉弓影 | 缩小 | 缩小 | 正常或凸出 | 增宽 |
| 肺野 | 充血 | 充血 | 充血 | 清晰 |
| 肺门"舞蹈"征 | 有 | 有 | 有 | 无 |

3. 心电图检查　分流量小者可基本正常;分流量大者即表现出相应心房、心室肥大和电轴的异常变化。

4. 超声心动图检查　是一种无创检查技术,能显示心脏的解剖结构,明确缺损部位、大小,显示血液分流位置和方向,并且可估测分流量的大小(表8-2)。

表8-2　常见先天性心脏病的超声心动图检查

| 项目 | 室间隔缺损 | 房间隔缺损 | 动脉导管未闭 | 法洛四联症 |
|---|---|---|---|---|
| 超声心动图检查 | 左、右心室及左心房增大,主动脉内径缩小,室间隔回声中断 | 右心房、右心室增大,主动脉内径缩小,房间隔回声中断 | 左心房、左心室增大,主动脉弓内径增宽,主动脉内血液经动脉导管流入肺动脉 | 主动脉右移、内径增大,右心室壁肥厚、内径增大、流出道狭窄,室间隔回声中断,右心室部分血液流入主动脉 |

5. 心导管检查　测定不同部位血氧含量、压力,可判断血液分流部位,有时导管可穿过缺损部位或动脉导管(表8-3)。

表8-3　常见先天性心脏病的心导管检查

| 项目 | 室间隔缺损 | 房间隔缺损 | 动脉导管未闭 | 法洛四联症 |
|---|---|---|---|---|
| 心导管检查 | 右心室血氧含量高于右心房,右心室压力增高,导管从右心室进入左心室 | 右心房血氧含量高于上、下腔静脉,导管从右心房进入左心房 | 肺动脉血氧含量高于右心室,导管易从肺动脉进入降主动脉 | 导管从右心室进入左心室或主动脉,不易进入肺动脉,主动脉血氧饱和度下降 |

**【治疗要点】**

1. 内科治疗　主要是防治呼吸道感染、充血性心力衰竭、感染性心内膜炎、脑血栓形成等并发症。早产儿动脉导管未闭时,可在生后1周口服吲哚美辛,促使导管平滑肌收缩,关闭导管。法洛四联症患儿需积极预防急性缺氧发作,一旦发作,立即取胸膝卧位,重者吸氧,给予去氧肾上腺素或普萘洛尔缓慢静脉注射,减慢心率;必要时给予吗啡皮下注射,抑制呼吸中枢,消除呼吸急促;对于常有缺氧发作者,可给予普萘洛尔口服,预防发作。

2. 介入治疗 室间隔缺损、房间隔缺损、动脉导管未闭者可通过导管介入封堵缺损、关闭动脉导管,封堵术后需常规口服阿司匹林片 3～6 个月。

3. 外科治疗 室间隔缺损及房间隔缺损常于 3～5 岁进行手术治疗,但分流量大、症状明显或并发充血性心力衰竭者,可不受年龄限制。动脉导管未闭者手术适应年龄为 1～6 岁。对法洛四联症患儿,轻症于 5～9 岁行一期根治手术,症状明显者尽早在生后 6～12 月行根治术;对重症、年龄过小且肺动脉发育极差者,可先行姑息分流手术。

【护理评估】

1. 询问健康史 询问母亲妊娠史,尤其是妊娠早期有无感染、接触射线和用药史等。家族中有无先天性心脏病及其他疾病患者。询问患儿的出生情况,出生后喂养、生长发育情况。活动后气促、乏力、多汗等症状出现的时间、程度、诱发因素。有无发绀,发绀部位,是暂时性还是持续性,诱发发绀或发绀加重的因素。有无喂养困难、反复呼吸道感染。活动情况,有无好蹲踞、阵发性呼吸困难或突然晕厥及诱发因素。

2. 护理体检 测量体温、呼吸、脉搏、血压、体重、身高(长)、头围、胸围等。观察皮肤黏膜有无发绀以及发绀部位、程度,有无鼻翼扇动、三凹征、杵状指(趾),有无颈静脉怒张、心前区隆起。听诊心音、心率、心律及心脏杂音,注意杂音部位、性质、级别及肺动脉瓣区第二心音变化。听诊肺部有无异常呼吸音及啰音。触诊肝、脾,注意肝、脾大小及质地。检查有无周围血管征、下肢水肿等。

3. 查阅资料 协助 X 射线、心电图、超声心动图等检查,查阅各项检查结果、既往健康记录等,了解患儿病情。

4. 评估心理-社会状况 家长、患儿对先天性心脏病认知程度,有无因诊断检查和治疗比较复杂、风险较大、费用较高、预后难以预测等而出现焦虑、恐惧。患儿是否因生长发育落后、胸廓畸形、面容发绀、正常活动受限、不能按时上学等而出现自卑、抑郁、焦虑、恐惧等。

【常见护理诊断/问题】

1. 活动无耐力 与血氧饱和度下降及体循环血量减少有关。

2. 成长发展改变 与血氧饱和度下降及喂养困难等有关。

3. 有感染的危险 与肺循环血量增多及机体免疫力低下有关。

4. 潜在并发症 充血性心力衰竭、急性缺氧发作、感染性心内膜炎、脑血栓形成。

5. 焦虑 与疾病的威胁和对手术的担忧有关。

【护理措施】

1. 适度活动 根据病情合理安排活动,保证患儿充分休息,以免加重心脏负担。①居室空气新鲜、阳光充足、安静、温度及湿度适宜,衣服、包被厚薄适当,保证患儿充分休息;②轻症患儿可参加日常活动,但应避免剧烈运动,若活动时出现面色苍白或发绀、呼吸困难、晕厥等,应调整活动强度及时间;③症状明显患儿限制活动,活动以不出现明显乏力、气促为度;④病情严重患儿卧床休息,给予必要的生活照顾,避免情绪激动、剧烈哭闹,减少耗氧量;⑤法洛四联症患儿出现蹲踞时,避免强行使其站起,让其自然蹲踞和起立,必要时劝其休息。

2. 促进生长发育 给予高能量,富含优质蛋白质、高维生素、富含微量元素并易消化饮食。根据患儿发育规律,适时进行感知、运动、语言等功能训练,以促进其生长发育。对喂养困难者,宜少食多餐、耐心喂养,以免呛咳、呼吸困难。对食欲差者,要鼓励其进食,合理调配食物色、香、味及品种,提高食欲,保证营养摄入。

3. 预防感染 保持居室空气清新,温、湿度适宜。根据气温变化及时增减衣服,做好皮肤、口腔清洁护理。避免到人群拥挤的公共场所,呼吸道感染流行期间定期对居室进行空气消毒,避免与感

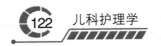

染性疾病患者接触。按计划免疫程序进行预防接种。

4. 积极预防和处理并发症

（1）充血性心力衰竭　合理安排活动,避免剧烈运动、哭闹;适量进食蔬菜、水果等高纤维素食物,保持大便通畅;心功能不全者限制钠盐摄入,且少食多餐;静脉输液时严格控制输液量和速度。密切观察病情,患儿一旦出现烦躁不安、呼吸困难、端坐呼吸、咳泡沫样痰、水肿、肝大等心力衰竭的表现,立即使患儿取半卧位,保持安静,给予吸氧,并联系医生,协助救治。

（2）急性缺氧发作　法洛四联症患儿应避免剧烈哭闹、排便用力、情绪激动、寒冷、创伤等。一旦发生急性缺氧发作,立即置患儿于胸膝卧位,吸氧,并遵医嘱应用去氧肾上腺素或普萘洛尔、吗啡等救治。

（3）感染性心内膜炎　患儿施行拔牙、扁桃体摘除等手术之前遵医嘱给予足量抗生素,预防感染性心内膜炎发生。手术或创伤后密切观察病情,如出现寒战、发热、皮肤瘀点、胸痛、咳嗽、咯血等,提示感染性心内膜炎,遵医嘱给予抗感染治疗。

（4）脑血栓形成　法洛四联症等发绀型先天性心脏病患儿应多饮水,遇夏季多汗、发热、呕吐、腹泻等体液丢失时,及时补充水分,防止脱水,预防脑血栓形成。患儿一旦出现头痛、烦躁、肢体瘫痪、面瘫等,提示脑血栓形成,遵医嘱治疗。

5. 缓解焦虑　关心、爱护患儿,做好其生活及对症护理,满足其生理需要及合理的心理需求,减轻疾病带来的痛苦及焦虑。各种检查、治疗和护理操作力求轻、快、准,以免增加患儿痛苦。向家长及年长儿介绍病情、检查和治疗经过,说明手术或介入治疗效果良好,消除家长及患儿焦虑、恐惧心理。鼓励患儿与正常儿童玩耍,适当参加活动和游戏,消除其孤独、自卑感。

【健康教育】　指导家长掌握先天性心脏病的日常护理,建立合理的生活制度。遵医嘱合理用药,预防呼吸道感染和其他并发症,介绍急性缺氧发作、心力衰竭等进行自救的方法与求救方式。定期复查,调整心功能于最佳状态,使患儿能安全达到手术适宜年龄,顺利进行手术治疗。

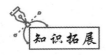

**先天性心脏病筛查**

复旦大学附属儿科医院黄国英教授团队提出婴儿出生后24～72 h内,采用"心脏听诊+经皮血氧饱和度"双指标法,进行先天性心脏病筛查,获得了国内外专家广泛认可,认为其具有可靠性和可操作性,值得推广。该方法为在全球范围内进一步开展新生儿先心病筛查提供了重要的循证数据。目前,上海市新生儿先天性心脏病筛查率已经超过99%,筛查阳性的新生儿得到了及时的诊断和治疗,改善了先天性心脏病患者的预后。

# 第三节　急性充血性心力衰竭患儿的护理

充血性心力衰竭简称心力衰竭,是由于心肌病损或心脏负荷过重等原因导致心肌收缩和(或)舒张功能减退,心排血量绝对或相对不足、全身性组织缺氧和脏器淤血的临床综合征,是儿童时期的急危重症之一。

【病因】　儿童心力衰竭在1岁内发生率最高,最多见的原因是先天性心脏病;也可继发于病毒性心肌炎、心肌病、川崎病、风湿性心脏病等。感染(特别是呼吸道感染)、活动或剧烈哭闹、大量快速静脉输液或输血、严重贫血、营养不良、电解质紊乱等是诱发心力衰竭的常见诱因,其中急性支气管肺炎是诱发婴幼儿心力衰竭的主要原因。

**【病理生理】**　当心肌病损或心脏负荷过重导致心肌收缩和(或)舒张功能减退,心排血量不足时,首先反射性激活交感神经,致心率加快、心肌收缩力加强及外周血管收缩,使心排血量增加,维持血压,为心功能代偿期;心功能进一步减退后,进而激活肾素-血管紧张素-醛固酮系统,加强心脏收缩和血管阻力,维持心、脑、肾血流灌注,同时抗利尿激素分泌增加等,致使钠、水潴留,心脏负荷增加,最终心功能失代偿而衰竭。

**【临床表现】**

1. 年长儿心力衰竭　表现与成人基本相似。①心功能不全及代偿表现:烦躁不安、面色苍白或发灰、心慌、气短、头晕、乏力,心率加快、心音低钝、血压偏低、四肢末端发凉等,严重者出现舒张期奔马律、心脏扩大;②肺循环淤血:频繁干咳、呼吸急促,进而出现呼吸困难,严重者出现端坐呼吸、烦躁不安或嗜睡、发绀、咳粉红色泡沫样痰,肺部可闻及湿啰音,其中呼吸困难是左心衰竭的主要表现;③体循环淤血:颈静脉怒张、肝进行性增大及压痛、肝-颈静脉回流征阳性、下肢水肿,其中,肝大是右心衰竭最早、最常见体征。

2. 婴幼儿心力衰竭　婴幼儿心力衰竭多起病急、进展快,短时间内出现全心衰。临床指征有:①呼吸困难、发绀加重,安静时呼吸>60 次/min;②安静时心率增快,婴儿心率>180 次/min,幼儿心率>160 次/min,不能用发热或缺氧解释者;③肝迅速增大,达肋下 3 cm 以上或肝在短期内较前增大1.5 cm 以上,不能以横膈下移等原因解释者;④心音明显低钝或出现奔马律;⑤突然烦躁不安,面色苍白或发灰;⑥少尿和下肢水肿。其中前 4 项为主要临床诊断依据。

**【辅助检查】**

1. 胸部 X 射线　心影呈普遍性扩大,搏动减弱。肺纹理增多、肺野淤血。

2. 心电图　有助于病因诊断及指导洋地黄类药物应用。

3. 超声心动图　对病因诊断和治疗前后心功能评估具有重要意义,射血分数降低,<55% 和(或)短轴缩短率<25% 提示心肌收缩功能障碍。

**【治疗要点】**　积极控制原发病,增强心功能。①洋地黄制剂:可增强心肌收缩力、减慢心率、增加心搏出量,改善体循环、肺循环。能口服者给予地高辛口服;病情严重或不能口服者,可选用毛花苷丙或地高辛静脉注射。②利尿剂:常选用呋塞米等快速利尿剂,以减轻心脏前负荷。③血管扩张剂:常用酚妥拉明,减轻心脏前后负荷,改善血液循环。

**【护理评估】**

1. 健康史　询问患儿烦躁不安、面色苍白或发灰、心慌、气短、头晕、乏力、心率加快等症状出现的时间、特点、程度等,有无明显诱发因素。询问患儿饮食、睡眠、排便、活动情况及尿量多少,生长发育情况,既往有无发现心脏杂音或心脏病史,治疗用药情况等。

2. 护理体检　测量生命体征,观察精神状态、呼吸频率及节律、皮肤颜色,有无端坐呼吸、烦躁不安或嗜睡、发绀,有无肝大、颈静脉怒张、下肢水肿,肝-颈静脉回流征是否阳性,听诊心音、心率、肺部呼吸音及有无啰音。

3. 查阅资料　查阅 X 射线、心电图及超声心动图等检查结果,了解患儿心功能情况。治疗用药情况,如使用洋地黄制剂的用量、用法等。

4. 评估心理-社会状况　年长儿有无因心慌、气短、头晕、乏力以及原发病痛苦而感焦虑、恐惧。家长对心力衰竭认识程度,对护理配合措施知晓情况,是否因担心患儿预后而焦虑不安。

**【常见护理诊断/问题】**

1. 心输出量减少　与心肌病损、心脏负荷过重有关。

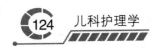 

2.气体交换受损　与肺淤血、肺水肿有关。

3.潜在并发症　洋地黄中毒。

4.焦虑(家长)　与担心患儿病痛及疾病预后有关。

**【护理措施】**

1.减轻心脏负担,恢复心输出量

(1)休息　患儿应卧床休息,一般取半卧位,小婴儿取15°~30°头胸抬高位,必要时采取端坐位,以减少回心血量,减轻心脏负荷。待心功能恢复,可下床并逐渐增加活动量,以不出现气促、发绀等症状为度。

(2)保持安静　保持病室安静舒适、空气清新、温湿度适宜,护理操作集中进行,避免患儿烦躁、哭闹,必要时遵医嘱使用镇静剂,以减少耗氧量,减轻心脏负担。

(3)饮食　给予低盐、易消化饮食,并少量多餐,以防增加心脏负担。钠盐摄入量一般不超过0.5~1.0 g/d,重症者给予无钠盐饮食,以减轻钠、水潴留。鼓励患儿多食蔬菜、水果,以保持大便通畅,避免排便用力而增加心脏负担。吮吸困难者可采用滴管喂养,必要时用胃管喂养。

(4)氧疗　对烦躁、气促、呼吸困难、发绀等缺氧者,给予氧气吸入,改善心肌供氧。

(5)协助药物治疗　遵医嘱使用洋地黄制剂、利尿剂及血管扩张剂等,严密观察用药效果,严格控制输液速度,一般每小时不超过5 mL/kg。

2.改善呼吸功能　有发绀、呼吸困难者,应给予氧气吸入。根据患儿病情采用鼻导管或面罩、头罩吸氧法,低流量(0.5~1.0 L/min)、低浓度(≤40%)给氧不能缓解缺氧症状时,提高氧流量到2~4 L/min、氧浓度为40%~50%。急性肺水肿时,吸入经20%~30%乙醇湿化氧气(每次吸入时间不超过20 min,间歇15~30 min,重复1~2次),以降低肺泡内泡沫表面张力,促使泡沫破裂,增加气体与肺泡壁接触面积,改善呼吸功能。

3.预防与监测洋地黄中毒

(1)严格遵医嘱给予洋地黄制剂(地高辛或毛花苷丙)。

(2)用药前测心率:当婴儿心率<90次/min、幼儿心率<80次/min、年长儿心率<70次/min时,暂停用药并联系医生。

(3)给药时仔细核对用药剂量,静脉注射速度要缓慢(不少于5 min),不能与其他药物混合注射,以免发生药物间的相互作用,如钙剂与洋地黄制剂有协同作用,应避免同时使用。

(4)给予柑橘、香蕉、菠菜、豆类等富钾食物,暂停富含钙丰富食物。

(5)应用呋塞米等利尿剂大量利尿后,及时补钾,并密切观察有无四肢无力、腹胀、心音低钝等低钾表现,一经发现应及时处理。

(6)用药后密切观察用药效果与中毒症状。①有效指标:患儿安静、呼吸困难减轻、心率减慢、肝脏缩小、尿量增加、食欲好转。②中毒表现:患儿若出现食欲减退、恶心、呕吐、心动过缓、心律失常、头晕、嗜睡、色视等表现,提示洋地黄中毒,立即停药,并报告医生,遵医嘱补充钾等。

4.缓解焦虑　允许父母陪护患儿,关心体贴患儿,病情允许情况下可准许患儿下床就餐、看电视等。向家长说明病情尽管危重,但是多数患儿经积极抢救均能治愈,以增强家长及患儿战胜疾病信心。

**【健康教育】**　向患儿及家长介绍心力衰竭的相关知识、诱发因素及防止措施。合理安排患儿活动、休息和饮食。教会家长及年长儿测量脉搏的方法,说明使用洋地黄制剂、利尿剂等药物的名称、剂量、给药时间和方法,观察药物疗效和不良反应。

## 思考题

### A1 型题

1. 先天性心脏病主要发生时间是胚胎的 （　　）
   A. 第 1~2 周　　　　　　B. 第 2~8 周　　　　　　C. 第 9~12 周
   D. 第 13~16 周　　　　　E. 第 17~20 周

2. 5 岁儿童平均血压应为 （　　）
   A. 110/80 mmHg　　　　B. 100/70 mmHg　　　　C. 90/60 mmHg
   D. 80/50 mmHg　　　　　E. 70/50 mmHg

3. 卵圆孔形成解剖上闭合多于生后 （　　）
   A. 1~3 个月　　　　　　B. 2~4 个月　　　　　　C. 3~5 个月
   D. 5~7 个月　　　　　　E. 9~12 个月

4. 法洛四联症患儿,发绀轻重程度取决于 （　　）
   A. 室间隔缺损程度　　　B. 卵圆孔是否关闭　　　C. 右心室增大程度
   D. 主动脉骑跨程度　　　E. 右心室流出道梗阻程度

5. 先天性心脏病出现下半身发绀,应考虑为 （　　）
   A. 房间隔缺损　　　　　B. 室间隔缺损　　　　　C. 动脉导管未闭
   D. 法洛四联症　　　　　E. 二尖瓣狭窄

6. 法洛四联症最明显的外观特征是 （　　）
   A. 体格瘦小　　　　　　B. 蹲踞现象　　　　　　C. 杵状指(趾)
   D. 持续性发绀　　　　　E. 反复患呼吸道感染

### A2 型题

7. 患儿,1 岁,3 d 前因受凉发热、咳嗽。近 1 d 来咳嗽加重,呼吸急促,三凹征明显,尿少,急诊入院。体温 38.5 ℃,脉搏 185 次/min,呼吸 65 次/min,胸骨左缘第 2 肋间有连续机器样杂音,肝右肋下 5 cm。针对病情,正确的饮食指导是 （　　）
   A. 低蛋白饮食　　　　　B. 低脂饮食　　　　　　C. 低盐饮食
   D. 低糖饮食　　　　　　E. 低钙饮食

8. 患儿,6 个月,消瘦、多汗、气短,以"肺炎"为诊断住院治疗。查体:胸骨左缘第 2~3 肋间闻及Ⅲ级喷射性收缩期杂音。X 射线胸片见右心房、右心室增大。针对病情,该患儿的护理重点是 （　　）
   A. 加强体育锻炼　　　　B. 预防心力衰竭　　　　C. 注意休息
   D. 加强营养　　　　　　E. 预防脱水

9. 患儿,3 岁,自出生后 8 个月起出现发绀并逐渐加重,生长发育明显落后于同龄儿,有杵状指(趾),喜蹲踞。护理时应特别警惕患儿发生 （　　）
   A. 呼吸道感染　　　　　B. 休克　　　　　　　　C. 脑血栓
   D. 心力衰竭　　　　　　E. 贫血

10. 患者,男,6 岁,轻度室间隔缺损,尚未治疗。现因龋齿需拔牙,医生在拔牙前给予抗生素,其目的是预防 （　　）
   A. 上呼吸道感染　　　　B. 牙龈炎　　　　　　　C. 支气管炎
   D. 充血性心力衰竭　　　E. 感染性心内膜炎

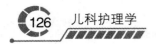 

11. 患儿,2岁,活动后气促、乏力,诊断为室间隔缺损。3 d前患儿受凉后发热、咳嗽、气促、烦躁不安。查体:呼吸60次/min,心率165次/min,口唇发绀,胸骨左缘3~4肋间闻及收缩期杂音,肝右肋下4 cm。该患儿应采取的体位是                                    (    )

    A. 平卧位　　　　　　　　B. 俯卧位　　　　　　　　C. 膝胸卧位

    D. 侧卧位　　　　　　　　E. 半卧位

12. 患儿,4岁,自幼发绀、发热、咳嗽2 d,今晨哭闹后突然出现抽搐入院。体温37.8 ℃,咽充血,心前区隆起,胸骨左缘2~4肋间闻及收缩期杂音,肺动脉区第二心音减弱,双肺无干、湿啰音,指(趾)端发绀明显。行胸部X射线检查,其心影改变呈                            (    )

    A. 球形　　　　　　　　　B. 烧瓶形　　　　　　　　C. 普大形

    D. 靴形　　　　　　　　　E. 梨形

13. 患儿,5岁,自幼口唇发绀,生长发育落后,活动后喜蹲踞。诊断为法洛四联症,今日剧烈哭闹后突然发生意识障碍、抽搐。首先考虑患儿可能发生了                            (    )

    A. 颅内出血　　　　　　　B. 阵发性脑缺氧发作　　　C. 高血压脑病

    D. 脑栓塞　　　　　　　　E. 低血糖

14. 患儿,3岁,体检时发现身材矮小,心前区隆起,胸骨左缘第2肋间可闻及粗糙连续性机器样杂音。X射线检查示肺门舞蹈征,左心房、左心室增大,主动脉弓增大。该患儿可能是    (    )

    A. 室间隔缺损　　　　　　B. 房间隔缺损　　　　　　C. 动脉导管未闭

    D. 肺动脉狭窄　　　　　　E. 法洛四联症

15. 患儿,3岁,发育落后于同龄儿童,常患上呼吸道感染。胸骨左缘2~3肋间闻及Ⅲ级收缩期杂音,肺动脉瓣第二心音亢进伴固定分裂。X射线检查:右心房、右心室增大,肺动脉段突出。该患儿可能是                                                        (    )

    A. 室间隔缺损　　　　　　B. 房间隔缺损　　　　　　C. 动脉导管未闭

    D. 法洛四联症　　　　　　E. 艾森曼格综合征

16. 为防止发绀型先天性心脏病患儿发生血管栓塞,出现高热时应采取的护理措施是    (    )

    A. 绝对卧床休息　　　　　B. 多喝水或静脉补液　　　C. 吸氧

    D. 减少活动量　　　　　　E. 避免哭闹

17. 患儿,男,3岁,诊断为法洛四联症。剧烈活动后,缺氧发作发生昏厥,应立即采取的体位是                                                                        (    )

    A. 去枕平卧位　　　　　　B. 半卧位　　　　　　　　C. 胸膝位

    D. 头肩抬高15°~30°　　　E. 侧卧位

### A3/A4 型题

18. 患儿,女,1岁3个月。自幼发现心脏杂音,经常患肺炎,胸骨左缘第3~4肋间闻及Ⅳ级粗糙的收缩期杂音,心电图显示左室及右室肥大,X射线胸片显示肺透亮度低。

(1)患儿最有可能的诊断是                                                    (    )

    A. 室间隔缺损　　　　　　B. 房间隔缺损　　　　　　C. 动脉导管未闭

    D. 法洛四联症　　　　　　E. 肺动脉狭窄

(2)日常护理中,要警惕患儿最易产生的并发症是                                (    )

    A. 心力衰竭　　　　　　　B. 脑缺氧发作　　　　　　C. 脑脓肿

    D. 心内膜炎　　　　　　　E. 肺部感染

(3)若患儿一旦发生急性充血性心力衰竭,应立即准备的药物是                    (    )

    A. 地高辛　　　　　　　　B. 毛花苷丙　　　　　　　C. 氢氯噻嗪

D. 普萘洛尔　　　　　　E. 吲哚美辛

（4）在遵医嘱使用上述药物时,下列护理不正确的是　　　　　　　　　　　（　　）

A. 用药前测脉搏　　　　B. 服药后监测心率　　　　C. 补充钙剂

D. 进食含钾食物　　　　E. 保持患儿安静

（王香菊）

参考答案

# 第九章 血液系统疾病患儿的护理

■■■■■ 学习目标 ■■■■■

1. 掌握：儿童血液特点，贫血分度，营养性缺铁性贫血、营养性巨幼细胞贫血的临床表现、护理评估要点、常见护理诊断/问题、护理措施。

2. 熟悉：儿童造血特点，营养性缺铁性贫血、营养性巨幼细胞贫血的病因、病理生理、辅助检查结果、治疗要点。

3. 了解：贫血分类。

4. 能正确进行儿童贫血分度；能对营养性缺铁性贫血、营养性巨幼细胞贫血患儿进行护理评估、拟定护理计划、开展健康教育；充分认识营养性缺铁性贫血、营养性巨幼细胞贫血对儿童健康的影响，树立关爱患儿的职业思想，积极开展营养性缺铁性贫血、营养性巨幼细胞贫血的预防宣教与康复指导。

## 第一节 儿童造血和血液特点

儿童时期造血通常分为胚胎期造血和出生后造血两个阶段。

### (一)造血特点

**1. 胚胎期造血** 根据造血组织发育和造血部位发生先后的不同,此期分为 3 个阶段。

(1)中胚叶造血期 随着胚胎的发育,于胚胎第 2~3 周,卵黄囊上的血岛开始产生原始血细胞,主要是原始的有核红细胞。于胚胎第 6 周后,中胚叶造血开始减退,至 12~15 周时消失。

(2)肝(脾)造血期 于胚胎第 6~8 周,肝出现活动的造血组织,并成为胎儿中期的主要造血部位,以生成有核红细胞为主。胎儿 4~5 个月时肝造血达高峰,6 个月后逐渐减退。脾于胚胎第 8 周开始造血,主要产生红细胞、粒细胞、淋巴细胞和单核细胞,胎儿 5 个月之后,脾造血功能逐渐减退,至出生时成为终生造血淋巴器官。胸腺是中枢淋巴器官,胚胎于第 6~7 周已出现胸腺,并开始生成淋巴细胞,功能维持终身。淋巴结自胚胎第 11 周开始生成淋巴细胞,从此,淋巴结成为终生造淋巴细胞和浆细胞的器官。

(3)骨髓造血期 胚胎第 6 周开始出现骨髓,至胎儿第 4 个月时才开始造血活动,并迅速成为主要的造血器官,直至出生 2~5 周后成为唯一的造血场所。

**2. 出生后造血**

(1)骨髓造血 出生后主要是骨髓造血,婴幼儿期所有骨髓均为红骨髓,全部参与造血,以满足生长发育需要。5~7 岁开始,脂肪组织(黄髓)逐渐代替长骨中的造血组织,至 18 岁时,红骨髓仅存在于胸骨、肋骨、脊椎、髂骨、颅骨、锁骨和肩胛骨等短骨或不规则骨及长骨的近端,造血功能较前低下,但黄髓仍具有潜在的造血功能,当造血需要增加时,可转变为红髓重新造血。婴幼儿因缺少黄髓,故造血代偿潜力小,当造血需要增加时,会出现骨髓外造血。

(2)骨髓外造血 在正常情况下,骨髓外造血极少,婴幼儿期由于缺少黄髓,造血的代偿潜力不足,当发生严重感染或溶血性贫血等造血需要增加时,肝、脾和淋巴结可随时恢复到胎儿时期的造血状态,出现肝、脾、淋巴结肿大,外周血中可出现有核红细胞和(或)幼稚的中性粒细胞,这是儿童造血器官的一种特殊反应,称为"骨髓外造血",感染及贫血纠正后即恢复正常。

### (二)血液特点

1. 红细胞数与血红蛋白量 胎儿期处于相对缺氧状态,红细胞生成素合成增加,红细胞数和血红蛋白量较高,出生时红细胞数为$(5.0 \sim 7.0) \times 10^{12}/L$,血红蛋白量为$150 \sim 220$ g/L。出生后,随着自主呼吸的建立,血氧含量增加,红细胞生成素减少,骨髓造血功能暂时性下降;新生儿生理性溶血;婴儿生长发育迅速,循环血量迅速增加等因素,红细胞数和血红蛋白量逐渐降低,2 ~ 3 个月时,红细胞数为$3.0 \times 10^{12}/L$左右,血红蛋白量为110 g/L 左右,出现轻度贫血,称为"生理性贫血"。

2. 白细胞与分类 出生时白细胞数为$(15 \sim 20) \times 10^9/L$,生后 6 ~ 12 h 达$(21 \sim 28) \times 10^9/L$,然后逐渐下降,1 周时平均为$12 \times 10^9/L$,婴儿期白细胞数维持在$10 \times 10^9/L$左右,8 岁以后接近成人水平。

白细胞分类主要是中性粒细胞与淋巴细胞比例的变化。出生时中性粒细胞约占白细胞总数的65%,淋巴细胞约占30%;随着白细胞总数的下降,中性粒细胞比例逐渐下降,生后 4 ~ 6 d,两者比例相等;之后淋巴细胞比例逐渐上升,至 1 ~ 2 岁时比例高达60%,中性粒细胞比例约35%,至 4 ~ 6 岁时,两者比例又相等,此后白细胞分类与成人相似。

3. 血小板数 血小板数与成人接近,为$(150 \sim 250) \times 10^9/L$。

4. 血容量 儿童血容量相对较成人多,新生儿血容量重量占体重10%,平均 300 mL,儿童占体重的8% ~ 10%,成人占体重的6% ~ 8%。

# 第二节 贫血概述

贫血是指外周血中单位容积内的红细胞数或血红蛋白量低于正常。儿童红细胞数或血红蛋白量随年龄不同而有差异。根据世界卫生组织(WHO)提供的资料,血红蛋白量(Hb)的低限值:6 ~ 59 个月为110 g/L,红细胞压积(HCT)为0.33;5 ~ 11 岁 Hb 为115 g/L,HCT 为0.34;12 ~ 14 岁 Hb 为120 g/L,HCT 为0.36,海拔每升高 1 000 m,血红蛋白量上升4%;低于此值者为贫血。6 个月以下的婴儿血红蛋白值变化较大,目前尚无统一标准,我国儿童血液会议(1989 年)建议:血红蛋白量在新生儿期<145 g/L,1 ~ 4 个月<90 g/L,4 ~ 6 个月<100 g/L 为贫血。

### (一)贫血分度

根据外周血血红蛋白量或红细胞数将贫血分为 4 度(表9-1)。

表9-1 贫血的分度

| 指标 | 轻度 | 中度 | 重度 | 极重度 |
| --- | --- | --- | --- | --- |
| 血红蛋白/(g/L) | 90 ~ 正常下限 | 60 ~ 90 | 30 ~ 60 | <30 |
| 红细胞数/($\times 10^{12}$/L) | 4 ~ 3 | 3 ~ 2 | 2 ~ 1 | <1 |

注:新生儿贫血 Hb 120 ~ 144 g/L 为轻度,90 ~ 120 g/L 为中度,60 ~ 90 g/L 为重度,<60 g/L 为极重度。

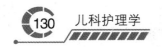

### (二)贫血分类

1. **按病因分类** 根据引起贫血的原因及发病机制,可分为红细胞或血红蛋白生成不足、溶血性贫血和失血性贫血 3 类。

(1)红细胞或血红蛋白生成不足 ①造血物质缺乏,如铁缺乏、维生素 $B_{12}$ 和叶酸缺乏、维生素 A 缺乏、维生素 C 缺乏等;②骨髓造血功能障碍,如再生障碍性贫血、单纯红细胞再生障碍性贫血;③其他,如感染性及炎症性贫血、慢性肾病所致贫血、铅中毒所致贫血、癌症性贫血等。

(2)溶血性贫血 可由红细胞内在异常或红细胞外在因素引起。

①红细胞内在异常:红细胞膜结构缺陷、红细胞酶缺乏、血红蛋白合成或结构异常等。②红细胞外在因素:免疫因素,如体内存在破坏红细胞的抗体等;非免疫因素,如感染、物理化学因素、毒素、脾功能亢进、弥散性血管内凝血等。

(3)失血性贫血 包括急性失血和慢性失血导致的贫血。

2. **按形态分类** 根据红细胞数、血红蛋白量、血细胞比容计算出红细胞平均容积(MCV)、红细胞平均血红蛋白量(MCH)、红细胞平均血红蛋白浓度(MCHC),将贫血分为 4 类(表 9-2)。

表 9-2 贫血的细胞形态学分类及指标

| 贫血分类 | MCV/fL | MCH/pg | MCHC/% |
| --- | --- | --- | --- |
| 正常 | 80~94 | 28~32 | 32~38 |
| 大细胞性贫血 | >94 | >32 | 32-38 |
| 正细胞性贫血 | 80~94 | 28~32 | 32~38 |
| 单纯小细胞性贫血 | <80 | <28 | 32~38 |
| 小细胞低色素性贫血 | <80 | <28 | <32 |

# 第三节 营养性缺铁性贫血患儿的护理

**情境导入**

患儿,男,14 个月,35$^{+6}$ 周早产,母乳喂养,辅食仅添加少量米粉。近 1 个月来患儿不爱活动,面色苍白,爱闹人,遂来院就诊。经医生问诊、体格检查之后,初步诊断为营养性缺铁性贫血。

**请思考:**

(1)患儿为什么会发生贫血?

(2)如何正确指导家长为患儿服用铁剂?

(3)如何饮食预防缺铁性贫血?

营养性缺铁性贫血是由于体内铁缺乏致血红蛋白合成减少所引起贫血。临床以小细胞低色素性贫血、血清铁蛋白减少和铁剂治疗有效为特点。任何年龄均可发病,以 6 个月~2 岁儿童多见。缺铁性贫血是儿童最常见的贫血,是我国重点防治的儿童"四病"之一。

**【病因】**

1. 先天储铁不足 胎儿可通过胎盘从母体获得铁,储存在体内供出生后造血利用,其中,胎龄最后 3 个月从母体获得的铁最多,约占 60%,可满足儿童出生后 3~4 个月造血所用,故早产、双胎或多胎、胎儿失血或母亲患严重缺铁性贫血,均可使胎儿储铁减少。

2. 铁摄入量不足 是缺铁性贫血的主要原因。食物是人体所需铁的主要来源,人乳、牛乳、谷物中含铁量均低,如不及时添加含铁较多的辅食或年长儿长期偏食、挑食等,较易发生本病。

3. 铁需要量增加 铁的需要量与生长发育速度有关,婴幼儿尤其是早产儿生长发育迅速,血容量增加较快,铁需要量相对较多,如供给不足易发生缺铁性贫血。青春期是生长发育的第二个高峰,也易发生铁缺乏。

4. 铁吸收障碍 食物中的铁以二价铁($Fe^{2+}$)在十二指肠和空肠上段吸收,维生素 C 等还原性物质可促进铁吸收,乳、蛋、茶、咖啡、植物纤维等可抑制铁的吸收,因此,食物搭配不当可影响铁的吸收。慢性腹泻等肠道疾病可使铁吸收减少,排泄增加,导致铁缺乏。

5. 铁丢失过多 长期慢性失血可导致铁丢失过多而致缺铁(每 1.0 mL 血约含铁 0.5 mg),如钩虫病、肠息肉等。婴儿服用未经加热的鲜牛乳,可能因对牛乳过敏致少量肠出血(每日失血量约 0.7 mL)。

**【发病机制】**

1. 缺铁对血液系统的影响 铁是合成血红蛋白的原料。铁缺乏时,血红素生成不足,进而血红蛋白合成减少,导致红细胞内血红蛋白生成不足,红细胞胞质减少,细胞变小。缺铁对细胞的分裂、增殖影响较小,故红细胞数量减少不如血红蛋白量减少明显,从而形成小细胞低色素性贫血。

2. 缺铁对其他系统的影响 ①影响肌红蛋白的合成,并使多种含铁酶(如细胞色素 C、过氧化氢酶、单胺氧化酶、琥珀酸脱氢酶等)活性减低,这些含铁酶与生物氧化、组织呼吸、神经介质合成与分解等有关。因此,当铁缺乏时出现一系列非造血系统的表现;②引起组织器官的异常,如上皮细胞蜕变、萎缩,出现口炎、舌炎、胃酸缺乏、小肠黏膜变薄致消化吸收功能减退,指甲改变等;③引起细胞免疫功能及中性粒细胞功能下降,机体抗感染能力降低,易患感染性疾病。

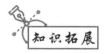

**铁来源与铁代谢相关名词**

铁来源主要有 2 条途径。①外源性铁:约占铁摄入量的 1/3,主要来源于食物,包括血红素铁(动物性食物含铁量高且为血红素铁,吸收率为 10%~25%)和非血红素铁(植物性食物的铁属非血红素铁,吸收率为 1.7%~7.9%)。②内源性铁:约占铁摄入量的 2/3,由红细胞衰老、破坏所释放的铁,几乎全部被再利用。

血清铁(SI):正常情况下,血浆中的转铁蛋白仅 1/3 与铁结合,这部分铁称为血清铁。

未饱和铁结合力:其余 2/3 未与铁结合的转铁蛋白也具有与铁结合的能力,在体外加入一定量的铁可使其成为饱和状态,所加的铁量称为未饱和铁结合力。

血清总铁结合力(TIBC):血清铁与未饱和铁结合力之和。

转铁蛋白饱和度(TS):血清铁在血清总铁结合力中所占的比例。

**【临床表现】**

1. 一般表现 皮肤黏膜逐渐苍白,以口唇、口腔黏膜、眼睑结膜及甲床较为明显。患儿易疲乏无力,不爱活动,活动后出现心悸、气促等,婴幼儿易哭闹、对周围环境反应差,年长儿诉头晕、眼前发黑、耳鸣等。

2.**髓外造血表现** 由于骨髓外造血反应,患儿可出现肝、脾轻度肿大,年龄越小,病程越久,贫血越重,肝脾肿大越明显。

3.**非造血系统表现**

(1)**消化系统** 食欲减退,可有恶心、呕吐、腹泻,少数有异食癖,如喜食泥土、墙皮、煤渣等;可出现口炎、舌炎或舌乳头萎缩;重者可出现萎缩性胃炎或吸收不良综合征。

(2)**神经系统** 表现为烦躁不安或萎靡不振,注意力不集中,记忆力减退,智力多较同龄儿童低下,学龄儿童可出现行为异常。

(3)**循环系统** 明显贫血者心率增快,严重者可心脏扩大,甚至发生心力衰竭。

(4)**其他** 可因上皮组织异常出现反甲。因细胞免疫功能低下常合并感染,如呼吸道、皮肤等感染。

【辅助检查】

1.**外周血常规** 红细胞及血红蛋白均减少,血红蛋白减少更明显。外周血涂片可见红细胞大小不等,以小细胞为主,中央淡染区扩大,呈小细胞低色素性贫血。网织红细胞数正常或轻度减少,白细胞、血小板一般无改变。

2.**骨髓象** 骨髓增生活跃,以中、晚幼红细胞增生为主。各期红细胞体积均较小,胞质少,胞核染色偏蓝,显示胞质成熟程度落后于胞核,细胞内外可染铁明显减少或消失。粒细胞系和巨核细胞系一般无异常。

3.**铁代谢的相关检查** ①血清铁蛋白(SF)<12 μg/L 提示体内储存铁减少;②红细胞游离原卟啉(FEP)>0.9 μmol/L 提示红细胞内缺铁;③血清铁<10.7 μmol/L;血清总铁结合力>62.7 μmol/L;转铁蛋白饱和度<15% 反映血浆中铁含量减少。

【治疗要点】

1.**祛除病因** 积极治疗腹泻、钩虫病等原发病;合理喂养,及时添加含铁丰富的食物;纠正挑食、偏食等不良饮食习惯。

2.**铁剂治疗** 首选二价铁盐口服,常用口服铁剂有硫酸亚铁(含铁20%)、葡萄糖酸亚铁(含铁12%)、富马酸亚铁(含铁33%)等。剂量以元素铁 4~6 mg/(kg·d)计算,分3次口服。用药至血红蛋白量恢复正常后2~3个月,以增加铁的储存。一般在口服铁剂无效、无法进行或反应重时用注射铁剂进行治疗,但不良反应多,常用的注射铁剂有右旋糖酐铁、山梨醇枸橼酸铁复合物等。

3.**输血治疗** 一般患儿无须输血。适应证:①贫血严重,尤其是发生心力衰竭者;②合并感染者;③急需外科手术者。可输血或浓缩红细胞,但应注意输血的量和速度,速度宜慢,可少量分次输注。

【护理评估】

1.**询问健康史** 评估患儿的喂养方法和饮食习惯,有无挑食、偏食,是否有及时添加辅食;评估患儿母亲孕产史,如母亲孕期有无贫血,是否有早产、多胎等情况;患儿有无慢性腹泻、肠道寄生虫病、反复感染及少女月经过多等病史。

2.**护理体检** 测量生命体征、体重、身高(长),观察精神状态、面色、呼吸情况、口唇、口腔黏膜、眼睑结膜、耳垂、甲床等苍白程度和头发颜色及光泽度。听诊肺部呼吸音,有无异常呼吸音及啰音,心率、心律,有无心脏杂音;叩诊心界,了解有无心界扩大。叩诊肝脾,了解有无肝增大及其增大程度。触诊颈、腋下、腹股沟等处的浅表淋巴结,了解有无淋巴结肿大。

3.**查阅资料** 查阅外周血常规、骨髓象、铁代谢的相关检查结果,了解血红细胞数、血红蛋白量、血清铁减少的程度。

4. 评估心理-社会状况　评估患儿及家长的心理状态,对本病病因及防护知识的认知程度,是否认识到缺铁性贫血对儿童健康的危害。评估年长儿是否有因病情缓慢、异食癖以及由于疾病导致学习成绩下降等问题产生自卑、焦虑、厌学等心理反应。

【常见护理诊断/问题】

1. 活动无耐力　与贫血患儿活动时氧的供需失调有关。

2. 营养失调:低于机体需要量　与铁的摄入不足、吸收减少、丢失过多或消耗增加有关。

3. 有感染的危险　与机体免疫功能降低有关。

4. 潜在并发症　心力衰竭。

5. 知识缺乏　家长及年长患儿缺乏缺铁性贫血的防护知识。

【护理措施】

1. 生活护理

(1)合理安排活动与休息　根据患儿活动能力和耐力,合理安排活动。轻、中度贫血患儿应规律生活,保证足够睡眠,不必严格限制日常活动量。患儿可进行其喜欢且力所能及的活动,如果活动中或活动后出现心悸、气喘、头晕、发绀等,应减少活动量。重度贫血者应卧床休息,减轻心脏负担。对病情严重者,应细心照顾,保持安静,避免哭闹、烦躁等,以免增加耗氧量。

(2)调整饮食　提供患儿喜爱且含铁丰富易吸收的食物,如瘦肉、肝、肾、动物血、蛋黄、鱼、海带、黑木耳、紫菜、豆制品等。富含铁的食物应与含维生素C丰富的果汁等食物同服,避免与茶、咖啡、牛奶及高纤维素等食物同食,以免影响铁的吸收。

2. 对症护理

(1)预防感染　做好环境卫生,保持居室清洁,居室应阳光充足,温、湿度适宜;加强皮肤清洁护理,勤换内衣裤,勤清洗皮肤皱褶处,并保持干燥;鼓励患儿多饮水,保持口腔清洁,婴儿哺乳后饮水,年长儿饭后漱口、早晚刷牙,发生口炎时进行口腔护理、涂药;尽量不到人群集中的公共场所,避免与感染性疾病患儿接触,按时接种疫苗。

(2)预防受伤　讲解患儿跌倒的原因和跌倒后的风险,加强对患儿的看护,避免各种剧烈运动及危险动作,尽量减少环境中的不安全因素,防止跌倒受伤。

3. 用药护理

(1)指导正确口服铁剂　①口服铁剂可致胃肠道反应,如恶心、呕吐、腹泻、便秘、厌食、胃部不适及疼痛等,宜从小剂量开始,逐渐增加至全量,并于两餐之间服药,既可减少对胃肠道的刺激,也有利于铁的吸收;②铁剂可与维生素C、果汁同服,以促进铁的吸收,避免与奶、茶、钙剂、咖啡等同服,以免影响铁的吸收;③铁剂可使牙齿变黑,应使用吸管服药,吸服后及时漱口,防止牙釉质损伤、染黑;④告知患儿及家长服用铁剂后,大便会变黑或呈柏油样,是由于铁与肠内的硫化氢作用生成黑色的硫化铁所致,停药后会恢复正常,不必顾虑。

(2)正确应用注射铁剂　①铁剂宜深部肌内注射,注射后勿按揉注射部位,每次更换注射部位,以免引起局部无菌性脓肿;②抽药和给药必须使用不同的针头,以防铁剂渗入皮下组织,造成注射部位的疼痛、炎症反应、皮肤着色等;③注射铁剂时易引起荨麻疹、低血压、过敏性休克等不良反应,应提前备好肾上腺素,注射后观察有无面色潮红、荨麻疹、低血压等,必要时进行救治。

(3)观察铁剂治疗效果　铁剂治疗有效者用药2~3 d后网织红细胞数开始升高,5~7 d达高峰,以后逐渐下降,2~3周后降至正常,血红蛋白3~4周恢复正常,症状随之好转。如治疗3~4周无效,注意寻找原因。

(4)输红细胞的护理　输前认真核对血型和交叉配血结果,做到准确无误。输注过程中应严格执行无菌操作,并密切观察输血反应,严格控制输入的量与速度(贫血越重,每次输注量越小,速度越慢),以免引起心力衰竭。

4.**病情监测** 观察皮肤、黏膜颜色以及活动后气促、心悸等症状,定期复查血常规,以了解贫血治疗是否有效及病情改善情况。监测患儿体温、精神状态等,尽早发现患儿是否出现感染。限制严重贫血患儿的活动量,避免患儿烦躁、哭闹,以减少氧耗。进食应少量多餐,防止发生便秘而排便用力。严格控制输液、输血的量及速度,以免加重心脏负担,密切观察患儿心率、呼吸、尿量等,若突然出现烦躁不安、气促、心悸、发绀、尿量减少、心率增快、肝大、下肢水肿等,应警惕心力衰竭的发生,及时报告医生并协助救治。

5.**心理护理** 向患儿及家长说明本病预后良好,活动耐力降低、注意力不集中、记忆力减退等表现是暂时的,解除患儿及家长的后顾之忧。对异食癖患儿要少责骂,不要歧视,以减轻其自卑心理,鼓励患儿纠正不良嗜好。说明服用铁剂后大便呈黑色是正常现象,减轻家长及患儿的焦虑情绪。对重症患儿积极治疗,耐心护理,增加患儿及家长对医护人员的信任。

**【健康教育】**

1.**预防宣教** ①应对孕妇和哺乳期妇女加强营养,多给予含铁丰富的食物;孕期应适当活动、避免劳累、预防早产;②提倡母乳喂养,及时添加含铁丰富辅食,如蛋黄、肝泥、肉末、鱼泥等,合理搭配膳食,避免含铁食物与奶、钙剂同食;对人工喂养儿应选择铁强化配方乳,如采用鲜牛奶进行喂养,应将鲜牛奶加热处理,减少因过敏引起的肠道出血;向年长儿解释挑食、偏食等不良饮食习惯的危害,培养良好的饮食习惯;③早产儿及低体重儿生后2个月左右遵医嘱给予铁剂预防。

2.**康复指导** 向家长及年长患儿讲解本病的相关知识及护理要点,提倡母乳喂养,及时添加含铁丰富的饮食,注意合理的饮食搭配,坚持正确用药。强调在贫血纠正后,仍应坚持合理的饮食,培养良好的饮食习惯,防止疾病复发,以保证正常的生长发育。定期进行体检,及时发现贫血并治疗。

# 第四节　营养性巨幼细胞贫血患儿的护理

**情境导入**

患儿,女,7个月,$36^{+2}$周早产,生后羊奶喂养,未添加辅食。患儿面色发黄、表情淡漠、目光发直、对外界反应迟钝,遂来院就诊。经医生问诊、体格检查之后,初步诊断为营养性巨幼细胞贫血。

**请思考:**

(1)患儿为什么会发生贫血?

(2)如何正确指导家长用药治疗?

(3)如何饮食预防营养性巨幼细胞贫血?

营养性巨幼细胞贫血是由于缺乏维生素 $B_{12}$ 和(或)叶酸所引起的一种大细胞性贫血。多见于2岁以下的婴幼儿,2岁以上少见。临床特点为贫血、特殊的神经精神症状、红细胞体积增大、红细胞数目减少较血红蛋白减少更明显、骨髓中出现巨幼红细胞,应用维生素 $B_{12}$ 和(或)叶酸治疗有效。

**【病因】**

1.**摄入量不足** 胎儿可以从母体获得维生素 $B_{12}$、叶酸,维生素 $B_{12}$ 主要来源于动物性食物,如肝、肾、肉类、蛋类;含叶酸丰富的食物有新鲜蔬菜,水果,果仁,谷类,动物的肝、肾等,乳类(尤其是羊乳)含维生素 $B_{12}$、叶酸少。孕妇摄入维生素 $B_{12}$、叶酸不足,婴幼儿如单纯以乳类食品喂养,未及时添加辅食,年长儿挑食、偏食等可引起缺乏。

2.**需要量增加** 婴幼儿生长发育迅速,对维生素 $B_{12}$ 和叶酸的需求量增加;严重感染,长期发热

者维生素 $B_{12}$、叶酸消耗增加;缺乏维生素 C、慢性溶血者需要叶酸的量增加。

3.吸收利用障碍　维生素 $B_{12}$ 进入胃内,与壁细胞产生的内因子结合,形成复合物,在回肠末端被吸收,若此过程出现异常,可引起维生素 $B_{12}$ 缺乏;叶酸主要在十二指肠和空肠近端吸收,慢性腹泻、小肠病变、胃炎、胃肠切除可使维生素 $B_{12}$、叶酸吸收减少;长期服用广谱抗生素,可抑制肠内细菌合成叶酸;长期服用抗叶酸代谢药、抗癫痫药等,也可引起叶酸缺乏。

【发病机制】

1.维生素 $B_{12}$、叶酸是细胞核发育所必需的物质　叶酸在叶酸还原酶和维生素 $B_{12}$ 的催化作用下,还原成四氢叶酸,四氢叶酸是合成 DNA 所必需的辅酶。维生素 $B_{12}$ 和(或)叶酸缺乏时均可引起四氢叶酸减少,导致 DNA 合成减少,使红细胞的分裂和增殖时间延长。胞质中 RNA 的合成受影响较小,血红蛋白蓄积相对增多,出现细胞核发育落后于细胞质,红细胞的体积增大,形成巨幼红细胞。巨幼红细胞在骨髓内易被破坏,进入血液循环的成熟红细胞寿命也较短,进而出现贫血。DNA 合成不足也可使粒细胞和巨核细胞核成熟障碍。

2.维生素 $B_{12}$ 参与神经髓鞘脂蛋白的形成　它能保持中枢和外周髓鞘神经纤维的完整功能,维生素 $B_{12}$ 缺乏时可引起中枢和外周神经髓鞘损伤,出现神经精神症状。

3.维生素 $B_{12}$ 缺乏可影响免疫功能　导致中性粒细胞和巨噬细胞吞噬后的杀菌功能减退,易于感染,特别易发生结核分枝杆菌感染。

4.叶酸缺乏还可引起情感改变　目前机制不详。

【临床表现】

1.一般表现　患儿多虚胖或颜面部轻度水肿,毛发纤细、稀疏、发黄,严重病例可有皮肤出血点或瘀斑。

2.贫血表现　皮肤常呈蜡黄色,睑结膜、口唇、指甲等处苍白,偶有轻度黄疸,疲乏无力,活动后气促、心悸,常有肝、脾轻度肿大,重症者心脏扩大或心力衰竭。

3.神经精神症状　维生素 $B_{12}$ 缺乏者表现为表情淡漠、目光发直、对外界反应迟钝、少哭不笑、智力、动作发育落后,甚至出现倒退现象;严重病例出现肢体、头部乃至全身震颤,手足无意识运动,甚至出现抽搐、感觉异常、共济失调、踝阵挛和巴宾斯基征阳性等。叶酸缺乏者不发生神经系统症状,但可出现神经精神异常,烦躁不安、易怒。

4.消化系统　症状出现早且重,常有食欲减退、厌食、恶心、呕吐、腹泻、舌炎、口腔及舌系带溃疡等。

【辅助检查】

1.外周血常规　呈大细胞性贫血,红细胞数减少较血红蛋白降低更明显,MCV >94 fL、MCH>32 pg、MCHC 正常。外周血涂片可见红细胞大小不等,以大细胞为主,中央淡染区不明显。可见巨幼变的有核红细胞,中性粒细胞呈分叶过多现象。网织红细胞、白细胞、血小板计数常减少。

2.骨髓象　增生明显活跃,以红系增生为主,粒系、红系均出现巨幼变,表现为胞体大、核染色质粗而松,细胞核的发育落后于胞质。中性粒细胞和巨核细胞核有分叶过多现象,血小板巨大。

3.血生化　血清维生素 $B_{12}$ 正常值为 200 ~ 800 ng/L,<100 ng/L 为缺乏。血清叶酸正常值为 5 ~ 6 μg/L,<3 μg/L 为缺乏。

【治疗要点】

1.祛除病因　加强营养,防治感染,治疗慢性腹泻,停用药物等。

2.药物治疗　有神经精神症状者,以维生素 $B_{12}$ 治疗为主,如单用叶酸有加重症状的可能。维生素 $B_{12}$ 500 ~ 1 000 μg 肌内注射 1 次;或维生素 $B_{12}$ 100 μg 肌内注射,每周 2 ~ 3 次,连用 2 ~ 4 周,用至血常规恢复正常为止。叶酸 5 mg 口服,每日 3 次,血常规恢复正常后停用。同时口服维生素 C 有助于叶酸的吸收。

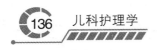

**【护理评估】**

1. 询问健康史　患儿面色苍黄、乏力、活动后气促等症状出现的时间及程度,有无震颤,生长发育情况,有无倒退现象。有无表情淡漠、目光发直、反应迟钝。有无厌食、恶心、呕吐、腹泻,有无头晕、耳鸣、记忆力减退、注意力不集中等。评估患儿喂养史,是否为羊奶喂养,是否及时添加辅食。是否早产、双胎。年长儿的饮食习惯,有无挑食、偏食。询问疾病史,有无长期腹泻、感染、发热等,有无胃炎、小肠疾病等。是否长期使用广谱抗生素、抗叶酸代谢药或抗癫痫药物等。

2. 护理体检　测量生命体征,观察皮肤、黏膜颜色,皮肤有无苍黄、出血斑点等。观察患儿精神状态,有无表情淡漠、目光发直、反应迟钝、语言及运动功能发育迟缓,肢体、头部、躯干有无震颤。检查口腔有无舌炎、舌系带溃疡等,听诊心音、心率、心律及有无杂音,触诊肝、脾有无肿大及其肿大程度。

3. 查阅资料　协助医生进行骨髓穿刺,送检标本。查阅血液、骨髓等检查结果,了解血清维生素 $B_{12}$、叶酸测定值,血红细胞数、血红蛋白量减少的程度等。

4. 评估心理-社会状况　评估患儿及其家长对患病的原因、治疗用药、预后及预防知识的了解程度,评估家长有无因患儿精神、运动发育迟缓或倒退而恐惧或焦虑,评估有震颤的患儿是否有因影响正常生活而出现烦躁、易怒现象。

**【常见护理诊断/问题】**

1. 营养失调:低于机体需要量　与维生素 $B_{12}$ 和(或)叶酸摄入不足、吸收不良、代谢障碍等有关。

2. 活动无耐力　与贫血致组织缺氧有关。

3. 有受伤的危险　与肢体或全身震颤及抽搐有关。

4. 生长发育改变　与营养不足、贫血及维生素 $B_{12}$ 缺乏影响生长发育有关。

**【护理措施】**

1. 生活护理

(1)饮食调整　患儿及哺乳期母亲的饮食添加富含维生素 $B_{12}$ 和叶酸的食物,如瘦肉、肝、肾、蛋类、海产品、绿叶蔬菜、水果、谷类等。对年幼儿耐心喂养,少量多餐,保持烹调食物的色、香、味俱全,调动患儿食欲。对年长儿要防止偏食、挑食等,养成良好的饮食习惯,均衡膳食。若患儿舌肌震颤致吮乳或吞咽困难时,可改用鼻饲,以保证机体营养需要。

(2)适当活动与休息　一般不需卧床休息,根据活动耐力安排休息与活动,避免劳累。严重贫血者适当限制活动,并协助其满足生活需要。烦躁、震颤、抽搐者遵医嘱用镇静剂,防止外伤。

2. 对症护理

(1)预防感染　保持衣物、居室等清洁卫生,注意保暖,做好保护性隔离,预防皮肤、呼吸道、泌尿道等感染。避免刺激性饮食,进食前后用温开水或漱口液漱口,保持口腔清洁,预防口腔感染。避免接触结核病患者,预防结核分枝杆菌感染。

(2)预防受伤　头部震颤者在上下牙齿间垫牙垫,防止舌及舌系带损伤,肢体、躯干震颤及共济失调明显者应专人照顾,防止跌倒等损伤,必要时遵医嘱给予镇静剂。

3. 用药护理

(1)协助治疗用药　遵医嘱肌内注射维生素 $B_{12}$,口服叶酸。加服维生素 C,促进叶酸利用。恢复期补充铁剂,防止发生缺铁性贫血。

(2)观察治疗效果　观察患儿食欲、精神状态、乏力等表现,协查血网织红细胞数、红细胞数、血红蛋白量,评价治疗效果。应用维生素 $B_{12}$ 和(或)叶酸 $2\sim4$ d 后,患儿精神症状好转,食欲增加,网织红细胞 $2\sim4$ d 开始上升,$6\sim7$ d 达高峰,2 周后降至正常。$2\sim6$ 周红细胞和血红蛋白恢复正常,但神经、精神症状恢复较慢,少数患儿数月后才能完全恢复。

4. **病情监测**　测量生命体征,观察患儿面色、精神状况、食欲、活动情况及震颤等表现,检查皮肤有无水肿、出血点等,监测患儿体格、运动、语言、智能发育情况。

5. **心理护理**　向家长说明神经精神症状可以恢复正常,减轻家长及患儿的恐惧或焦虑情绪。

**【健康教育】**

1. **预防宣教**　孕妇从孕期开始补充富含维生素 $B_{12}$ 和叶酸的食物,婴儿期提倡母乳喂养,及时添加辅食。年长儿均衡膳食,避免挑食、偏食,及时添加富含维生素 $B_{12}$ 和叶酸的食品,避免使用造成维生素 $B_{12}$ 和叶酸缺乏的药物,定期进行健康检查,早期发现营养缺乏并及时干预。

2. **康复指导**　向家长介绍引起维生素 $B_{12}$、叶酸缺乏的原因,临床表现特点,治疗用药的方法,疗效观察及预后。协助家长制订合适的食谱。指导家长做好患儿口腔护理,保持口腔清洁,防止发生口炎。指导家长做好儿童生长发育的监测,多给予触摸、爱抚、耐心教育,逐渐训练运动功能,促进儿童动作和智力发育。

## 思考题

### A1 型题

1. 生理性贫血出现在儿童出生后　　　　　　　　　　　　　　　　　　　　　　（　　）
　　A.2 个月以内　　　　　　　B.2～3 个月　　　　　　　　C.4～6 个月
　　D.6～8 个月　　　　　　　E.8 个月以后

2. 儿童中性粒细胞与淋巴细胞的比例两次交叉时间在出生后　　　　　　　　　　（　　）
　　A.4～6 d、4～6 周　　　　B.4～6 周、4～6 个月　　　C.4～6 d、4～6 个月
　　D.4～6 d、4～6 岁　　　　E.4～6 周、4～6 岁

3.4～6 个月儿童贫血诊断标准是　　　　　　　　　　　　　　　　　　　　　　（　　）
　　A.Hb<90 g/L　　　　　　　B.Hb<100 g/L　　　　　　C.Hb<110 g/L
　　D.Hb<120 g/L　　　　　　E.Hb<130 g/L

4. 儿童营养性缺铁性贫血的主要原因是　　　　　　　　　　　　　　　　　　　（　　）
　　A.生长发育快　　　　　　　B.铁丢失过多　　　　　　　C.铁的摄入不足
　　D.胃肠道疾病　　　　　　　E.早产铁储存不足

5. 早产儿开始补充铁剂的时间应在出生后　　　　　　　　　　　　　　　　　　（　　）
　　A.1 周　　　　　　　　　　B.2 周　　　　　　　　　　C.1 个月
　　D.2 个月　　　　　　　　　E.3 个月

6. 口服液体铁剂的正确方法是　　　　　　　　　　　　　　　　　　　　　　　（　　）
　　A.饭前服　　　　　　　　　B.饭前测心率　　　　　　　C.吸管吸入
　　D.茶水送服　　　　　　　　E.服后不宜立即饮水

### A2 型题

7. 患儿,7 个月,因"间断腹泻 2 个月,厌食 1 个月"入院。查体:患儿神志清,反应差,皮肤黏膜苍白。血常规:血红蛋白 50 g/L,红细胞计数 $3.0×10^{12}$/L。血涂片:红细胞形态大小不等,以小的为主,中央淡染区扩大。根据病情考虑该患儿可能是　　　　　　　　　　　　　　（　　）
　　A.生理性贫血　　　　　　　B.营养性巨幼细胞贫血　　　C.再生障碍性贫血
　　D.营养性缺铁性贫血　　　　E.溶血性贫血

8. 患儿,9 个月,生后牛乳喂养,未添加辅食。近 1 个月来,面色苍白,食欲减退。血常规:红细胞计数 $3.1×10^{12}$/L,血红蛋白 60 g/L。血涂片:红细胞形态大小不等,以小细胞为主,中央淡染区扩

大。根据病情考虑患儿贫血的主要原因是 （ ）

    A. 先天储铁不足         B. 铁吸收障碍         C. 铁丢失过多

    D. 铁需要量增加         E. 铁摄入不足

9. 患儿,11 个月,生后母乳喂养。近几个月来,患儿皮肤黏膜苍白,对周围反应差,伴智力、动作发育落后,肢体震颤,踝阵挛(+)。血常规:血红蛋白 80 g/L,红细胞计数 $2.0×10^{12}$/L。血涂片:红细胞形态以大细胞为主。根据病情考虑该患儿可能缺乏 （ ）

    A. 铁                 B. 钙                 C. 镁

    D. 维生素 $B_{12}$         E. 叶酸

10. 患儿,4 个月,34 周早产儿,生后母乳喂养。近 1 个月来面色苍白,肝肋下 3 cm,脾肋下 1 cm。血常规:红细胞计数 $3.5×10^{12}$/L,血红蛋白 80 g/L。血涂片:红细胞形态大小不均,以小细胞为主,中央淡染区扩大。诊断营养性缺铁性贫血。考虑缺铁的主要原因是 （ ）

    A. 先天储铁不足         B. 摄入不足         C. 需要量增加

    D. 吸收障碍           E. 丢失过多

11. 患儿,2 岁,因皮肤、黏膜苍白就诊。血常规:红细胞计数 $3.0×10^{12}$/L,血红蛋白为 70 g/L。血涂片:红细胞形态大小不等,以小细胞为主。诊断为缺铁性贫血。下列指导家长口服铁剂正确的是 （ ）

    A. 餐前服用铁剂                     B. 铁剂与牛奶同服

    C. 口服铁剂从小剂量开始           D. 餐后服用铁剂

    E. 口服铁剂从大剂量开始

12. 患儿,1 岁,母乳喂养,未添加辅食。近 2 个月来嗜睡,反应差,手、足、头震颤,面色蜡黄,智力倒退。血常规:血红蛋白 90 g/L,红细胞计数 $2.0×10^{12}$/L。重要的护理措施指导是 （ ）

    A. 口服叶酸           B. 卧床休息          C. 补充含铁辅食

    D. 防止舌咬伤         E. 预防心力衰竭

### A3/A4 型题

13. 患儿,18 个月,生后母乳喂养,因经常腹泻,故未如期添加辅食。现以米粥为主,平时食欲较差。皮肤黏膜苍白,肝肋下 3 cm,脾肋下 2 cm。血常规:血红蛋白 60 g/L,红细胞计数 $3.5×10^{12}$/L。血涂片显示:红细胞形态以小细胞为主,中央淡染区扩大。

(1)该患儿最可能的疾病是 （ ）

    A. 失血性贫血                    B. 再生障碍性贫血

    C. 营养性巨幼细胞贫血         D. 营养性缺铁性贫血

    E. 溶血性贫血

(2)该患儿适宜的治疗方案是 （ ）

    A. 输血

    B. 口服铁剂+叶酸

    C. 肌内注射铁剂

    D. 口服铁剂+肌内注射维生素 $B_{12}$

    E. 口服铁剂+维生素 C

(3)该患儿治疗有效最先出现的改变是 （ ）

    A. 贫血症状消失                   B. 肝、脾恢复正常

    C. 网织红细胞数增加            D. 血红蛋白增加

    E. 红细胞数增加

（4）该患儿停药的时间是　　　　　　　　　　　　　　　　　　（　　）

A．血清铁正常

B．血红蛋白正常

C．血红蛋白正常后 2 个月

D．网织红细胞正常后 1 个月

E．血清铁蛋白正常后 2 个月

（李丽娜）

参考答案

知识归纳

# 第一节　儿童泌尿系统解剖生理特点

**（一）解剖特点**

1. **肾脏**　儿童年龄越小,肾脏相对越大,婴儿肾位置较低,右肾位置稍低于左肾,2岁以下健康儿童腹部触诊可扪及肾脏。新生儿肾脏表面呈分叶状,2~4岁时消失。

2. **输尿管**　婴幼儿的输尿管相对较长而弯曲,管壁肌肉和弹力纤维发育不良,容易受压和扭曲而导致梗阻,易发生尿潴留而诱发感染。

3. **膀胱**　婴儿膀胱位置相对较高,尿液充盈时,膀胱顶部可在耻骨联合上触及,随着年龄的增长逐渐降至盆腔内。

4. **尿道**　新生女婴的尿道长度仅1 cm(性成熟期3~5 cm),尿道外口暴露且接近肛门,易受污染引起上行性感染。男婴尿道较长(5~6 cm),但常有包茎,污垢积聚也容易引起细菌感染。

**（二）生理特点**

　　新生儿出生时肾单位的数目已达成人水平,但肾小球滤过率(GFR)仅为成人的1/4。肾小管的重吸收、排泄、浓缩和稀释功能均不成熟,对水、电解质及酸碱平衡的调节能力较差,易发生脱水、水肿、电解质紊乱及酸中毒等。儿童肾功能一般要到1~1.5岁时接近成人水平。

**（三）儿童排尿及尿液特点**

1. **排尿次数**　93%的新生儿在出生后24 h内排尿,99%在48 h内排尿。出生后头几天因摄入量少,每日排尿4~5次;1周后因摄入量增加,代谢旺盛,而膀胱容量小,排尿增至每日20~25次;

1岁时每日排尿15~16次;学龄前和学龄期儿童每日6~7次。3岁左右能控制排尿。

2.尿量　儿童尿量个体差异较大。尿量与液体的入量、气温、食物种类、活动量及精神因素有关(表10-1)。

表10-1　儿童尿量

| 年龄分期 | 正常尿量 | 少尿 | 无尿 |
|---|---|---|---|
| 新生儿 | 生后48 h 1~3 mL/(kg·h) | <1.0 mL/(kg·h) | <0.5 mL/(kg·h) |
| 婴儿 | 400~500 mL/d | <200 mL/d | |
| 幼儿 | 500~600 mL/d | | |
| 学龄前儿童 | 600~800 mL/d | <300 mL/d | <50 mL/d |
| 学龄儿童 | 800~1 400 mL/d | <400 mL/d | |

3.尿液特点

(1)外观　正常儿童尿液呈淡黄色透明,pH值为5~7。出生后最初几天,尿色深,稍浑浊,放置后有红褐色沉淀,为尿酸盐结晶所致。正常婴幼儿尿液在寒冷季节放置后,可有盐类结晶析出,呈白色混浊,加热后可溶解,尿液变清。

(2)尿渗透压及尿比重　新生儿尿比重低,随年龄增加逐渐增高。新生儿尿比重1.006~1.008,渗透压平均为240 mmol/L,1岁后接近成人水平。儿童尿比重通常为1.011~1.025,渗透压为500~800 mmol/L。

(3)尿蛋白　正常儿童尿中含微量蛋白,定性为阴性。

(4)细胞和管型　①正常儿童新鲜尿离心后沉渣镜检,红细胞<3个/HP,白细胞<5个/HP,偶见透明管型;②12 h尿细胞计数(Addis count),红细胞<50万,白细胞<100万,管型<5 000个。

# 第二节　急性肾小球肾炎患儿的护理

**情境导入**

患儿,男,6岁,2周前得了扁桃体炎,近2 d出现眼睑和面部水肿,排尿减少,尿色改变,遂来院就诊。经医生问诊、体格检查之后,初步诊断为急性肾小球肾炎。妈妈很担心,急问:"什么是急性肾小球肾炎?为什么会得肾炎?这种病严重吗?能治好吗?"

**请思考:**

(1)假如你是当班护士,你该如何回答?

(2)急性肾小球肾炎有哪些临床表现?

(3)对患儿应采取的护理措施是什么?

急性肾小球肾炎(acute glomerulonephritis,AGN)简称急性肾炎,是一组由不同病因引起的感染后免疫反应所致的急性弥漫性肾小球炎性病变。临床主要表现为急性起病,多有前驱感染,水肿、血尿和不同程度蛋白尿、高血压等。急性肾炎可分为急性链球菌感染后肾炎和非链球菌感染后肾炎,本节主要介绍前者。本病以5~14岁儿童多见,男女比例约为2∶1。儿童患本病多为良性自限

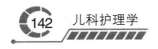

过程,预后良好。

**【病因】** 该病可由多种病因引起,但绝大多数是由 A 组乙型溶血性链球菌急性感染后引起。此外,其他细菌(如肺炎链球菌、金黄色葡萄球菌、革兰氏阴性杆菌等)、病毒、支原体等感染也可导致急性肾炎。

**【发病机制】** 链球菌的某些成分作为抗原,刺激机体产生相应抗体,形成抗原-抗体复合物,沉积在肾小球基底膜上,并激活补体系统,引起一系列免疫性炎症。免疫炎性损伤使肾小球基底膜破坏,血液成分漏出,出现血尿、蛋白尿和管型尿;炎症刺激肾小球内皮细胞肿胀和系膜细胞增生,导致肾小球毛细血管管腔狭窄,甚至闭塞,使肾小球滤过率下降,管球失衡,体内水钠潴留,细胞外液和血容量增加,出现水肿、少尿、高血压,严重病例可发生严重循环充血、高血压脑病和氮质血症。

**【临床表现】**

1. **前驱感染** 90% 以上患儿发病前 1~4 周有前驱感染史,以上呼吸道感染最多见,其次为皮肤感染。

2. **典型表现** 急性期常有乏力、食欲缺乏、发热、头痛、头晕、恶心、呕吐等全身症状。

(1)水肿 70% 的患儿有水肿,为最早出现的症状,多为轻、中度水肿,一般先累及眼睑及颜面部,晨起明显,重者可波及全身,呈非凹陷性。

(2)血尿 几乎所有的病例都有血尿,50%~70% 患儿为肉眼血尿,尿液的颜色因酸碱性不同而异,酸性尿时呈浓茶色或烟蒂水样,中性或弱碱性时呈鲜红色或洗肉水样。肉眼血尿多在 1~2 周后转为镜下血尿,镜下血尿可持续数月。常伴程度不等的蛋白尿,约 20% 的患儿能达肾病水平。

(3)高血压 30%~80% 的患儿有血压增高症状,一般为轻或中度增高。

3. **严重表现** 少数患儿在起病 2 周内可出现下列严重表现。

(1)严重循环充血 多发生在起病 1 周内,由于水钠潴留使血容量增多而出现循环充血。患儿出现呼吸急促和肺部湿啰音,严重者表现为呼吸困难、端坐呼吸、频繁咳嗽、咳粉红色泡沫痰、两肺满布湿啰音、心脏扩大、心率增快甚至出现奔马律、颈静脉充盈或怒张、肝大而硬。极少数重症患儿可因急性肺水肿死亡。

(2)高血压脑病 常发生在疾病早期,血压骤然升高,脑血管痉挛导致脑缺血、缺氧、血管通透性增高而发生脑水肿。血压 150/100 mmHg 以上,临床上出现剧烈头痛、恶心、呕吐、烦躁不安、一过性失明、惊厥和昏迷等症状。

(3)急性肾衰竭 疾病初期出现持续少尿或无尿症状,引起暂时氮质血症、电解质紊乱、代谢性酸中毒,持续 3~5 d,若治疗及时,症状很快消失。

4. **非典型表现**

(1)无症状性急性肾炎 有前驱感染病史,患儿仅有镜下血尿,血清链球菌抗体可增高,血清补体 C3 降低,无其他临床表现。

(2)肾外症状性急性肾炎 患儿水肿、高血压明显,甚至有严重循环充血及高血压脑病,但尿的改变轻微或尿常规检查正常,有链球菌感染病史及血清补体 C3 降低。

(3)以肾病综合征为表现的急性肾炎 患儿以急性肾炎起病,但水肿和蛋白尿突出,伴高胆固醇血症和低蛋白血症,临床表现类似肾病综合征。预后较差,部分患儿演变为慢性进行性肾炎。

**【辅助检查】**

1. **尿液检查** 尿沉渣镜检除有多少不等的红细胞外,可见透明、颗粒、红细胞管型。尿蛋白阳性,多在(+)~(+++)之间,且与血尿的严重程度平行。

2. **血液检查**

(1)血常规 轻度贫血,红细胞沉降率增快。

(2)血清抗链球菌抗体 血清抗链球菌溶血素"O"抗体(ASO)增高,提示近期有链球菌感染。

（3）血清补体测定　血清补体 C3 在病程早期显著下降,多在 6 ~ 8 周恢复正常。

（4）肾功能检查　血尿素氮和血肌酐一般正常,少尿期有血尿素氮、肌酐的升高。

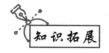

### 抗链球菌溶血素"O"试验

链球菌溶血素"O"是溶血性链球菌产生的代谢产物,具有溶血作用和抗原性,相应抗体称抗链球菌溶血素"O"。人感染溶血性链球菌后 2 ~ 3 周,体内产生抗链球菌溶血素"O"的抗体。根据抗原–抗体中和试验原理,抗链球菌溶血素"O"试验用具有溶血能力的还原型溶血素"O"检验血清中有无中和抗体产生。如患者血清中此抗体效价显著升高,超过 400 IU,表示患者近期内有溶血性链球菌感染,常见于活动性风湿热、风湿性关节炎、风湿性心肌炎、急性肾小球肾炎、急性上呼吸道感染、皮肤和软组织的感染等。

【治疗要点】　本病无特异治疗方法。

1.休息与饮食　具体见护理措施。

2.清除链球菌感染　常用青霉素肌内注射 10 ~ 14 d,彻底清除感染灶。

3.利尿　轻症患者可口服氢氯噻嗪,重症患者可用呋塞米静脉注射。

4.降压　经休息、利尿、限制水和钠摄入量而血压仍高者,应给予降压药,首选硝苯地平。

5.严重循环充血的治疗　严格控制钠水入量,可用呋塞米、硝普钠等利尿降压药物,必要时行腹膜透析或血液透析治疗。

6.高血压脑病的治疗　首选硝普钠,有降压、利尿双重作用。

7.急性肾衰竭的治疗　保持水、电解质及酸碱平衡,必要时采用透析治疗。

【护理评估】

1.询问健康史　评估患儿发病前 1 ~ 4 周有无链球菌感染史,如扁桃体炎或皮肤感染等;评估患儿有无水肿、血尿、高血压;了解水肿开始时间和发生的部位、引起水肿加重或减轻的因素、24 h 尿量和尿液颜色;询问目前治疗情况。

2.护理体检　监测患儿的生命体征、体重,评估患儿是否出现尿量减少、尿液颜色改变,评估水肿发生、发展全过程,水肿发生的部位、性质及程度;听诊两肺有无湿啰音,心率是否增快,有无心音低钝。检查颈静脉是否有怒张,肝–颈静脉回流征是否阳性,有无肝大。

3.查阅资料　查阅尿液、血液等检查结果,了解尿液中红细胞、尿蛋白,红细胞沉降率、ASO、血清补体、尿素氮和肌酐等情况。查阅既往健康记录等,了解病情变化过程。

4.评估心理–社会状况　评估患儿有无因身体不适、饮食和活动受限、学业中断、与同龄人分离等情况出现烦躁、对抗、抑郁、失眠等。家长有无因对本病缺乏相关知识,担心患儿的预后而产生焦虑、悲观情绪。

【常见护理诊断/问题】

1.活动无耐力　与水肿、血压升高有关。

2.营养失调:低于机体需要量　与水肿、限盐致食欲下降有关。

3.体液过多　与肾小球滤过率降低致体内水、钠潴留有关。

4.潜在并发症　严重循环充血、高血压脑病、急性肾功能不全。

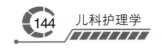 

**【护理措施】**

1. 生活护理

（1）休息 一般起病 2 周内要卧床休息,可增加肾血流量,增加尿量,减轻水肿及心脏负担,预防并发症。待水肿消退,肉眼血尿消失,血压恢复正常,可下床轻微活动;红细胞沉降率恢复正常方可上学,但要避免剧烈体育运动和重体力劳动;尿细胞计数正常后可恢复正常活动。

（2）饮食管理 低盐饮食为宜,<1 g/d 或 60 mg/(kg·d),严重水肿或高血压者需无盐饮食。水分以不显性失水加尿量计算;氮质血症者限制蛋白质入量,以 0.5 g/(kg·d)为宜,并给予优质动物蛋白;尿量增多、氮质血症消除后应及早恢复蛋白质供应,保证儿童生长发育的需要;尿量极少者限制高钾食物的摄入。选择清淡、易消化、高热量、高维生素饮食,注意食物搭配,少量多餐,保证营养摄入。

2. 对症护理 观察水肿发展情况,监测尿液颜色,准确记录尿量及 24 h 出入液体量,每日测血压 2 次,每周测体重 2 次,水肿严重者每天测体重 1 次,了解体内钠、水潴留情况。注意肾区保暖,每日热敷肾区 1 次,每次 15～20 min,缓解肾血管痉挛,促进肾血液循环,以增加尿量,减轻水肿,降低血压。选用宽松、柔软的鞋、袜、衣服,保持床铺平整、柔软、清洁、干燥,保持皮肤清洁,避免受到摩擦、压迫等损伤。

3. 用药护理 病程早期应用对链球菌敏感的抗生素,彻底清除感染灶。对青霉素过敏者用红霉素,或根据药敏试验结果选用其他敏感抗生素。遵医嘱给予利尿药和降压药,观察药物疗效及不良反应。应用利尿剂时注意利尿剂给药时间,避免药物作用高峰出现在夜间,影响患儿休息;观察患儿体重、尿量、水肿的变化并做好记录,观察有无电解质紊乱。应用硝普钠时,要用避光输液装置,新鲜配制(放置 4 h 后不能再用);准确控制滴速,每分钟不宜超过 8 μg/kg,并严密观察血压和心率变化。

4. 病情监测

（1）监测急性肾衰竭 记录好每日出入量,每周进行 2 次尿常规检查。持续少尿甚至无尿提示可能发生急性肾衰竭,应限制水、钠、钾和蛋白质的摄入,同时做好透析前护理。

（2）监测严重循环充血 控制钠、水入量,观察呼吸、心率、血压等。如出现呼吸困难、端坐呼吸、咳粉红色泡沫痰、心率增快、颈静脉充盈或怒张等表现,提示发生严重循环充血,应立即帮助患儿取半卧位、吸氧,遵医嘱给予呋塞米利尿。

（3）监测高血压脑病 严密观察血压,遵医嘱使用降压药。如出现血压升高、剧烈头痛、恶心、呕吐、烦躁不安、一过性失明、惊厥和昏迷等应立即报告医生,并配合医生进行救治,遵医嘱给予降压、镇静、脱水剂等治疗。

5. 心理护理 加强与患儿的沟通和交流,倾听患儿及家长心声,了解患儿及家长的心态及其对本病的认识程度,做好解释、安慰工作,使患儿及家长消除焦虑和沮丧情绪,树立战胜疾病的信心,积极配合治疗和护理。

**【健康教育】**

1. 预防宣教 平日应加强锻炼,增强体质,注意皮肤清洁卫生,以减少呼吸道及皮肤感染。

2. 康复指导 向患儿和家长介绍本病为自限性疾病,预后良好,急性链球菌感染后肾炎 95% 能完全恢复。讲解本病病因、临床表现及诊治方法。强调限制患儿活动是控制病情进展的重要措施,尤其前 2 周最为关键。

# 第三节　肾病综合征患儿的护理

肾病综合征(nephrotic syndrome,NS)简称肾病,是一组由多种原因引起的肾小球基底膜通透性增加,导致血浆内的大量蛋白质从尿中丢失的临床综合征。临床具有四大特征:①大量蛋白尿;②低蛋白血症;③高脂血症;④明显水肿。其中①②两项为必备条件。

肾病综合征在儿童肾脏疾病中的发病率仅次于急性肾炎。发病年龄多为学龄前儿童,男多于女,3~5岁为发病高峰。按病因可分为先天性、原发性和继发性三种类型。儿童时期的肾病90%为原发性,本节主要叙述原发性肾病综合征。

**【病因和发病机制】**　病因及发病机制目前尚不明确。

近年来研究已证实肾小球毛细血管壁结构或电荷变化可导致蛋白尿。原发性肾病综合征在病理改变上可分为微小病变型和非微小病变型。儿童肾病综合征以微小病变型最常见,约为75%。微小病变型肾病综合征肾小球滤过膜阴离子丢失过多,静电屏障破坏,使大量带负电荷的中分子量血浆白蛋白滤出,形成高选择性蛋白尿。亦可因分子滤过屏障损伤,而致大、中分子量的多种蛋白从尿中丢失,形成低选择性蛋白尿。非微小病变型常见免疫球蛋白和(或)补体成分在肾内沉积,局部免疫病理过程可损伤滤过膜正常屏障作用而发生蛋白尿。微小病变型的肾小球则无以上沉积,滤过膜静电屏障损伤可能与细胞免疫功能紊乱有关。

**【病理生理】**　基本病变是肾小球通透性增加导致蛋白尿,低蛋白血症、水肿和高胆固醇血症是继发的病理生理改变。

1. 低蛋白血症　①血浆蛋白由尿中大量丢失;②血浆蛋白从肾小球滤出后被肾小管吸收分解;③肝脏合成蛋白的速度和蛋白分解代谢率的改变;④患儿胃肠道可有少量蛋白丢失。其中①②是低蛋白血症的主要原因。

2. 水肿　水肿的发生与下列因素有关:①低蛋白血症使血浆胶体渗透压下降,当血浆白蛋白低于25 g/L时,液体在间质区滞留,表现为全身凹陷性水肿;血浆白蛋白低于15 g/L时则有腹水或胸腔积液形成;②血浆胶体渗透压下降,使血容量减少,刺激压力和容量感受器,促使抗利尿激素和肾素-血管紧张素-醛固酮系统分泌、心房钠尿肽减少,远端肾小管钠、水吸收增加,导致钠、水潴留;③低血容量使交感神经兴奋性增高,近端肾小管对钠吸收增加。

3. 高胆固醇血症　患儿血清总胆固醇、甘油三酯、低密度脂蛋白、极低密度脂蛋白增高。机制:低蛋白血症促进肝脏合成脂蛋白增加,其中的大分子脂蛋白难以从肾小球基底膜滤过而蓄积于体内,导致高脂血症。持续高脂血症,脂质从肾小球滤出,可促进肾小球硬化和肾间质纤维化。

**【临床表现】**

1. 单纯性肾病　起病隐匿,多于2~7岁发病,男女之比为(2~4):1,水肿是最突出的表现,为凹陷性水肿,水肿起始于眼睑、面部,逐渐波及全身,甚至出现胸腔积液、腹水和阴囊水肿,水肿严重时常伴尿量减少,一般无血尿及高血压。

2. 肾炎性肾病　发病年龄多在学龄期,水肿一般不严重,除肾病四大特征外,还有明显的血尿、高血压、血清补体C3下降和氮质血症。

3. 并发症

(1)感染　是最常见的并发症,也是引起死亡的主要原因。肾病患儿易患各种感染,常见为呼吸道、皮肤、泌尿道感染和原发性腹膜炎等,其中以上呼吸道感染最多见,占50%以上。感染也是病情加重和复发的诱因。

(2)电解质紊乱　常见的有低钠、低钾和低钙血症。其中低钠血症最常见,患儿不恰当长期禁

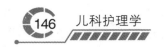

盐或长期食用不含钠的食盐代用品、过多使用利尿剂、感染、呕吐及腹泻等因素均可致低钠血症,患儿表现为厌食、乏力、嗜睡、血压下降甚至出现休克、抽搐等。

（3）低血容量　由于显著水肿而常有血容量不足,尤其在低钠血症时,易出现低血容量性休克。

（4）血栓形成　肝脏合成凝血因子增加、尿中丢失抗凝血酶Ⅲ、高脂血症时血液黏稠等因素,导致患儿血液处于高凝状态,易致各种动、静脉血栓形成,以肾静脉血栓形成常见,表现为突发腰痛、出现血尿或血尿加重、少尿,严重者可发生急性肾衰竭。还可发生下肢深静脉血栓、肺栓塞、脑栓塞等。

（5）急性肾衰竭　多数为低血容量所致的肾前性肾衰竭。

（6）生长延迟　见于频繁复发和长期接受肾上腺皮质激素治疗的患儿。

（7）肾小管功能障碍　除原有肾小球基础疾病外,由于大量尿蛋白的重吸收,可导致肾小管,尤其肾近曲小管功能障碍,出现肾性糖尿或氨基酸尿,严重者呈范可尼(Fanconi)综合征。

**【辅助检查】**

1. 尿液检查　尿蛋白定性多为(＋＋＋)～(＋＋＋＋),大多数可见透明管型、颗粒管型,肾炎性肾病可见红细胞增多。尿蛋白定量:24 h尿蛋白定量≥50 mg/kg,随机或晨尿尿蛋白/尿肌酐(mg/mg)常≥2.0。

2. 血液检查　血浆总蛋白和白蛋白明显降低,血浆白蛋白<25 g/L,白球比例(A/G)倒置;红细胞沉降率增快;胆固醇>5.7 mmol/L;肾炎性肾病者有补体C3降低和不同程度的氮质血症。

**【治疗要点】**

1. 一般治疗

（1）休息、调整饮食,限制盐的摄入。

（2）防治感染:抗生素不作为预防用药,如发生感染应积极选用抗生素进行治疗。

（3）利尿:对糖皮质激素耐药或未使用糖皮质激素,同时水肿较重伴少尿者可配合使用利尿剂。

2. 激素治疗　糖皮质激素是治疗肾病综合征的首选药物,一般用泼尼松。常用治疗方案有:短程疗法(8周)、中程疗法(6个月)、长程疗法(9个月)。

（1）短程疗法　泼尼松2 mg/(kg·d),最大量不超过60 mg/d,分次口服,共4周。之后改为泼尼松1.5 mg/kg隔日早餐后顿服,共4周。全疗程共8周,然后骤然停药,此疗法易复发,较少用。

（2）中、长程疗法　可用于各种类型的肾病综合征。泼尼松2 mg/(kg·d),最大量不超过60 mg/d,分次口服。如4周内尿蛋白转阴,自转阴后巩固至少2周,改为2 mg/kg隔日早餐后顿服4周,以后每2～4周减2.5～5.0 mg,直至停药。疗程须达6个月(中程疗法)。如治疗4周后尿蛋白未转阴,继续用药至尿蛋白转阴后2周,一般不超过8周,之后改为2 mg/kg隔日早餐后顿服4周,以后每2～4周减量一次,直至停药,疗程9个月(长程疗法)。

3. 免疫抑制剂治疗　主要用于频繁复发、激素依赖、激素耐药或激素治疗出现严重不良反应者。常用药物为环磷酰胺(CTX),其他免疫制剂有环孢素、硫唑嘌呤、苯丁酸氮芥等。

4. 其他治疗　必要时给予抗凝、免疫调节以及中药等治疗。

**【护理评估】**

1. 询问健康史　评估患儿发病前有无感染史,有无过度劳累史;评估患儿的体质状况,本次水肿出现的时间、部位和发展情况,引起水肿加重或缓解的因素;评估患儿尿量及尿液颜色,有无头晕、头痛等;是初发还是复发,目前治疗情况,病情有无缓解等。

2. 护理体检　测量患儿生命体征、体重、腹围,检查水肿部位、范围及皮肤紧张度、指压凹陷和平复情况。检查皮肤、呼吸道有无感染征象。叩诊胸部和腹部,确定有无胸腔积液、腹腔积液等。使用激素的患儿有无体态改变等。

3. 查阅资料　及时采取血液、新鲜尿液及留取24 h尿液标本送检,确定血清蛋白、胆固醇结果,尿红细胞及尿蛋白定性、定量等检查结果。查阅既往使用糖皮质激素治疗情况的记录,了解患儿病情。

4. 评估心理-社会状况　评估患儿及其家长对本病的认识程度,本病病程较长,容易复发,患儿及其家长有无因影响活动及上学,或因经济负担加重而产生焦虑情绪;患儿是否有因长期使用糖皮质激素所致向心性肥胖、满月脸、水牛背等形体改变而产生自卑心理;是否有因应用免疫抑制剂所致脱发等不良反应而产生恐惧心理;复发患儿对治疗是否有信心,是否因担心疾病预后、各种检查操作刺激等出现抑郁、悲观、担忧等情绪。

**【常见护理诊断/问题】**

1. 体液过多　与血清蛋白降低及水、钠潴留有关。

2. 营养失调:低于机体需要量　与大量蛋白从尿中丢失有关。

3. 有感染的危险　与免疫功能低下有关。

4. 有皮肤完整性受损的危险　与高度水肿的皮肤受压、摩擦损伤等有关。

5. 潜在并发症　电解质紊乱、血栓形成及药物的不良反应等。

**【护理措施】**

1. 生活护理

(1)适当休息　一般不必严格卧床,每日应定时下床轻微活动,防止血栓的形成。严重水肿和高血压时应卧床休息,但应经常变换体位;病情缓解后可逐渐增加活动量,不要过度劳累,以免病情复发。

(2)保证患儿营养供应

1)饮食:一般患儿不需要特别限制饮食,应给予易消化的饮食,采用优质蛋白、足量碳水化合物、高维生素、低盐饮食。为减轻高脂血症应减少动物脂肪摄入。

2)蛋白质:蛋白质摄入量不宜过多,控制在 $1.5 \sim 2.0$ g/(kg·d),蛋白质选择高生物效价的乳类、蛋、禽类以及牛肉等。

3)钠盐:明显水肿、高血压、尿少时限制钠、水的摄入,钠盐控制在 $1 \sim 2$ g/d,病情缓解后,不必继续限盐,以防低钠血症发生。

4)维生素:应用糖皮质激素治疗过程中,每日应给予维生素 D 400 IU 及适量钙剂,以免发生低钙血症。

2. 对症护理

(1)预防感染　进行保护性隔离,肾病患儿与感染性疾病患儿分室收治,病室每日进行空气消毒,保持环境清洁、舒适、温、湿度适宜,减少探视人数,尽量少到人群拥挤的公共场所,必要时戴口罩。饮食后及时漱口,早晚刷牙,保持口腔清洁。勤换内衣,做好会阴部清洁,每日用3%硼酸坐浴 $1 \sim 2$ 次,防止细菌污染尿道口引起感染。暂停各种预防接种,尤其应避免活疫苗的接种。

(2)皮肤护理　每日用温水清洗皮肤,避免用力擦洗导致皮肤破损,勤换内衣,保持皮肤清洁、干燥。床铺要清洁、干燥、平整、柔软,衣服要宽松、柔软。卧床期间,每 $1 \sim 2$ h翻身一次,避免拖、拉、拽等动作。在臀、四肢等水肿明显、受压部位垫气垫或棉垫,并按摩,温水擦浴局部,促进血液循环。阴囊水肿者可用棉垫或吊带托起,皮肤破裂处覆盖消毒敷料以预防感染。各项护理操作动作尽量轻柔,水肿严重者避免肌内注射,注射后延长按压时间,以防药物外渗导致局部潮湿、糜烂或感染。

3. 用药护理

(1)应用糖皮质激素的护理　激素治疗期间注意每日血压、尿量、尿蛋白的变化等情况。观察激素的不良反应,如高血压、库欣综合征、消化道溃疡、骨质疏松等。因此,泼尼松应餐后服用,避免空腹吃药,不吃坚硬或有刺激性的食物,可给予牛奶、面汤或软食,以免诱发溃疡甚至消化道出血,

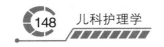

必要时按医嘱用抗胆碱药或抗酸药等。

(2)应用免疫抑制剂的护理 免疫抑制剂常见的不良反应有骨髓抑制、肝功能损害、胃肠道反应、脱发、出血性膀胱炎及男性性腺损害等。因此,环磷酰胺应饭后服用,减少胃肠道反应;鼓励患儿多饮水,预防出血性膀胱炎;每 1~2 周复查血常规 1 次,当白细胞计数低于 $4×10^9/L$,应及时报告医生,疗程不超过 3 个月,以防男性不育症。

(3)应用利尿剂的护理 观察利尿剂应用前、后尿量以及水肿的变化情况;注意观察利尿剂使用后血钾、血钠的浓度,必要时给予橘子、香蕉等含钾丰富的食物,不限盐,防止低钾血症、低钠血症发生。

4.病情监测 严密监测病情进展,早期发现与处理并发症,定时测量体温、脉搏、呼吸、血压,观测水肿、体重、腹围的数值,记录 24 h 出入液体量,观察病情变化。

(1)预防与监测电解质紊乱 密切观察尿量,防止过度利尿及限盐,定期监测血清电解质浓度,以防发生电解质紊乱。如利尿后患儿出现食欲减退、全身无力、腹胀、肠鸣音减弱等低钾血症表现时,应引起警惕并及时报告医生,遵医嘱抽血查电解质或进行补钾。

(2)预防与监测血栓形成 避免长时间卧床或呕吐、腹泻、大量利尿等体液丢失,防止血容量减少、血流缓慢。如患儿突然发生腰痛、血尿、少尿,或不明原因的咳嗽、呼吸困难,或意识障碍、偏瘫、失语等,提示血栓形成或栓塞发生,遵医嘱进行抗凝、溶栓治疗等。

(3)监测急性肾功能不全 严密观察尿量,如发现尿量过少,及时向医生报告。

5.心理护理 指导家长关心、体贴患儿,与患儿及家长多交流,讲解糖皮质激素治疗引起的向心性肥胖、免疫抑制剂造成的脱发等形体改变及不良反应均为暂时性,帮助患儿适应形象的改变。适当安排游戏等活动,减轻患儿的孤独感,增加生活乐趣,增强患儿战胜疾病的信心,鼓励患儿说出内心的感受,对患儿及家长采取积极的心理辅导和心理行为干预,促进疾病的康复。

【健康教育】

1.预防宣教 加强营养,增强身体素质,增加抵抗力,预防免疫功能失常及感染,避免诱发因素。

2.康复指导 向患儿及家长讲解疾病的相关知识。指导患儿和家长遵医嘱按计划服药,不可骤然停药,以免复发。感染是本病最常见并发症和导致疾病复发的诱因,因此应积极预防。指导患儿及家长对并发症的早期表现进行自我观察。教会家长及较大儿童使用试纸监测尿蛋白的方法。患儿预防接种应在停药 1 年后进行,以防肾病复发。

# 第四节 泌尿道感染患儿的护理

泌尿道感染(urinary tract infection,UTI)是指病原体直接侵入尿路,在尿液中生长繁殖,并侵犯尿道黏膜或组织而引起的炎性损伤。泌尿道感染是儿童泌尿系统常见疾病之一,占儿童泌尿系统疾病的 12.5%,女孩发病率高于男孩。按病原体侵袭部位不同,可将泌尿道感染分为肾盂肾炎、膀胱炎和尿道炎。肾盂肾炎称为上尿路感染,膀胱炎和尿道炎合称为下尿路感染。儿童时期尿路感染较少局限在尿道某一部位,且临床上难以准确定位,故常统称为泌尿道感染。根据患者有无临床症状将泌尿道感染分为症状性泌尿道感染和无症状菌尿症。

【概述】

1.病因 致病菌均可引起泌尿道感染,以细菌最为常见。泌尿道感染的主要病原体是革兰氏阴性杆菌,如大肠埃希菌、变形杆菌、肺炎克雷伯菌、铜绿假单胞菌等。其中大肠埃希菌是泌尿道感染中最常见的致病菌,占 60%~80%。

2．感染途径

（1）上行性感染　病原体由尿道口侵入并上行进入膀胱,引起膀胱炎,再经输尿管移行至肾脏,引起肾盂肾炎,是泌尿道感染最主要的途径。

（2）血源性感染　通常为全身性感染的一部分,主要见于新生儿和小婴儿,病原体经血源途径侵袭尿路,主要致病菌是金黄色葡萄球菌。

（3）淋巴感染和直接蔓延　结肠内和盆腔的细菌感染可通过淋巴管感染肾脏,肾脏周围邻近器官和组织的感染也可直接蔓延引起泌尿道感染。

3．易感因素　对女婴护理不当易发生上行性感染。膀胱输尿管反流及尿路畸形等增加感染的危险性,并易迁延不愈。尿道器械检查、憋尿、不及时更换尿布、留置导尿等也易引发感染。

【临床表现】

1．急性泌尿道感染　病程在 6 个月以内,临床症状因患儿年龄组的不同存在较大差异。

（1）新生儿　临床症状极不典型,多以全身症状为主,如发热或体温不升、皮肤苍白、拒乳、吃奶差、呕吐、腹泻、黄疸等。局部的尿路刺激症状多不明显。新生儿泌尿道感染常伴有败血症。

（2）婴幼儿　症状也不典型,全身症状也较明显,如发热、拒食、呕吐、腹泻等。部分患儿有排尿时哭闹不安、尿布有臭味或顽固性尿布疹等。

（3）年长儿　表现与成人相似,上尿路感染全身症状突出,如发热、寒战、腹痛,伴腰痛和肾区叩击痛等。下尿路感染时尿路刺激症状明显,如尿频、尿急、尿痛等。

2．慢性泌尿道感染　病程迁延或反复发作达 6 个月以上,可伴有进行性贫血、消瘦、生长发育迟缓,重者出现间歇性或持续性高血压,甚至出现肾功能不全。

3．无症状菌尿症　在常规的尿液筛查中,可以发现健康儿童中存在着有意义的菌尿,但无任何尿路感染症状。各年龄组均可见此现象,但以学龄女性常见。患儿常伴有尿路畸形和既往尿路感染史。病原体多数是大肠埃希菌。

【辅助检查】

1．尿常规　清洁中段尿沉渣检查白细胞≥5 个/HPF,即可怀疑泌尿道感染。血尿也很常见。

2．尿细菌培养　尿细菌培养和菌落计数是诊断泌尿道感染的主要依据。中段尿培养菌落计数 $>10^5$/mL 可确诊,$10^4 \sim 10^5$/mL 为可疑感染,$<10^4$/mL 为污染。通过膀胱穿刺获取尿培养标本,只要发现有细菌生长,即有诊断意义。

3．尿液直接涂片法查细菌　油镜下如每个视野都能找到一个细菌,表明尿内菌落计数 $>10^5$/mL,有诊断意义。

4．影像学检查　确诊有无泌尿系统发育畸形、尿路梗阻和膀胱输尿管反流。

【治疗要点】

1．一般治疗　急性期卧床休息,多饮水,勤排尿,加强营养,保证热量供应,增强抵抗力。

2．抗菌药物治疗　根据尿培养及药物敏感试验结果,结合临床疗效选用有效抗生素。对上尿路感染、有尿路畸形、再发泌尿道感染患儿,经验用药一般选用广谱或两种抗生素,如头孢曲松钠、头孢噻肟钠等,分次静脉滴注,疗程 10 ~ 14 d。再发泌尿道感染在急性感染控制后给予小剂量药物维持,以防再发。下尿路感染经验用药一般首选阿莫西林/克拉维酸钾,或复方磺胺甲噁唑(SMZCo),分次口服,连用 7 ~ 10 d。

3．积极矫正尿路畸形　否则难以根治。

4．泌尿道感染的局部治疗　常采用膀胱内药物灌注治疗,适用于经全身给药治疗无效的顽固性慢性膀胱炎患者。

【护理评估】

1．询问健康史　评估患儿排尿情况及尿色,尿道有无分泌物,有无发热、排尿时哭闹、尿恶臭、

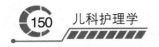

顽固性尿布疹、遗尿。症状出现的时间,有无诱因。评估感染是初发还是再发,慢性感染者有无泌尿系统畸形。

2. 护理体检　急性感染者因年龄组不同而临床表现不一,慢性感染者病程在6个月以上。评估尿常规、尿培养结果。

3. 查阅资料　查阅尿常规、细菌培养、肾功能等检查结果。查阅患儿既往健康记录、治疗用药资料等,了解患儿病情。

4. 评估心理-社会状况　评估患儿及家长对尿道感染防治的认知程度,以及心理和情绪反应情况。

【常见护理诊断/问题】

1. 体温过高　与细菌感染有关。

2. 排尿异常　与泌尿道炎症有关。

3. 潜在并发症　肾功能不全、药物不良反应。

4. 知识缺乏　家长及年长患儿缺乏本病的防护知识。

【护理措施】

1. 生活护理　急性期应卧床休息。鼓励患儿多饮水,给予足够热量、丰富蛋白质、高维生素、易消化的食物,增强机体的抵抗力。发热患儿宜给予流质或半流质饮食。

2. 对症护理

(1)维持体温稳定　调节环境温度和湿度,鼓励患儿多喝水以增加尿量,促进细菌、毒素和炎性分泌物排出。定时测体温,体温超过38.5 ℃,用物理方法或遵医嘱用药物进行降温。

(2)减轻排尿异常　多喝水,勤排尿,冲洗尿道以减少细菌增长进而缓解刺激症状。便后洗外阴,勤换尿布,保持会阴部清洁。尿路刺激症状明显者,给予碳酸氢钠碱化尿液减轻刺激症状。

3. 用药护理　遵医嘱进行抗感染治疗,观察疗效及药物的不良反应。复方磺胺甲噁唑应饭后服用,以减轻胃肠道反应,多饮水,配合服用碳酸氢钠,防止尿中结晶形成。

4. 病情监测　监测体温变化及尿频、尿急、尿痛等症状,定期复查尿常规、尿培养,了解病情变化和治疗效果。遵医嘱采集血液、尿液标本等检查肾功能,以早期发现肾功能不全。

5. 心理护理　对患儿及家长宣教泌尿道感染的相关知识,说明只要能够进行及时、彻底的治疗,泌尿道感染预后良好;采取措施缓解患儿发热、排尿疼痛等症状所致痛苦;组织患儿进行小活动量的游戏,缓解紧张、焦虑情绪;鼓励患儿说出自己内心的感受,增强患儿战胜疾病的信心。

【健康教育】

1. 预防宣教　婴幼儿应尽量避免穿开裆裤,勤换尿布,尿布用开水烫洗、晒干或煮沸消毒。便后及时进行臀部清洗,清洗女孩外阴时应从前向后进行,以免肛门周围细菌污染尿道口,单独使用洁具。为男孩清洗时将包皮翻转、冲洗,防止上行性感染。进行导尿、泌尿道器械检查时严格无菌操作。

2. 康复指导　指导患儿按时服药,完成疗程,定期复查。急性感染治疗疗程结束后,每月随访1次,做尿常规和中段尿培养,连续3个月,如无复发可认为治愈,反复发作者每3~6个月复查1次,共2年或更长时间。

## 思考题

### A1 型题

1. 下列关于儿童泌尿系统解剖特点正确的是　　　　　　　　　　　　（　　）
   A. 肾脏位置偏高,2 岁以内查体不可触及
   B. 输尿管短而弯曲,易受压扭曲
   C. 膀胱位置偏低,尿液充盈时可触及
   D. 女婴尿道较短,易发生上行性感染
   E. 儿童肾脏相对较小

2. 儿童镜下血尿的诊断标准为　　　　　　　　　　　　　　　　　　（　　）
   A. >1 个/HP　　　　　B. >3 个/HP　　　　　C. >5 个/HP
   D. >10 个/HP　　　　 E. >50 个/HP

3. 儿童泌尿系感染最常见的感染途径是　　　　　　　　　　　　　　（　　）
   A. 上行感染　　　　　B. 血行感染　　　　　C. 淋巴感染
   D. 外伤　　　　　　　E. 直接蔓延

4. 引起儿童急性肾炎最常见的细菌是　　　　　　　　　　　　　　　（　　）
   A. 金黄色葡萄球菌　　B. A 组乙型溶血性链球菌　C. 大肠埃希菌
   D. 铜绿假单胞菌　　　E. 粪链球菌

5. 儿童急性肾炎的水肿最先出现的部位是　　　　　　　　　　　　　（　　）
   A. 下肢　　　　　　　B. 腹部　　　　　　　C. 腰部
   D. 脚踝　　　　　　　E. 眼睑

6. 急性肾炎的严重表现常出现在起病后　　　　　　　　　　　　　　（　　）
   A. 2 d 内　　　　　　B. 2 周内　　　　　　C. 4 周内
   D. 1 个月内　　　　　E. 2 个月内

7. 儿童急性肾炎的主要临床特点是　　　　　　　　　　　　　　　　（　　）
   A. 高血压、水肿、蛋白尿　B. 少尿、水肿、蛋白尿　C. 水肿、少尿、高血压
   D. 水肿、血尿、高血压　　E. 少尿、水肿、低蛋白血症

8. 急性肾小球肾炎患儿恢复正常活动的标准是　　　　　　　　　　　（　　）
   A. 尿常规恢复正常　　　　　　　　　　B. 红细胞沉降率恢复正常
   C. 血清补体 C3 正常　　　　　　　　　D. 尿细胞计数正常
   E. 抗链球菌溶血素"O"(ASO)正常

9. 下列关于儿童泌尿系感染,尿液培养菌落计数具有诊断意义的是　　（　　）
   A. >$10^2$/mL　　　　B. >$10^3$/mL　　　　C. >$10^4$/mL
   D. >$10^5$/mL　　　　E. >$10^6$/mL

10. 肾病综合征的四大特征不包括　　　　　　　　　　　　　　　　（　　）
    A. 大量蛋白尿　　　　B. 低蛋白血症　　　　C. 明显水肿
    D. 氮质血症　　　　　E. 高脂血症

11. 单纯性肾病与肾炎性肾病的区别点不包括　　　　　　　　　　　（　　）
    A. 有无血尿　　　　　B. 有无高血压　　　　C. 水肿程度
    D. 有无氮质血症　　　E. 有无血清总补体及 C3 下降

12. 原发性肾病综合征患儿最常见的并发症是 （　　）

 A. 高血压脑病　　　　　B. 感染　　　　　　　C. 电解质紊乱

 D. 血栓形成　　　　　　E. 低血容量性休克

### A2 型题

13. 患儿,9 岁,确诊急性肾炎 1 周。为保证患儿休息,对患儿及家属进行的正确指导是 （　　）

 A. 继续卧床休息 2 周

 B. 水肿消退后即可正常上学

 C. 肉眼血尿消退后即可正常活动

 D. 尿细胞计数正常后可恢复正常生活

 E. 红细胞沉降率正常后可恢复正常体育活动

14. 患儿,5 岁,全身严重凹陷性水肿,血清蛋白 15 g/L,血胆固醇 8.5 mmol/L,24 h 尿蛋白定量 0.1 g/kg,诊断为单纯性肾病综合征。下列对该患儿的治疗及护理正确的是 （　　）

 A. 适当户外活动　　　　B. 饮食不必限盐　　　　C. 高蛋白饮食

 D. 尽量避免注射　　　　E. 口服泼尼松总疗程不超过 8 周

15. 患儿,女,4 岁。全身明显凹陷性水肿半月,测定 24 h 尿蛋白定量 0.15 g/kg,血清清蛋白 10 g/L,血清胆固醇 9.2 mmol/L,诊断为单纯性肾病综合征。下列对该患儿的护理指导不当的是 （　　）

 A. 严格卧床休息　　　　B. 每 2 h 翻身 1 次　　　　C. 优质蛋白饮食

 D. 适当少盐低脂　　　　E. 外出时戴口罩

### A3/A4 型题

16. 患儿,8 岁,患上呼吸道感染 2 周后,出现食欲减退、乏力、尿少、水肿。体温 37.5 ℃,血压 120/90 mmHg,尿蛋白(+),尿镜检红细胞 10 个/HP,补体 C3 降低,诊断为急性肾小球肾炎。

 (1) 该患儿首要的护理问题是 （　　）

 A. 体温过高　　　　　　B. 体液过多　　　　　　C. 营养失调:低于机体需要量

 D. 排尿异常　　　　　　E. 活动无耐力

 (2) 对该患儿正确的护理措施是 （　　）

 A. 严格卧床休息 1 周　　B. 给予易消化的普食　　C. 血尿消失后可加强体育锻炼

 D. 每日留晨尿送培养　　E. 严格控制入水量

(李丽娜)

参考答案

# 第十一章 神经系统疾病患儿的护理

▓▓▓▓ 学习目标 ▓▓▓▓

1. 掌握:儿童惊厥、化脓性脑膜炎、病毒性脑膜炎的临床表现、护理评估要点、常见护理诊断/问题、护理措施及健康教育。

2. 熟悉:脑脊液特点、神经反射;化脓性脑膜炎、病毒性脑膜炎的病因、辅助检查、治疗要点。

3. 了解:儿童神经系统解剖生理特点,脑膜炎的病理生理变化。

4. 能够对脑膜炎患儿进行护理评估、拟定护理计划、开展健康教育;具备关爱患儿的职业思想,充分认识脑膜炎对儿童健康的影响,积极开展脑膜炎的预防宣教与康复指导。

## 第一节 儿童神经系统解剖生理特点

### (一)脑

儿童神经系统发育早,出生时脑重量约为 370 g,占体重的 10%~12%,约为成人脑重 25%。新生儿的脑形态与结构和成人基本相似,神经细胞数目已接近成人,但其分化差,树突与轴突少而短,8 岁时接近成人水平。婴幼儿神经髓鞘发育不完善,髓鞘化约在 4 岁完成,在此之前婴幼儿神经冲动传导速度缓慢,且易出现泛化反应,所以婴幼儿睡眠时间长,患病时易出现惊厥。

### (二)脊髓

儿童出生时脊髓结构与功能已基本完善,脊髓末端位于第 2 腰椎下缘,4 岁时上移至第 1 腰椎,故婴幼儿进行腰椎穿刺时应在 4~5 腰椎间隙,腰椎穿刺后应去枕平卧 4~6 h。

### (三)脑脊液

正常脑脊液清亮透明,压力 0.69~1.96 kPa(新生儿 0.29~0.78 kPa),细胞数 $(0~10)×10^6$/L[婴儿细胞数 $(0~20)×10^6$/L];蛋白质 0.2~0.4 g/L(新生儿 0.2~1.2 g/L);糖 2.8~4.5 mmol/L;氯化物 117~127 mmol/L。随年龄增长,脑脊液量逐渐增多,压力逐渐增高。

### (四)神经反射

通过检查神经反射可以及时发现神经系统疾病,当正常应该存在的神经反射不出现,或不该存在的反射却出现,或两侧持续不对称都提示神经系统异常。儿童可能存在的神经反射可分为四类。

1. 出生时已存在并持续终身的反射　如角膜反射、瞳孔对光反射、吞咽反射等。

2. 出生时已存在以后逐渐消失的反射　又称原始反射,如迈步反射约在 2 个月消失;握持反射在 3~4 个月时消失;拥抱反射在 3~6 个月时消失;觅食反射、吸吮反射在 4~7 个月时消失。

3.出生时不存在以后逐渐出现并持续终身的反射 如腹壁反射、提睾反射、腱反射等,婴儿期不明显,1岁时才逐渐稳定。另外,正常儿童5~7个月出现支撑反射,9~10个月出现降落伞反射,并持续终身。如应该出现时未引出,则提示有神经系统疾病如脑性瘫痪或发育迟缓的可能。

4.病理反射 正常2岁以下婴儿可呈现双侧巴宾斯基征阳性,若单侧出现或2岁后仍为阳性则提示锥体束损害。婴儿3~4个月内凯尔尼格征可为阳性。婴儿由于颅缝和囟门可缓解高颅内压,出现脑膜炎时脑膜刺激征可能不明显。

# 第二节 惊厥患儿的护理

## 情境导入

患儿,女,7个月,近2d出现流鼻涕、打喷嚏、食欲减退。昨晚出现高热,测体温高达40℃,服用布洛芬后效果不明显。凌晨2点患儿突然牙关紧闭,大声尖叫,全身僵硬,四肢抽动。妈妈急忙带其到医院就诊。

**请思考:**

(1)该患儿目前都有哪些症状?为什么会出现?

(2)如何预防这种现象的发生?

(3)针对患儿目前症状首要护理措施是什么?

惊厥是儿科最常见的急症之一,是指全身或局部骨骼肌突然出现不受控制的收缩,是由于脑细胞大量神经元一过性的同时放电导致,儿童时期发生率约为5%,年龄越小,发生率越高,反复发作可导致脑组织不可逆损伤。

【病因】

1.感染性病因

(1)颅内感染 由细菌、病毒、真菌、寄生虫等引起的脑膜炎或脑炎。脑脊液检查对诊断和鉴别诊断有较大帮助。

(2)颅外感染 除颅内感染之外的全身感染性疾病,如脓毒症、重症肺炎、中毒性细菌性痢疾、破伤风等。

2.非感染性病因

(1)颅内疾病 包括颅脑损伤与出血、先天发育畸形、颅内占位性病变(如颅内肿瘤、颅内血肿)等。

(2)颅外(全身性)疾病 ①缺氧缺血性脑病;②代谢性疾病,如水电解质紊乱(低血钙、低血镁、低血钠等)、心源性疾病(法洛四联症)、肾源性疾病(尿毒症、肾性高血压脑病)、遗传代谢性疾病(苯丙酮尿症、半乳糖血症)等;③中毒,如农药、灭鼠药、中枢神经兴奋剂中毒等。

【临床表现】 由于病因不同和神经系统受累部位不同,其发作形式和严重程度也会不同。

典型表现为患儿突然意识丧失,牙关紧闭,口吐白沫,头后仰,面肌及四肢呈强直性或阵挛性抽搐,呼吸暂停甚至发绀,部分患儿可出现大小便失禁。新生儿和小婴儿发作常不典型,多为局部微小发作,如呼吸暂停、反复眨眼、咀嚼动作、肢体局部抽搐等。

儿童惊厥发作持续时间一般几分钟或更长,发作停止后多入睡。若惊厥持续发作30 min以上,或两次间歇期意识不能完全恢复者,称为惊厥持续状态,提示病情严重,可引起脑水肿甚至脑死亡。

热性惊厥是婴幼儿时期最常见的惊厥。高发年龄在 3 个月～5 岁,患病率为 2%～5%,常发生在感染性疾病发热初期或体温快速上升期时,体温在 38 ℃以上时突然出现惊厥,排除中枢神经系统感染以及其他导致惊厥的疾病,既往未曾有无热惊厥的病史,即可诊断热性惊厥。根据临床特点可将惊厥分为单纯型和复杂型两种。

　　1. 单纯型　占热性惊厥的 70% 左右,发病年龄在 6 个月～5 岁,多为全身性发作,发作持续时间<15 min,同一热程中一般仅发作 1 次,偶有 2 次;患儿神经系统检查多呈阴性,较少发生惊厥持续状态。

　　2. 复杂型　占热性惊厥的 30% 左右,发病年龄 5 岁以上较多见,为局灶性发作或全身性发作,发作时间>15 min,惊厥在 24 h 之内或同一热程中会多次发作。神经系统检查多呈阳性,可出现惊厥持续状态。

　　【辅助检查】　根据病情进行血常规、血糖、血电解质检查,判断是否有代谢紊乱;脑脊液检查判断是否存在脑膜炎、脑炎;必要时进行脑电图、颅脑磁共振成像、脑血管造影等。

　　【治疗要点】　治疗原则为迅速控制惊厥,稳定生命体征;查明病因对症治疗,注意预防复发。

　　1. 控制惊厥发作　多数惊厥发作可在 5 min 内自发缓解,发作超过 5 min 需要及时给予止惊治疗。应用止惊药物,首选地西泮,其次可用苯巴比妥、10% 水合氯醛等;也可通过针刺人中、合谷、百会、内关等穴位进行止惊。

　　2. 病因治疗　不同年龄导致惊厥的病因存在明显差异。尽快查明病因,针对病因治疗是控制惊厥的关键。

　　3. 对症及支持疗法　保持呼吸道通畅;高热者可给予药物及物理方法降温;纠正水、电解质、酸碱平衡紊乱;如有颅内压增高可使用 20% 甘露醇等降颅内压;必要时给予循环与呼吸支持。

　　4. 预防惊厥复发　少数复杂型热性惊厥、热性惊厥过于频繁(>5 次/年)或者出现过热性惊厥持续状态的患儿,可在发热开始时使用地西泮预防;无效者采用长期预防方法,用丙戊酸、左乙拉西坦或苯巴比妥口服 1～2 年。

　　【护理评估】

　　1. 询问健康史　询问患儿的出生史,如是否早产儿,有无产伤、窒息、缺氧缺血性脑病等;评估患儿体温,询问有无呼吸道、消化道等感染史,有无颅脑疾病、癫痫史等。

　　2. 护理体检　测量体温、脉搏、呼吸、血压、头围等,观察患儿意识、前囟、精神状态等。

　　3. 查阅资料　查阅各项检查结果、既往健康记录等,了解患儿病情。

　　4. 评估心理-社会状况　评估年长患儿心理变化,有无恐惧、自卑、担心再发等心理。评估家长有无因为担心患儿预后而出现焦虑、紧张、恐惧等情绪。

　　【常见护理诊断/问题】

　　1. 有窒息的危险　与惊厥发作、意识障碍有关。

　　2. 有受伤的危险　与惊厥时抽搐、意识障碍有关。

　　3. 体温过高　与颅内或颅外感染有关。

　　4. 潜在并发症　颅内压增高。

　　5. 焦虑(家长)　与患儿病情及家长缺乏惊厥的相关知识有关。

　　【护理措施】

　　1. 预防窒息　患儿惊厥发作时保持环境安静,避免不必要的刺激;勿搬动患儿,就地置患儿去枕平卧位,松解衣领,头偏一侧;及时清理呼吸道、口腔内异物,将舌向外轻拉,保持呼吸道畅通;针刺人中、合谷等穴位,并及时遵医嘱使用止惊药物。

　　2. 防止受伤　惊厥发作时移开周围硬物,患儿在床上时拉起床挡,并在患儿周围放置棉被,防止坠床或碰伤;勿强行按压或牵拉患儿肢体,避免骨折或脱臼;在患儿上、下臼齿之间放牙垫防止舌

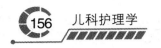

咬伤,注意牙关紧闭时不宜强行撬开。

3.**维持体温稳定**　观察患儿体温变化,高热时及时给予温水擦浴、放置冰袋等物理降温或使用布洛芬、对乙酰氨基酚等药物降温。

4.**密切观察病情**　观察患儿生命体征、瞳孔变化、前囟变化及精神状态。若发现患儿惊厥持续发作或频繁发作、前囟隆起等,要警惕发生颅内压增高,及时报告医生,配合医生给予脱水剂等进行处理。

5.**缓解焦虑**　关爱患儿,关心家长,及时和家长沟通患儿病情,取得患儿家长信任,消除家长焦虑、恐惧心理,使其积极配合治疗和护理。

【健康教育】　对家长进行健康教育,介绍惊厥的病因、症状、治疗要点等。指导家长学会判断惊厥类型,掌握惊厥发作时的急救要点。提醒家长儿童惊厥发作时不要用力摇晃患儿或抱起患儿,应拨打120急救电话,就地抢救,指掐人中穴,发作缓解后迅速送往医院进行诊治;高热惊厥患儿出院时应指导家长掌握降温方法,预防再次复发;针对惊厥持续时间长或发作频繁的患儿,应告知家长定期随访,并教会家长观察病情,以便发现异常及时就医。

# 第三节　化脓性脑膜炎患儿的护理

## 情境导入

　　患儿,男,9个月,母乳喂养,已添加辅食,平时食欲好、精神好。近2 d患儿发热、食欲减退、频繁哭闹。昨晚呕吐了2次,哭闹加重,双手不断拍打头部。今天早晨患儿突然不省人事,全身抽动。妈妈很着急,赶紧抱其到医院就诊。

**请思考:**

(1)初步判断该患儿出现症状的原因可能是什么?

(2)接下来需要对患儿做哪些检查?

(3)目前需要对患儿采取哪些护理措施?

　　化脓性脑膜炎简称化脑,是由各种化脓性细菌引起的急性脑膜炎症。本病是婴幼儿时期最常见的颅内感染性疾病。临床上以急性高热、惊厥、意识障碍、颅内压增高、脑膜刺激征阳性和脑脊液脓性改变为主要特征,若病情严重可遗留神经系统后遗症。

【病因】

1.**致病菌**　多种化脓性细菌都能引起本病,常见病原菌随年龄而不同,大部分患儿是由脑膜炎球菌、肺炎链球菌和流感嗜血杆菌3种细菌引起。3个月以下婴儿以革兰氏阴性杆菌(如大肠埃希菌和铜绿假单胞菌等)和金黄色葡萄球菌多见,其中新生儿脑膜炎的主要致病菌为大肠埃希菌;3个月~3岁婴幼儿以流感嗜血杆菌、肺炎链球菌和脑膜炎球菌多见;学龄前和学龄期儿童的致病菌主要以脑膜炎球菌、肺炎链球菌、流感嗜血杆菌和金黄色葡萄球菌多见。机体免疫功能低下或血-脑屏障功能受损更易发生感染,免疫缺陷患儿可发生表皮葡萄球菌、白色葡萄球菌和铜绿假单胞菌等条件致病菌感染。

2.**感染途径**

(1)**血行感染**　是最常见的途径。当儿童免疫防御功能降低时,致病菌多从上呼吸道、皮肤、胃肠道黏膜或脐部侵入血流,造成菌血症,细菌通过血-脑屏障到达脑膜微血管。

（2）邻近组织器官感染　如中耳炎、乳突炎等向颅内蔓延波及脑膜。

（3）直接蔓延　如颅骨骨折、神经外科手术或脑脊髓膜膨出等,细菌可直接进入蛛网膜下腔导致脑膜炎症。

**【病理生理】**　致病细菌经血液循环侵入脑膜后大量繁殖,在细菌毒素和多种介导炎症反应的细胞因子作用下刺激血管内皮细胞,诱发一系列炎性病理改变,表现为脑膜及大脑广泛性血管扩张充血、大量中性粒细胞浸润和纤维蛋白渗出,大量脓性渗出物覆盖脑表面,伴有弥漫性血管源性和细胞毒性脑水肿。在早期或轻型病例,炎症渗出物主要在大脑表面,逐渐蔓延至大脑基底部和脊髓表面。严重者可有血管壁坏死和灶性出血,并发动脉炎、静脉炎,或脑血栓。

**【临床表现】**　本病多见于 5 岁以下儿童,2 岁以内发病者约占75%,一年四季均可发病,但肺炎链球菌脑膜炎多发生在冬、春季,流行性脑脊髓膜炎多发生在春季,流感嗜血杆菌脑膜炎以秋季多见。本病大多起病急,部分患儿发病前有上呼吸道或胃肠道感染史。

1. 典型表现　常表现在以下 3 个方面。

（1）感染中毒及急性脑功能障碍　表现为高热、烦躁不安及进行性加重的意识障碍,患儿可逐渐从精神萎靡、嗜睡、昏睡、昏迷直到深度昏迷。约30%的患儿可有反复的全身或局部惊厥发作。

（2）颅内压增高　表现为头痛、呕吐、视物模糊,婴儿则有前囟饱满、紧张,头围增大等。若合并脑疝常会出现呼吸不规则、瞳孔不对称及突然意识障碍加重等体征。

（3）脑膜刺激征　以颈强直最常见,其他如凯尔尼格征和布鲁津斯基征可呈阳性。

2. 非典型表现　小于 3 个月的婴儿临床表现多不典型。如体温可能不升高甚至下降;颅内压增高表现多不明显,可仅有吐奶、尖叫或颅缝分离;惊厥表现可不典型,如仅见面部、肢体轻微震颤,屏气等;脑膜刺激征也常不明显。

3. 并发症和后遗症　1/3 ～2/3 的化脓性脑膜炎可并发硬脑膜下积液,多见于婴儿,以肺炎链球菌脑膜炎和流感嗜血杆菌脑膜炎多见。患儿经 48 ~ 72 h 治疗后,病情不见好转;或脑脊液有好转,但体温持续不退或退而复升;或一般症状好转后又出现意识障碍、惊厥、前囟隆起等颅内压增高症状,应首先考虑硬脑膜下积液。可通过头颅透光检查或脑 CT 检查协助诊断,若硬膜下穿刺抽出液体,且积液量>2 mL、蛋白定量>0.4 g/L 即可确诊。

部分治疗被延误的婴儿可发生脑室管膜炎;炎症刺激神经垂体致抗利尿激素过量分泌可引起抗利尿激素异常分泌综合征,引起低钠血症和血浆低渗透压,可加剧脑水肿;由于炎症波及耳蜗迷路,10% ～30%的患儿可并发神经性耳聋;其他还可能出现如智力障碍、脑性瘫痪、癫痫、视力障碍和行为异常等后遗症。

**【辅助检查】**

1. 脑脊液检查　是确诊本病的重要依据。典型化脓性脑膜炎脑脊液外观混浊,压力明显增高,白细胞数明显增多,高达 1 000×10$^6$/L 以上,以中性粒细胞为主,蛋白含量增多,糖和氯化物含量明显降低。脑脊液涂片检查和细菌培养可进一步明确致病菌种类。

2. 血培养　所有疑似化脓性脑膜炎的病例均应做血培养,以帮助明确病原体。

3. 血常规　白细胞总数及中性粒细胞大多明显增高,但严重感染者白细胞总数可能减少。

**【治疗要点】**

1. 抗生素治疗　化脓性脑膜炎预后较差,应尽早选用对病原菌敏感且易透过血-脑屏障的药物。急性期选择静脉用药,做到早期、足量、足疗程用药。病原菌未明确时,先选用广谱抗生素治疗,如头孢曲松、头孢噻肟钠、万古霉素等。病原菌明确后,应根据药物敏感试验结果选择合适抗生素,如肺炎链球菌脑膜炎、流行性脑脊髓膜炎可用青霉素,流感嗜血杆菌脑膜炎可用氨苄西林,革兰氏阴性杆菌脑膜炎可用氨苄西林联合广谱头孢抗生素。

抗生素治疗要足疗程,流行性脑脊髓膜炎疗程 7 ~ 10 d;流感嗜血杆菌和肺炎链球菌脑膜炎疗程

10~14 d;金黄色葡萄球菌和革兰氏阴性杆菌脑膜炎疗程应在21 d以上。若有并发症或经过不规则治疗的患者,还应适当延长疗程。

2.肾上腺皮质激素的应用　病情严重者可使用糖皮质激素减轻脑水肿和颅内高压。常用地塞米松静脉注射。一般连续用2~3 d。

3.对症和支持治疗　降颅内压,预防脑疝;维持水、电解质平衡;及时降温,防止出现高热惊厥;及时控制惊厥和感染性休克,并防止再发;对有抗利尿激素异常分泌综合征表现者,积极控制脑膜炎的同时,适当限制液体入量,对低钠血症症状严重者酌情补充钠盐。

4.并发症的治疗　①硬膜下积液积脓:少量积液无须处理。积液多时行穿刺抽液,放液量每次不超过15 mL;硬膜下积脓可根据药敏试验结果注入敏感抗生素。②脑室管膜炎:可侧脑室穿刺引流,并注入抗生素。

【护理评估】

1.询问健康史　了解儿童患病前有无上呼吸道、消化道或皮肤的感染史;新生儿应询问出生史,有无难产、产程过长、出生后有无脐部感染;婴幼儿是否患过中耳炎和鼻窦炎等。

2.护理体检　测量体温、脉搏、呼吸、血压,检查前囟、瞳孔变化、肌张力、神经反射等。

3.查阅资料　查阅脑脊液、血常规、血培养、血生化、脑CT检查结果,了解患儿病情。

4.心理-社会状况　评估家长对化脓性脑膜炎的了解程度;评估家长的心理状态,判断家长有无紧张、焦虑和恐惧等心理反应。

【常见护理诊断/问题】

1.体温过高　与细菌感染有关。

2.潜在并发症　颅内压增高。

3.有受伤的危险　与惊厥发作有关。

4.营养失调:低于机体需要量　与摄入不足、机体消耗增多有关。

5.焦虑(家长)　与本病并发症较多,家长担心预后有关。

【护理措施】

1.维持体温稳定　患儿病室保持安静,空气清新,温、湿度适宜。高热者每4 h测体温1次,体温超过38.5 ℃时,及时给予物理降温或药物降温,并注意观察降温效果。及时更换汗湿衣服,保持皮肤清洁,注意保暖。鼓励患儿多饮水,每日给予2~3次口腔护理。遵医嘱给予抗生素治疗。

2.密切观察病情　急性期密切监测生命体征,观察患儿意识、瞳孔和呼吸节律改变,若患儿出现意识障碍、频繁呕吐、剧烈头痛、前囟饱满或紧张、四肢肌张力增高等常提示颅内压增高。此时患儿宜采取头高足低位,若患儿呼吸不规则、瞳孔忽大忽小或两侧不对称、对光反应迟钝或消失、血压升高等应警惕脑疝及呼吸衰竭的发生,要及时报告医生协助处理。

颅内压增高患儿腰椎穿刺有诱发脑疝的危险,故穿刺前应先静脉滴注甘露醇降颅压,再谨慎地进行腰椎穿刺。

3.防止外伤　保持安静,减少不必要的护理操作以免刺激患儿。呕吐频繁患儿头部偏向一侧,及时清除口腔呕吐物。惊厥发作时注意防止骨折、碰伤、舌咬伤、坠床等。

4.保证营养摄入　根据患儿病情和身体状况制订合理的饮食计划,少量多餐,给予高能量、高蛋白、富含维生素的清淡、易消化的流质或半流质饮食。频繁呕吐不能进食者,应静脉补充营养,并注意维持水、电解质平衡。

5.心理护理　关心爱护患儿;向家长讲解脑膜炎疾病知识,消除家长的紧张、焦虑情绪,使其能主动配合治疗和护理。

【健康教育】

1.健康宣教　根据患儿及家长的文化水平和理解能力,介绍本病的相关治疗、护理知识,解释患儿病情,使其主动配合,减轻焦虑情绪;指导家长预防上呼吸道感染,按要求接种各种疫苗,增强机体的免疫力,减少化脓性脑膜炎的发生;对恢复期和有神经系统后遗症的患儿,指导家长尽早进行康复训练。

2. 康复指导　指导家长协助患儿翻身的方法和技巧,指导皮肤护理的要点。对有肢体瘫痪的患儿,在其病情稳定后尽早开始进行功能锻炼,通过主动或被动的肢体运动促进功能的恢复。

# 第四节　病毒性脑炎、脑膜炎患儿的护理

病毒性脑炎、脑膜炎是由各种病毒感染引起的颅内急性炎症性病变,可以累及脑膜和脑实质。临床以发热、头痛、呕吐、精神异常及意识障碍为特征。大多数患者病程呈自限性,危重者病情进展迅速,可遗留后遗症,甚至死亡。

【病因】　病原体常不明确,仅有25%～30%的中枢神经系统病毒感染病例能确定其致病病毒。其中80%为肠道病毒,其次为虫媒病毒、腺病毒、单纯疱疹病毒、腮腺炎病毒和其他病毒等。

【病理生理】　病毒经肠道或呼吸道进入淋巴系统内繁殖,然后经血液循环(虫媒病毒直接进入血液循环)感染颅外某些脏器,此时患儿可出现发热等全身症状;若病毒进一步大量繁殖,则可能侵入脑或脑膜组织,出现中枢神经系统症状。中枢神经系统病变主要是大量病毒对脑组织的入侵和破坏,脑膜和(或)脑实质广泛性充血、水肿,伴淋巴细胞和浆细胞浸润,出现神经细胞变性、坏死和髓鞘崩解。如宿主对病毒抗原发生强烈免疫反应,将进一步导致神经脱髓鞘病变、血管和血管周围的损伤。

【临床表现】　病情轻重程度差别很大,取决于脑膜或脑实质受累的相对程度。一般病毒性脑炎较病毒性脑膜炎严重,重者易并发后遗症甚至急性期死亡。

1. 病毒性脑膜炎　急性起病,或先有上呼吸道感染或前驱感染性疾病。主要表现为发热、呕吐、倦怠、嗜睡,年长儿诉头痛,婴儿则烦躁不安、易激惹,严重意识障碍和惊厥少见,可有颈项强直等脑膜刺激征。病程大多1～2周。

2. 病毒性脑炎　起病急,但其临床表现因病变部位、范围和严重程度而有所差异。具有以下几种类型表现。

(1)大脑表面弥漫性病变　主要表现为发热、反复惊厥发作、不同程度的意识障碍和颅内压增高症状。惊厥大多呈全身性发作,但也可有局部性发作,严重者可出现惊厥持续状态。患儿可有嗜睡、昏睡、昏迷、深度昏迷等不同程度的意识障碍。若出现呼吸节律不规则或两侧瞳孔不对称,要考虑颅内高压并发脑疝的可能性。部分患儿可伴偏瘫或肢体瘫痪表现。

(2)累及额叶皮质运动区　临床以反复惊厥发作为主要表现,伴或不伴有发热。多数为全身性或局灶性强直阵挛发作,少数表现为肌阵挛或强直发作,皆可出现惊厥持续状态。

(3)累及额叶底部和颞叶边缘系统　表现为精神情绪异常,如躁狂、幻觉、失语以及定向力、计算力和记忆力障碍等,伴发热或无热。其中以单纯疱疹病毒引起者最严重,常合并惊厥和昏迷,病死率高。

(4)其他　有部分患儿以偏瘫、单瘫、四肢瘫或各种不自主运动为主要表现。不少患儿可同时兼有上述多种类型的表现。当病变累及锥体束时出现阳性病理征。

【辅助检查】

1. 脑脊液检查　外观清亮,压力正常或增高;白细胞数正常或轻度增多,一般少于$300×10^6/L$,分类计数早期以中性粒细胞为主,之后逐渐转为淋巴细胞为主;蛋白含量正常或轻度增高,糖和氯化物含量正常。涂片和培养无细菌发现。

2. **病毒学检查** 部分患儿脑脊液病毒分离及特异性抗体检测阳性。恢复期血清特异性抗体滴度高于急性期 4 倍以上有诊断价值。可通过聚合酶链反应(PCR)检测脑脊液病毒 DNA 或 RNA,帮助明确病原体。

3. **脑电图** 以弥漫性或局限性异常慢波背景活动为特征。但脑电图变化是非特异性的,只能提示脑功能异常。

4. **神经影像学检查** 头部 CT 和 MRI 可协助诊断。MRI 对显示病变比 CT 更有优势。可发现弥漫性脑水肿,皮质、基底节、脑桥、小脑的局灶性异常。

【治疗要点】 本病无特异性治疗方法,病程多呈自限性。加强支持和对症治疗,促进病情恢复,降低病死率和致残率为治疗的关键。

1. **对症治疗** 卧床休息,降温、控制惊厥、防治脑水肿、降低颅内压等。

2. **抗病毒治疗** 阿昔洛韦是治疗疱疹病毒感染的首选药物,更昔洛韦对治疗巨细胞病毒感染有效,利巴韦林对控制 RNA 病毒有效。疗程均为 10 ~ 14 d。

3. **支持疗法** 加强护理,维持水、电解质平衡与合理的营养供给,对营养状况不良者给予静脉营养剂或白蛋白。

【护理评估】

1. 询问健康史 询问患病前有无呼吸道、消化道感染史或昆虫叮咬史。

2. 护理体检 测量体温、脉搏、呼吸、血压,检查前囟、瞳孔变化、肌张力、神经反射等。

3. 查阅资料 查阅脑脊液、血常规、血培养、血生化、脑 CT 检查结果,了解患儿病情。

4. 心理-社会状况 评估家长对本病病因、并发症及预后的认识程度;评估家长的心理状况,尤其因担心出现后遗症,家长会出现紧张、焦虑和恐惧等心理反应。

【常见护理诊断/问题】

1. 体温过高 与病毒血症、颅内感染有关。

2. 潜在并发症 颅内压增高。

3. 营养失调:低于机体需要量 与患儿食欲下降、喂养困难、摄入不足有关。

4. 急性意识障碍 与脑实质炎症病变有关。

5. 躯体活动障碍 与患儿昏迷、瘫痪等有关。

6. 焦虑(家长) 与本病后遗症较多,家长担心患儿预后有关。

【护理措施】

1. **维持体温稳定** 患儿病室保持安静,空气清新,温、湿度适宜。高热者每 4 h 测体温 1 次,体温超过 38.5 ℃时,及时给予物理降温或药物降温,并注意观察降温效果。及时更换汗湿衣服,保持皮肤清洁,注意保暖。鼓励患儿多饮水,每日给予 2 ~ 3 次口腔护理。遵医嘱给予抗生素治疗。

2. **密切观察病情** 急性期密切监测生命体征,观察患儿意识、瞳孔和呼吸节律改变,若患儿出现意识障碍、频繁呕吐、剧烈头痛、前囟饱满或紧张、四肢肌张力增高等常提示颅内压增高,此时患儿宜采取头高足低位。若患儿呼吸不规则、瞳孔忽大忽小或两侧不对称、对光反应迟钝或消失、血压升高等应警惕脑疝及呼吸衰竭的发生,要及时报告医生并协助处理。

3. **保证营养摄入** 根据患儿病情和身体状况制订合理的饮食计划,少量多餐,给予高能量、高蛋白、富含维生素的清淡、易消化的流质或半流质饮食。频繁呕吐不能进食者,应静脉补充营养,并注意维持水、电解质平衡。

4. **促进脑功能恢复** 减少刺激,为患儿实施保护性看护和日常生活护理。控制惊厥,保持安静,减轻脑缺氧,必要时给予吸氧。遵医嘱应用抗病毒药物、镇静剂、脱水剂等。

5. **促进肢体功能恢复** 保持瘫痪肢体呈功能位,病情稳定后,及早督促或帮助患儿进行肢体的被动和主动功能锻炼,促进肢体功能的恢复,注意循序渐进,并采取保护措施,防止受伤。

6.**心理护理**　关心爱护患儿,做好与家长的沟通,消除其紧张、焦虑情绪,使之能主动配合治疗和护理。

**【健康教育】**

1.**健康宣教**　加强医学知识宣传,预防上呼吸道感染,按要求接种各种疫苗,增强机体的免疫力,减少病毒性脑炎、脑膜炎的发生;向患儿及家长介绍病情、用药原则及护理方法,使其主动配合,减轻焦虑情绪;提供日常生活护理及康复锻炼相关知识。

2.**康复指导**　指导家长协助患儿翻身的方法和技巧,指导皮肤护理的要点。对有肢体瘫痪的患儿,在其病情稳定后尽早开始进行功能锻炼,通过主动或被动的肢体运动促进功能的恢复。

## 思考题

### A1 型题

1. 化脓性脑膜炎最常见的感染途径是　　　　　　　　　　　　　　　　　　　（　　）
　　A. 经嗅神经　　　　　　　B. 淋巴感染　　　　　　　C. 直接感染
　　D. 周围感染　　　　　　　E. 血行感染

2. 儿童出生时存在以后逐渐消失的反射是　　　　　　　　　　　　　　　　　（　　）
　　A. 角膜反射　　　　　　　B. 觅食反射　　　　　　　C. 瞳孔对光反射
　　D. 腹壁反射　　　　　　　E. 膝腱反射

3. 关于化脓性脑膜炎的脑脊液检查,下列选项不正确的是　　　　　　　　　（　　）
　　A. 脑脊液压力增高　　　　　　　　　　　　B. 外观混浊,甚至呈脓性
　　C. 细胞数增高　　　　　　　　　　　　　　D. 蛋白质、糖含量增高
　　E. 脑脊液涂片可找到病原体

4. 婴幼儿腰椎穿刺的位置应选择　　　　　　　　　　　　　　　　　　　　　（　　）
　　A. 第 12 胸椎~第 1 腰椎间隙　　　　　　　B. 第 1~2 腰椎间隙
　　C. 第 2~3 腰椎间隙　　　　　　　　　　　D. 第 3~4 腰椎间隙
　　E. 第 4~5 腰椎间隙

5. 为早期发现脑膜炎患儿出现脑疝,病情观察中应特别注意　　　　　　　　（　　）
　　A. 呕吐情况　　　　　　　B. 意识状态　　　　　　　C. 惊厥情况
　　D. 瞳孔情况　　　　　　　E. 呼吸情况

### A2 型题

6. 患儿,9 个月,因发热、咳嗽、惊厥来院就诊。查体:体温 39.5 ℃,咽充血。该患儿发生惊厥最可能的原因是　　　　　　　　　　　　　　　　　　　　　　　　　　　　　　（　　）
　　A. 低钙血症　　　　　　　B. 癫痫发作　　　　　　　C. 高热惊厥
　　D. 中毒性脑病　　　　　　E. 化脓性脑膜炎

7. 患儿,8 个月,因上呼吸道感染出现发热,体温 39.7 ℃,突然出现双眼凝视、意识丧失、全身抽搐。应该首先采取的措施是　　　　　　　　　　　　　　　　　　　　　　　（　　）
　　A. 将患儿送入抢救室　　　B. 针刺人中穴控制惊厥　　C. 物理降温
　　D. 吸氧　　　　　　　　　E. 测量生命体征

8. 患儿,1 岁,因上呼吸道感染、高热惊厥 1 次入院。现治愈出院,对家长实施的正确指导是
　　　　　　　　　　　　　　　　　　　　　　　　　　　　　　　　　　　　（　　）
　　A. 发作时立即送往医院抢救

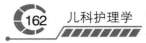

B.发作时摇晃呼唤,将患儿唤醒

C.高热惊厥自行好转后不需要就医处理

D.高热惊厥日后不会再发

E.再次出现高热时积极实施物理降温

9.患儿,7个月,患化脓性脑膜炎,经治疗病情明显好转。5 d后体温又上升,嗜睡,频繁惊厥,前囟隆起,头围增大。查脑脊液正常。患儿可能是发生了　　　　　　　　　　　　　（　　）

    A.病毒性脑炎　　　　　　B.中毒性脑病　　　　　　C.硬脑膜下积液

    D.脑积水　　　　　　　　E.小脑幕切迹疝

10.患儿,7个月,因高热伴喷射状呕吐入院,入院后又呕吐1次,烦躁不安,哭闹不止,前囟隆起、紧张。下列护理措施中不当的是　　　　　　　　　　　　　　　　　　　（　　）

    A.保持安静　　　　　　　B.置平卧位　　　　　　　C.降温

    D.监测生命体征　　　　　E.清理口腔残留呕吐物

11.化脓性脑膜炎患儿出现烦躁不安,频繁呕吐,四肢肌张力明显增高,双侧瞳孔大小不等、对光反射迟钝。应高度警惕患儿出现　　　　　　　　　　　　　　　　　　　　（　　）

    A.惊厥　　　　　　　　　B.脱水　　　　　　　　　C.脑疝

    D.呼吸衰竭　　　　　　　E.代谢性酸中毒

12.患儿,男,4岁。以病毒性脑膜炎入院。经积极治疗,除右侧肢体仍活动不利,其他临床症状明显好转,家长要求回家休养。护士为其进行出院指导,下列不妥的是　　　　　（　　）

    A.给予高热量、高蛋白、高维生素饮食

    B.患侧肢体保持功能位,尽量减少活动

    C.保持患儿心情舒畅

    D.做好活动安全防护,防止意外损伤

    E.指导定期随访

13.患儿,3岁,惊厥反复发作入院。为防止该患儿惊厥发作时受伤,护士所采取的下列护理措施不妥的是　　　　　　　　　　　　　　　　　　　　　　　　　　（　　）

    A.手中、腋下放置纱布　　　　　　　　　　B.用约束带捆绑四肢

    C.移开床上硬物　　　　　　　　　　　　　D.床栏杆处放置棉垫

    E.上、下齿之间放置牙垫

14.患儿,男,2岁。发热1 d,体温39.3 ℃,伴有轻咳来诊。既往有癫痫病史。门诊就诊过程中突然发生惊厥,即刻给予输氧、镇静。此刻首选药物是　　　　　　　　　　（　　）

    A.苯巴比妥肌内注射　　　　　　　　　　　B.地西泮静脉注射

    C.水合氯醛灌肠　　　　　　　　　　　　　D.氯丙嗪肌内注射

    E.肾上腺皮质激素静脉注射

15.患儿,1岁,因气管异物致窒息入院。治疗中并发脑水肿,遵医嘱使用20%的甘露醇。护士向家长解释使用此药物的作用是　　　　　　　　　　　　　　　　　　　（　　）

    A.迅速降颅压,预防脑疝　　B.预防颅内出血　　　　　C.预防颅内感染

    D.促进脑细胞代谢　　　　　E.兴奋呼吸中枢

16.患儿,女,3岁。因化脓性脑膜炎入住重症监护室(ICU)。患儿母亲不吃不喝,在门口来回走动,见到医生或护士就紧拉住问个不停。此时,患儿母亲的心理状态是　　　　（　　）

    A.抑郁　　　　　　　　　B.绝望　　　　　　　　　C.狂躁

    D.恐惧　　　　　　　　　E.焦虑

**A3/A4 型题**

17. 患儿,3 岁,早起打喷嚏、流鼻涕。午饭后开始发热,下午 5 点突然抽搐,去医院途中抽搐停止,约持续 5 min。神志清楚,测体温 39.5 ℃,咽部充血,颈无抵抗。

(1)患儿最可能的诊断是　　　　　　　　　　　　　　　　　　　　　　　　(　　)

    A. 中枢神经系统感染　　　B. 婴儿痉挛症　　　　　　C. 败血症

    D. 癫痫发作　　　　　　　E. 上呼吸道感染伴高热惊厥

(2)若再次发作首选药物是　　　　　　　　　　　　　　　　　　　　　　　　(　　)

    A. 苯巴比妥　　　　　　　B. 地西泮　　　　　　　　C. 苯妥英钠

    D. 水合氯醛　　　　　　　E. 复方氯丙嗪

18. 患儿,2 岁,发热 2 d,头痛、间断呕吐 1 d,反复抽搐伴意识不清半天。既往有高热惊厥史。查体:体温 39.5 ℃,意识模糊,颈稍有抵抗。初步诊断为病毒性脑膜炎。

(1)为确定诊断,下列正确的做法是　　　　　　　　　　　　　　　　　　　　(　　)

    A. 立即取血做细菌培养　　B. 立即取呕吐物送检　　　C. 立即做头颅 CT 扫描

    D. 立即取尿、粪样送检　　E. 控制惊厥、高热后做脑脊液检查

(2)对该患儿进行腰椎穿刺,穿刺的部位应为　　　　　　　　　　　　　　　　(　　)

    A. 第 1～2 腰椎间隙　　　B. 第 2～3 腰椎间隙　　　C. 第 3～4 腰椎间隙

    D. 第 4～5 腰椎间隙　　　E. 第 5 腰椎间隙以下

(3)进行腰椎穿刺后,患儿应采取的体位是　　　　　　　　　　　　　　　　　(　　)

    A. 去枕平卧位　　　　　　B. 半卧位　　　　　　　　C. 头高侧卧位

    D. 头低足高位　　　　　　E. 中高位

(赵　宁)

参考答案

# 第十二章　内分泌疾病患儿的护理

知识归纳

## 第一节　先天性甲状腺功能减退症患儿的护理

**情境导入**

患儿,男,1.5岁,因身高、语言、运动发育落后于同龄儿童就诊。该患儿为孕42$^{+3}$周出生,生后吃奶少、精神差、安静少动,40 d黄疸完全消退。6个月会抬头,至今不会说话和走路。查体:体温35.9 ℃,脉搏85次/min,呼吸30次/min,体重8 kg,身长65 cm,皮肤干燥、粗糙,面色苍黄,毛发稀疏,眼睑水肿,表情呆滞,眼距宽,鼻梁低平,舌大伸出口外。初步诊断为先天性甲状腺功能减退症。

**请思考:**

(1)如要确诊,应进一步做哪些检查?

(2)如何正确评估患儿的身体状况?

(3)如何向家长宣教坚持治疗的重要性?

先天性甲状腺功能减退症简称甲减或甲低,又称为克汀病或呆小症。是由于甲状腺激素合成或分泌不足所引起的疾病,是儿童最常见的内分泌疾病,根据病因不同可分为散发性和地方性两种。前者是因先天性甲状腺发育不良、异位或甲状腺激素合成途径中酶缺陷所致,后者多见于甲状腺肿流行的山区,系由于该地区水、土壤和饮食中缺碘所致,随着我国含碘食盐的广泛使用,其发病率已明显下降。

**【病因】**

1.散发性甲状腺功能减退症

(1)甲状腺不发育或发育不良　约占先天性甲状腺功能减退症的90%,是造成先天性甲状腺功能减退最主要的原因,可能与相关基因遗传缺陷有关。约 1/3 患儿甲状腺完全缺如,可能是甲状腺功能发育不全或在下移过程中停留在异常部位,形成部分或完全丧失分泌功能的异位甲状腺。

(2)甲状腺激素合成障碍 是引起先天性甲状腺功能减退症的第二大原因。多由于甲状腺激素合成途径中酶缺陷造成,碘的转运和氧化、碘与酪氨酸结合、甲状腺球蛋白的合成和水解、甲状腺素的脱碘等任一过程中缺陷均可造成甲状腺激素合成不足,大多为常染色体隐性遗传病。

(3)促甲状腺激素(TSH)缺乏 垂体分泌障碍而造成甲状腺功能减退,常见于特发性垂体功能减退或下丘脑发育缺陷,TSH 缺乏常与其他垂体激素缺乏并存。

(4)甲状腺或靶器官反应低下 前者是甲状腺细胞质膜上的 Gsα 蛋白缺陷,使环磷酸腺苷(cAMP)生成障碍而对 TSH 不反应;后者是由于末梢组织对三碘甲状腺原氨酸、甲状腺素不反应所致,与 β-甲状腺受体缺陷有关,均为罕见病。

(5)母亲因素 母亲在妊娠期服用抗甲状腺药物或母体存在抗甲状腺抗体,均可通过胎盘影响胎儿,造成暂时性甲状腺功能减退症。

2.地方性甲状腺功能减退症 多因孕妇饮食中缺碘,致使胎儿在胚胎期即因碘缺乏而导致甲状腺功能减退,从而可造成不可逆的神经系统损害。

【病理生理】 甲状腺的主要功能是利用原料碘和酪氨酸合成甲状腺素(thyroxine,$T_4$)和三碘甲状腺原氨酸(triiodothyronine,$T_3$)。甲状腺素的主要生理作用是:加速细胞内氧化过程,促进新陈代谢,增高基础代谢率;促进蛋白质合成,增加酶活性;提高糖的吸收和利用;加速脂肪分解氧化;促进钙、磷在骨质中的合成代谢;促进中枢神经系统的生长发育。因此,当甲状腺功能缺陷或碘缺乏时,可引起代谢障碍、生理功能低下、生长发育迟缓、智能障碍等。

【临床表现】 甲状腺功能减退症症状出现早晚及轻重程度与患儿残留的甲状腺组织多少及功能有关,无甲状腺组织者生后 1~3 个月内出现症状,甲状腺发育不良者在生后 3~6 个月出现症状,偶有数年后才出现症状者。

1.散发性甲状腺功能减退症

(1)新生儿表现 患儿常为过期产,最早症状为生理性黄疸时间延长,主要是生理功能低下。表现为常处于睡眠状态、呼吸慢、体温低、胎便排出延迟、腹胀、便秘、哭声低、肌张力低、喂养困难、声音嘶哑、末梢循环差、四肢凉、皮肤出现斑纹或硬肿现象等。

(2)典型表现 多数患儿常在出生半年后出现典型症状。①特殊面容:头大、颈短、皮肤粗糙干燥、毛发稀疏、眼睑浮肿、面部黏液水肿、眼距宽、鼻梁宽平、唇厚舌大、舌常伸出口外、面容愚笨呆板。②生长发育落后:患儿身材矮小,躯干长而四肢短,上部量/下部量>1.5,囟门闭合延迟、出牙迟、动作发育落后、表情呆滞、记忆力及注意力低下、青春期第二性征出现迟等。③生理功能低下:体温低、怕冷、脉搏慢、呼吸慢、心音低钝、血压低、安静少动、嗜睡、肌张力低、食欲差、腹胀、顽固性便秘等。

2.地方性甲状腺功能减退症

(1)"神经性"综合征 以共济失调、痉挛性瘫痪、聋哑和智力低下为特征,但身材正常且甲状腺功能正常或轻度减低。

(2)"黏液水肿性"综合征 以显著的生长发育和性发育落后、智能低下、黏液性水肿为主要表现。

【辅助检查】

1.新生儿筛查 对生后 2~3 d 的新生儿取足跟血,进行干血滴纸片检测 TSH 浓度,作为初筛。结果大于 20 mU/L 时,再采集血标本测血清 $T_4$ 和 TSH 以确诊。

2.血清 $T_3$、$T_4$、TSH 测定 $T_3$、$T_4$ 下降,TSH 明显升高。

3.骨龄测定 手和腕部 X 射线摄片,可见骨龄落后。

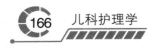 

4. 甲状腺扫描　可检查甲状腺先天缺如或异位。

5. 基础代谢率测定　基础代谢率低下。

**【治疗要点】**　尽早开始甲状腺素的替代治疗,即终身服用甲状腺素制剂,以维持正常生理功能。常用药物有甲状腺素片和左甲状腺素钠(优甲乐)。开始剂量因病情轻重及年龄大小而不同,并根据甲状腺功能及临床表现随时调整剂量。由于先天性甲状腺功能减退症在生命早期对神经系统功能损害重,因此开始治疗的时间越早越好,一般在出生 3 个月内即开始治疗者,不易遗留神经系统损害。

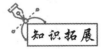

### 碘缺乏病防治日

2000 年起每年的 5 月 15 日定为全国碘缺乏病防治日。

碘缺乏病(简称 IDD)是由于自然环境中的水、土壤缺乏碘造成植物、粮食中碘含量偏低,使机体碘的摄入不足而导致的一系列损害,是世界上分布最广泛、侵犯人群最多的一种地方病。碘是影响智力发育的重要微量元素,人体缺碘会造成不同程度的损害,导致发生碘缺乏病,乃至残疾。

碘缺乏病是由于自然环境碘缺乏造成机体碘营养不良所表现的一组有关联疾病的总称。它包括地方性甲状腺肿,克汀病和亚克汀病,单纯性聋哑,胎儿流产、早产、死产和先天性畸形等。为世界卫生组织、联合国儿童基金会等国际组织重点防治、限期消除的营养素营养不良疾病。碘缺乏病主要发生于特定的碘缺乏地理环境,具有明显的地方性,在我国被列为地方病之一。由于分布广泛,危害严重,已上升为严重的公共卫生问题,成为社会关注、国家限期消除的疾病之一。

2021 年 5 月 15 日第二十八届碘缺乏病防治日主题是"科学补碘,健康一生"。

**【护理评估】**

1. 询问健康史　询问腹胀、便秘、怕冷、食欲低下、体温低、特殊面容等出现的时间、程度及发展情况,患儿精神、食欲、活动情况,是否有喂养困难,了解家族中是否有类似疾病,询问母亲孕期饮食习惯及是否服用过抗甲状腺素药物,患儿是否有智力低下及体格发育较同龄儿落后,年长儿的记忆力、注意力有无低下,青春期第二性征发育情况等。

2. 护理体检　观察患儿面容、精神、体态,是否特殊面容,测量生命体征、身高、体重、上部量与下部量、头围、胸围、前囟等,听诊肺部呼吸音、心音、肠鸣音,检查有无腹胀及肌张力降低。

3. 查阅资料　查阅基础代谢率、手腕 X 射线片、甲状腺扫描以及血清 $T_3$、$T_4$ 测定结果等,了解患儿病情。

4. 评估心理-社会状况　注意了解家长是否掌握与本病相关的知识,特别是服药方法和药物不良反应;观察是否知晓早期治疗、坚持终身治疗的重要意义,以及对患儿进行智力、体力训练等方法等;家庭经济及环境状况;家长有无因患儿特殊面容、智力低下被嘲笑而苦恼,是否有焦虑存在。

**【常见护理诊断/问题】**

1. 体温过低　与代谢率低有关。

2. 营养失调:低于机体需要量　与喂养困难,食欲差有关。

3. 便秘　与肌张力低下、肠蠕动慢、活动量少有关。

4. 生长发育迟缓　与甲状腺素合成不足有关。

5. 知识缺乏　家长缺乏相关的疾病及其用药和护理知识。

**【护理措施】**

1. **保暖**　保持适宜的居室温度,适时增减衣服,避免受凉,保持皮肤清洁,避免与感染者接触,防止各种感染。

2. **保证营养供给**　给予高蛋白、高维生素、富含钙和铁的易消化食物,指导喂养方法,对喂养困难的患儿要耐心喂养,提供充足的进餐时间,必要时给予滴管或鼻饲喂养,以保证生长发育所需。

3. **保持大便通畅**　指导防治便秘的措施,平时要多饮水,尤其是早餐前 30 min 饮一杯温开水,可刺激排便,多吃新鲜的蔬菜、水果,适当增加活动量,每日按顺时针方向按摩腹部数次,养成定时排便的习惯,必要时给予缓泻剂、大便软化剂或灌肠等,改善便秘。

4. **用药护理**　遵医嘱终身使用左甲状腺素钠片等替代治疗,使家长及患儿了解终身用药的必要性,以坚持长期服药治疗,并掌握药物服用方法及疗效观察。根据甲状腺的功能、临床表现和年龄调整用量。甲状腺制剂作用缓慢,用药 1 周左右方达最佳效力。如患儿食欲好转,大便次数增多、性状正常,腹胀消失,智能及体格发育改善,说明效果良好。若用药量过大,可引起烦躁、多汗、消瘦、腹痛和腹泻等症状。若剂量过小,则疗效不佳,症状改善不明显,患儿身高生长迟缓。因此,在治疗过程中应注意随访,治疗开始时每 2 周随访一次,血清 TSH 和 $T_4$ 正常后每 3 个月随访一次,服药 1～2 年后每 6 个月随访一次。

5. **加强行为训练,提高自理能力**　通过玩具、游戏、音乐、语言、运动等对患儿进行智能与行为训练,并适时给予表扬和鼓励,促进生长发育,使其掌握基本的生活技能,加强患儿日常照顾,防止其意外伤害的发生。

6. **心理护理**　向家长讲解本病的相关知识,说明只要早发现、早治疗,尤其是新生儿筛查阳性,确诊后即开始治疗者愈后良好。生后 3 个月内开始治疗者,可避免严重神经系统损害。指导家长对患儿的日常照顾,教会家长进行智能、行动训练的方法,使家长树立治疗、护理的信心,缓解其焦虑情绪。

**【健康教育】**

1. **预防宣教**　宣传新生儿甲状腺功能减退症筛查的意义,做好新生儿筛查,早发现、早诊断、早治疗,尽可能避免严重的神经系统损害。在流行地区使用加碘食盐,孕妇注意补碘,多吃海带等食物。有甲状腺疾病的女性避免受孕,孕期避免使用抗甲状腺素药物。

2. **康复指导**　向家长指导患儿的日常护理、智能与行为训练的方法,以及用药的方法、用药后效果的观察重点,并定期随访。

# 第二节　生长激素缺乏症患儿的护理

生长激素缺乏症(growth hormone deficiency,GHD)又称垂体性侏儒症,是由于垂体前叶合成和分泌的生长激素(GH)部分或完全缺乏,或由于结构异常、受体缺陷等所导致的生长发育障碍,致使儿童身高低于同年龄、同性别、同地区正常儿童平均身高 2 个标准差(-2SD)或在儿童生长曲线第 3 百分位数以下。该病患儿呈均匀性身材矮小,但智力发育正常,又称矮小症。发病率为(20～25)/10 万,男女比例为 3∶1。

**【病因】**　导致生长激素缺乏症原因有原发性、获得性(继发性)和暂时性三种。

1. **原发性**　占极大多数。

(1)遗传因素　占 5% 左右,大多有家族史。人生长激素基因簇位于 17q22-24,是由 GH1(GH-N)、CSHP1、CSH1、GH2、CSH25 个基因组成的长约 55 kbp 的 DNA 链。GH1 是人生长激素的编码基因,它的缺陷导致 GHD。按遗传方式不同,可分为 3 种类型:IGHD Ⅰ型(为常染色体隐性遗传)、IGHD

Ⅱ型(为常染色体显性遗传)、IGHD Ⅲ型(为 X 连锁遗传)。此外,还有少数患儿由于 GH 分子结构异常、GH 受体缺陷或胰岛素样生长因子受体缺陷所致,临床表现与生长激素缺乏症相似,但血清 GH 水平增高,是较罕见的遗传性疾病。

(2)特发性下丘脑、垂体功能障碍　下丘脑、垂体无明显病灶,但分泌功能不足,这是生长激素缺乏的主要原因。由下丘脑功能缺陷造成的生长激素缺乏症较由垂体功能不足导致者多见。

(3)发育异常　垂体不发育、发育异常或空蝶鞍等,均可引起生长激素合成和分泌障碍。合并有脑发育严重缺陷者常在早年夭折。

**2. 获得性(继发性)**　多为器质性。继发于下丘脑、垂体或其他颅内肿瘤,感染,放射性损伤和头部损伤等。

**3. 暂时性**　由体质性围青春期生长延迟、社会心理性生长抑制、原发性甲状腺功能低下等引起,在外界不良因素消除或原发病治疗后可恢复正常。

【发病机制】　人生长激素(hGH)由垂体前叶的生长素细胞分泌和储存,它的释放受下丘脑分泌的生长激素释放激素(GHRH)和生长激素释放抑制激素(GHIH)的调节。GHRH 能刺激垂体释放 hGH,GHIH 对 hGH 的合成和分泌有抑制作用。垂体在这两种激素的交互作用下以脉冲方式释放 hGH,而中枢神经系统则通过多巴胺、5-羟色胺和去甲肾上腺素等神经递质控制下丘脑 GHRH 和 GHIH 的分泌。儿童时期每日 GH 的分泌量超过成人,在青春期更为明显。

生长激素的基本功能是促进生长,同时也是体内代谢途径的重要调节因子,调节多种物质代谢。①促生长效应:促进人体各种组织细胞增大和增殖,使骨骼、肌肉和各系统器官生长发育,骨骼的增长即导致个体长高。②促代谢效应:GH 的促生长作用的基础是促合成代谢,可促进各种细胞摄取氨基酸,促进细胞核内 mRNA 的转录,最终使蛋白质合成增加;促进肝糖原分解,同时减少对葡萄糖的利用,降低细胞对胰岛素的敏感性,使血糖升高;促进脂肪组织分解和游离脂肪酸的氧化生酮过程;促进骨骺软骨细胞增殖并合成含有胶原及硫酸黏多糖的基质。当下丘脑、垂体功能障碍或靶细胞对生长激素无反应时,均可造成生长落后。

【临床表现】

**1. 原发性生长激素缺乏症**

(1)生长障碍:出生时患儿的身高和体重可正常,多数在 1 岁以后呈现生长缓慢,身高每年增长速度<5 cm。随着年龄增长,外观明显小于实际年龄,头颅呈圆形,面容幼稚(娃娃脸),脸圆胖,皮肤细腻,手足较小,身高低于正常身高均数-2SD 以下,但上下部量比例正常,体型匀称。

(2)骨成熟延迟:出牙及囟门闭合延迟,由于下颌骨发育欠佳,恒牙排列不整齐,骨化中心发育迟缓,骨龄小于实际年龄 2 岁以上,但与其身高年龄相仿。

(3)青春发育期推迟。

(4)智力正常。

(5)部分生长激素缺乏患儿同时伴有一种或多种其他垂体激素缺乏,患儿除有生长迟缓外,还可伴有其他症状。伴有促肾上腺皮质激素(ACTH)缺乏者,容易发生低血糖;伴促甲状腺激素缺乏者,可有食欲减退、不爱活动等轻度甲状腺功能不足症状;伴有促性腺激素缺乏者,出现小阴茎,至青春期仍无性器官和第二性征发育。

**2. 继发性生长激素缺乏症**　可发生于任何年龄,并有原发疾病的相应症状。如颅内肿瘤多有头痛、呕吐、视野缺损等颅内压增高和视神经受压迫等症状和体征。由于围生期异常情况导致的常伴有尿崩症。

【辅助检查】

**1. 生长激素刺激试验**　生长激素缺乏症的诊断依靠 GH 水平的测定,正常人体 GH 呈脉冲性释放,故随机单次采血测 GH 无诊断价值。临床多采用 GH 刺激试验以判断其垂体分泌 GH 的功能。

GH 分泌功能的生理性刺激试验包括睡眠试验和运动试验,两者用于对可疑患儿的筛查。GH 分泌功能的药物刺激试验包括胰岛素、精氨酸、可乐定、左旋多巴试验,有两项不正常方可确诊为 GHD。为排除外源因素的影响,刺激试验前应禁食、卧床休息,于试验前 30 min 放好留置针头,在上午 8 ~ 10 时进行试验。常用测定 GH 分泌功能的试验见表 12-1。

表 12-1 生长激素分泌功能试验

| 试验 | 方法 | 采血时间 |
| --- | --- | --- |
| 生理性试验 | | |
| (1)运动 | 禁食 4 ~ 8 h 后,剧烈运动 15 ~ 20 min | 开始运动后 20 ~ 40 min |
| (2)睡眠 | 晚间入睡后用脑电图监护 | III ~ IV 期睡眠时 |
| 药物刺激试验 | | |
| (1)胰岛素 | 0.05 ~ 0.10 IU/kg,静脉注射 | 0、15、30、60、90、120 min 测血糖、皮质醇、GH |
| (2)精氨酸 | 0.5 g/kg,用注射用水配成 5% ~ 10% 溶液,30 min 静脉滴注完 | 0、30、60、90、120 min 测 GH |
| (3)可乐定 | 0.004 mg/kg,1 次口服 | 0、30、60、90、120 min 测 GH |
| (4)左旋多巴 | 10 mg/kg,1 次口服 | 0、30、60、90、120 min 测 GH |

2. 血清胰岛素样生长因子和胰岛素样生长因子结合蛋白测定 血中胰岛素样生长因子(IGF-1)大多与胰岛素样生长因子结合蛋白(IGFBP$_3$)结合,两者分泌模式与 GH 不同,呈非脉冲分泌,较少日夜波动,血液循环中的水平比较稳定,且与 GH 水平一致,一般可作为 5 岁到青春发育前儿童 GHD 筛查检测,但该指标有一定的局限性。

3. 血 24 h GH 分泌谱测定 24 h GH 分泌测定可比较准确地反映体内 GH 分泌情况。尤其对生长激素神经分泌功能障碍(GHND)患儿,其 GH 分泌功能在药物刺激试验中可为正常,但 24 h 分泌量不足,夜晚睡眠时的 GH 峰值亦低。

4. 其他 骨龄 X 射线检查、染色体检查、基因检测等。对确诊的患儿根据需要做头颅侧位摄片、CT 扫描、MRI 扫描等。

**【治疗要点】**

1. 生长激素替代治疗 基因重组人生长激素(recombinant hGH,r-hGH)已被广泛应用,目前大多采用 0.1 IU/kg,每晚临睡前皮下注射 1 次(或每周总剂量分 6 ~ 7 次注射)的方案,治疗应持续至骨骺愈合为止。开始治疗的年龄越小,效果越好,第 1 年效果最好。治疗过程中需监测甲状腺功能,若有减退,可加用左甲状腺素维持甲状腺功能。血清 IGF-1 和 IGFBP$_3$ 水平检测可作为 r-hGH 疗效和安全性评估的指标。恶性肿瘤或有潜在肿瘤恶变者、严重糖尿病者禁用。

2. 生长激素释放激素治疗 用于下丘脑功能缺陷、GHRH 释放不足的患儿。

3. 性激素治疗 对同时伴有性腺轴功能障碍的 GHD 患儿,在骨龄达 12 岁时可开始用性激素治疗。男性可注射长效庚酸睾酮 25 mg,每月 1 次,每 3 个月增加 25 mg,直至每月 100 mg。女性可用炔雌醇 1 ~ 2 μg/d,或妊马雌酮每日 0.3 mg 起酌情逐渐增加,同时需监测骨龄。

**【护理评估】**

1. 询问健康史 患儿出生时身高及体重,就诊时身高,是否为幼稚面容,手足大小、出牙情况、囟门闭合时间、恒牙发育状况、骨龄等。

2. 护理体检 测量身高、体重,观察患儿的面容、牙齿发育状况等。

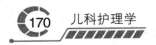

3. 查阅资料　收集生长激素测定试验、血清 IGF-1 和 IGFBP₃ 测定等检查结果,了解患儿病情。

4. 评估心理-社会状况　家长对生长激素缺乏症了解程度,有无因患儿身材矮小而担忧、焦虑。

**【常见护理诊断/问题】**

1. 生长发育迟缓　与生长激素缺乏有关。

2. 自我概念紊乱　与生长发育迟缓有关。

**【护理措施】**

1. 一般护理　监测患儿身高及体重,依据不同年龄进行相应的智力测定,评价智能发育是否正常。向患儿及家长做好相关实验室检查项目的健康指导,以配合医生做好诊断。

2. 用药护理　生长激素替代疗法在骨骺愈合以前均有效。r-hGH 于晚上睡前皮下注射,少数患儿出现注射局部红肿,与 r-hGH 制剂浓度不够以及个体反应有关,停药后可消失;少数患儿注射后数月会产生抗体,但对促生长疗效无显著影响。

3. 饮食护理　激素治疗时,患儿生长发育迅速加快,食欲增加,注意及时补充高能量、高蛋白、高维生素的饮食,特别注意维生素 D 及铁剂的补充。

4. 心理护理　护理人员与患儿及其家长应建立良好的信任关系,鼓励患儿表达自己的情感和想法,提供其与他人及社会交往的机会,帮助其正确地看待自我形象的改变,树立正向的自我概念。

**【健康教育】**　对家长及患儿进行用药指导,包括药物剂量、使用方法和不良反应的观察,强调治疗过程中定期随访的重要性。告知家长每 3 个月为患儿测量身高、体重 1 次,并记录在生长发育曲线上,以观察疗效。告知家长治疗后能否达到正常成人的高度,与开始治疗的年龄有关,应坚持规律遵医嘱用药。

## 思考题

### A1 型题

1. 散发性先天性甲状腺功能减退症最常见的原因是　　　　　　　　　　　　　　( )

A. 垂体分泌 TSH 障碍　　　　　　　　　　　　B. 靶器官反应性低下

C. 甲状腺激素合成途径缺陷　　　　　　　　　　D. 甲状腺不发育或发育不良

E. 母亲在妊娠期应用抗甲状腺药物

2. 地方性甲状腺功能减退症的原因主要是　　　　　　　　　　　　　　　　( )

A. 孕妇饮食中缺碘　　　　B. 孕妇患甲状腺炎　　　　C. 孕妇血液中有抗体

D. 孕早期病毒感染　　　　E. 孕妇服用甲状腺激素

3. 新生儿期甲状腺功能减退症最早出现的症状是　　　　　　　　　　　　　( )

A. 精神及动作反应迟钝　　　　　　　　　　　　B. 食量小,吞咽缓慢

C. 很少哭闹,声音嘶哑　　　　　　　　　　　　D. 生理性黄疸时间延长

E. 不爱活动,多睡

4. 新生儿甲状腺功能减退症筛查的时间是出生后　　　　　　　　　　　　　( )

A. 24 h 内　　　　　　　B. 2~3 d　　　　　　　C. 4~5 d

D. 6~7 d　　　　　　　E. 7 d 以后

5. 治疗先天性甲状腺功能减退症的主要措施是　　　　　　　　　　　　　　( )

A. 智能与行为训练　　　　B. 终生补碘　　　　　　C. 服用抗甲状腺药物

D. 服用甲状腺制剂　　　　E. 服用促甲状腺素制剂

6.侏儒症的发生与下列哪种激素的缺乏有关 　　　　　　　　　　　　　　　　（　　）

    A.维生素 D　　　　　　　　　B.糖皮质激素　　　　　　　C.甲状旁腺激素

    D.生长激素　　　　　　　　　E.甲状腺激素

### A2 型题

7.患儿,2 岁,面容痴呆、身材矮小,活动少,体温低,怕冷。实验室检查 $T_3$、$T_4$ 下降,TSH 增高。此时对该患儿最重要的护理是 　　　　　　　　　　　　　　　　　　　　　　　　（　　）

    A.加强保暖　　　　　　　　　B.注射碘油　　　　　　　　　C.加强行为训练

    D.保证营养供给　　　　　　　E.指导使用甲状腺素片

8.某地区单纯性甲状腺肿高发,为降低地方性甲状腺功能减退症患儿出生率,最有效的方法是积极推行 　　　　　　　　　　　　　　　　　　　　　　　　　　　　　　　　　　（　　）

    A.食盐加碘　　　　　　　　　B.注射碘油　　　　　　　　　C.使用甲状腺素片

    D.口服碘剂　　　　　　　　　E.新生儿筛查

9.某山区属于单纯性甲状腺肿高发地,为降低地方性先天性甲状腺功能减退症的发生,疾控中心组织人员到乡村开展健康教育。在以下的内容中,最重要的健康教育内容是 　　　　（　　）

    A.使用甲状腺制剂　　　　　　B.食用加碘食盐　　　　　　　C.孕妇要口服碘制剂

    D.孕妇避免用抗甲状腺药物　　　　　　　　　　　　　　　E.进行新生儿加低筛查

### A3/A4 型题

10.新生儿,2 d,按规定护士应采集血标本送筛查中心,进行新生儿筛查。

（1）护士应送检的标本是 　　　　　　　　　　　　　　　　　　　　　　　　　（　　）

    A.脐血 2 mL　　　　　　　　　B.静脉血 2 mL　　　　　　　C.动脉血 2 mL

    D.末梢血 1 mL　　　　　　　　E.干血滴纸片

（2）筛查先天性甲状腺功能减退症主要是测定 　　　　　　　　　　　　　　　　（　　）

    A.TSH 浓度　　　　　　　　　B.促甲状腺激素释放激素(TRH)浓度

    C.$T_3$ 浓度　　　　　　　　　　D.$T_4$ 浓度

    E.TBG 浓度

（3）如检测出现异常,为进一步明确诊断应检测 　　　　　　　　　　　　　　　（　　）

    A.骨龄　　　　　　　　　　　B.$T_4$ 浓度　　　　　　　　　C.血钙浓度

    D.基础代谢率　　　　　　　　E.碱性磷酸酶浓度

（4）如确诊患儿患先天性甲状腺功能减退症,治疗方法是 　　　　　　　　　　　（　　）

    A.口服碘剂　　　　　　　　　B.注射碘油　　　　　　　　　C.甲状腺移植

    D.口服甲状腺素片　　　　　　E.静脉注射促甲状腺激素

（申小梅）

参考答案

# 第十三章 遗传代谢性疾病患儿的护理

知识归纳

======== 学习目标 ========

1. 掌握:21-三体综合征、苯丙酮尿症的临床表现、护理评估、护理诊断及护理措施。
2. 熟悉:21-三体综合征、苯丙酮尿症的辅助检查和治疗要点。
3. 了解:21-三体综合征、苯丙酮尿症的病因和发病机制。
4. 具有开展21-三体综合征、苯丙酮尿症的健康宣教和康复指导的能力。

## 第一节 21-三体综合征患儿的护理

情境导入

一对夫妇带其1岁半儿子到儿科门诊就诊,诉说其说话、走路等较同龄儿发育落后,且反应迟钝,面容特殊,塌鼻梁,舌头常伸出口外。经过医生询问病史和体格检查后,初步怀疑21-三体综合征。

请思考:
(1)如果要确诊,需要做什么检查?
(2)若确诊为21-三体综合征,该夫妇如果再生育子女,该病的再发风险率为多少?

21-三体综合征又称唐氏综合征,是儿童最常见的染色体疾病,主要表现为智力低下、特殊面容、生长发育迟缓,常伴有先天性心脏病等畸形。在活产婴儿中发病率为1:(600~1 000)。

【病因】

1. 孕母高龄　女性在35岁以上妊娠时,本病发生率明显提高,可能与高龄妇女在卵子形成中发生染色体不分离的概率增高有关。

2. 理化因素　孕妇接触放射线(如X射线)、农药、毒物(如苯、砷等),服用抗代谢药、抗癫痫药等。

3. 生物因素　孕期感染风疹病毒、腮腺炎病毒、巨细胞病毒、弓形虫等。

4. 遗传因素　父母异常染色体携带者可能遗传给下一代。

【遗传学基础】　细胞遗传学特征为第21对染色体呈三体型,主要由于亲代之一的生殖细胞在减数分裂形成配子时或受精卵在有丝分裂时,21号染色体不发生分离,致使胚胎体细胞内额外多一条21号染色体。根据异常的染色体类型,将其分为标准型、易位型和嵌合型。

1. 标准型　占该病患儿的 95%,其体细胞内有一条额外的 21 号染色体,核型为 47,XX(或 XY),+21。

2. 易位型　占该病患儿的 2.5% ~ 5.0%,其染色体总数是 46 条,其中 1 条是易位染色体。①D/G 易位型:最常见,G 组 21 号染色体与 D 组着丝粒易位,其中 D 组中以 14 号染色体常见,少了 1 条 14 号染色体,多了由 21 号染色体长臂和 14 号染色体长臂组成等臂染色体,即 t(14q21q),核型为 46,XX(或 XY),-14,+t(14q21q);②G/G 易位型:是 G 组中两个 21 号染色体发生着丝粒融合,形成等臂染色体 t(21q21q),核型为 46,XX(或 XY),-21,+t(21q21q)。

3. 嵌合型　占该病患儿的 2% ~4%,患儿体内有两种细胞系,一种为正常细胞,一种为 21-三体细胞,形成嵌合体,其核型为 46,XX(或 XY)/47,XX(或 XY),+21。

【临床表现】

1. 智能落后　是本病最突出、最严重的临床表现。绝大部分患儿都有不同程度的智能发育障碍,且随年龄的增长日益明显。

2. 特殊面容　多在出生时即有明显的特殊面容,表现为表情呆滞、眼裂小、眼距宽、外眦上斜,可有内眦赘皮、鼻梁低平、外耳小、硬腭窄小,常张口伸舌、流涎、颈短而宽,常伴嗜睡、喂养困难。

3. 生长发育迟缓　出生时身长和体重均较正常儿低,生后体格发育、动作、语言发育均迟缓,如身材矮小、骨龄落后、出牙延迟或出牙顺序倒错。前囟闭合延迟。坐、立、行走等均明显落后于同龄儿。说话晚,发音不清,表达力与计算力差等。

4. 四肢及皮纹特点　四肢短,韧带松弛,关节可过度弯曲;肌张力低下,腹膨隆,可伴有脐疝;手指粗短,小指尤短,且向内弯曲。一侧或双侧手表现为通贯掌,手掌三叉点 t 点移向掌心,使 atd 角增大,第 4、5 指桡箕增多。

5. 多伴发先天畸形　约半数患儿伴有先天性心脏病,其次是消化道畸形。部分男孩可有隐睾,成年后大多无生育能力。女孩无月经,仅少数可有生育能力。常存在免疫功能缺陷,易患各种感染性疾病。如存活至成人期,则常在 30 岁以后即出现老年痴呆症状。

【辅助检查】

1. 染色体核型分析　外周血淋巴细胞或羊水细胞染色体核型检查可发现第 21 号染色体呈三体型。

2. 分子细胞遗传学检查　用荧光标记的 21 号染色体的相应片段序列作为探针,与外周血中的淋巴细胞或羊水细胞进行杂交,可快速、准确地进行诊断。在本病患者的细胞中呈现 3 个 21 号染色体的荧光信号。

【治疗要点】　目前尚无有效治疗方法。加强日常护理,预防感染。坚持进行长期教育训练,以提高其生活自理能力,可使用氨基酸、叶酸、脑活素等以促进脑代谢,改善智商。如伴有其他畸形,可考虑手术矫治。

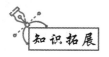

### 21-三体综合征的遗传咨询

若一对夫妇生育一个标准型 21-三体综合征患儿,该夫妇核型正常,再发风险率为 1%;生育一个 D/G 易位型 21-三体综合征患儿,其母为携带者,再发风险率为 10%,其父为携带者,再发风险率为 4%;生育一个 G/G 易位型 21-三体综合征患儿,其母为携带者,再发风险率为 100%。

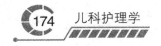
**【护理评估】**

1. 健康史　了解家族中有无类似疾病;询问其父母是否近亲结婚,母亲妊娠年龄,怀孕期间是否接受过放射线,是否服用抗代谢药、抗癫痫药,是否患过风疹、流行性腮腺炎等感染性疾病。患儿体格、运动、语言发育情况;患儿有无活动后气促、发绀,是否易患呼吸道感染;患儿生活能否自理,是否具备安全意识,能否进行基本需求表达等。

2. 护理体检　测量患儿智商、身高(长)、体重、头围、胸围等,检查牙齿萌出情况、前囟大小及闭合情况;检查患儿四肢肌力、肌张力、关节活动情况;观察有无手指畸形、通贯掌、atd 角增大等。

3. 查阅资料　查阅染色体核型分析、分子细胞遗传学检查结果,了解患儿病情。

4. 心理-社会状况　评估家长对 21-三体综合征患儿治疗及预后的认知程度,是否因孕期因素导致儿童患病而内疚,有无因生长发育落后、治疗效果不佳而悲观、失望;家庭及周围环境能否支持患儿进行正确、长期训练治疗等。

**【护理诊断及医护合作性问题】**

1. 自理缺陷　与智能低下等有关。

2. 成长发展改变　与染色体畸变有关。

3. 有感染的危险　与机体免疫功能低下、护理不当有关。

4. 知识缺乏　家长缺乏 21-三体综合征的预防知识及对患儿进行训练的相关知识。

**【护理措施】**

1. 生活护理　细心照顾患儿,协助其吃饭、穿衣、沐浴等,防止意外伤害。保持患儿皮肤清洁干燥,保持口腔、鼻腔清洁,流涎后及时擦干。

2. 促进生长发育　依据患儿发育程度制订教育、训练方案,通过示范、矫正等方式,加强穿衣、进食、洗漱、如厕等训练,并培养其安全意识,逐步提高生活自理能力。适当进行运动、语言、思维能力训练等。

3. 预防感染　保持室内空气清新,温、湿度适宜,避免接触感染性疾病患者,尽量少带患儿去公共场所,必要时戴口罩,预防交叉感染和呼吸道感染。

4. 健康教育　尽量避免高龄生育。孕 15～20 周进行唐氏筛查,对检查结果为高危者,进行羊水脱落细胞染色体、绒毛膜细胞染色体检查,必要时终止妊娠。如子代有 21-三体综合征患者或者姨表姐妹中有该病患者,应及早进行染色体核型分析。指导家长制订教育、训练计划,坚持长期训练,预防感染,定期随访。

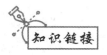

### 21-三体综合征产前筛查

21-三体综合征产前筛查简称唐筛,是通过化验孕妇的血液,检测母体血清中甲胎蛋白、绒毛膜促性腺激素和游离雌三醇的浓度,并结合孕妇的年龄、体重、孕周等方面来判断胎儿患 21-三体综合征(唐氏综合征)、神经管缺陷的危险系数。多在孕 15～20 周进行,如果唐筛检查结果显示胎儿患 21-三体综合征的危险性比较高,应进一步进行确诊性的检查——羊膜穿刺检查或绒毛检查。

# 第二节 苯丙酮尿症患儿的护理

苯丙酮尿症(phenylketonuria,PKU)是由于苯丙氨酸代谢过程中酶缺陷,导致苯丙氨酸及其代谢产物蓄积而引起。临床上以智力发育落后、毛发及皮肤颜色变浅、汗液及尿液有鼠尿味为主要表现,因大量苯丙酮酸随尿液排出,故称苯丙酮尿症。其发病率有种族和地域差异,我国发病率为1∶11 000,北方高于南方。

**【病因和发病机制】** 本病属于常染色体隐性遗传病,根据酶缺陷不同分为苯丙氨酸羟化酶缺乏的典型PKU(约占发病总数的90%)和辅酶四氢生物蝶呤(BH$_4$)缺乏型。

1.典型PKU 由于患儿肝细胞缺乏苯丙氨酸羟化酶,不能将苯丙氨酸转变为酪氨酸,致使苯丙氨酸在体内蓄积,并经旁路代谢产生大量的苯丙酮酸、苯乙酸、苯乳酸及对羟基苯乙酸,高浓度的苯丙氨酸及其代谢产物导致脑组织损伤;苯乙酸从尿液、汗液排出,造成特殊气味——“鼠尿味”;酪氨酸生成减少,致使黑色素减少,使患儿毛发、皮肤、虹膜颜色变浅;同时酪氨酸生成减少致甲状腺素合成减少,影响患儿生长发育。

2.BH$_4$缺乏型 是由于四氢生物蝶呤的缺乏,使苯丙氨酸不能转变成酪氨酸,致使多巴胺、5-羟色胺等重要的神经递质合成受阻,进一步加重神经系统损害。

**【临床表现】** 患儿出生时正常,一般于3~6个月出现症状,1岁时症状明显。

1.神经系统 智能发育落后最为突出,智商低于正常,可出现兴奋不安、忧郁、多动、孤僻等异常行为,可有惊厥或癫痫小发作,少数呈现肌张力增高和腱反射亢进。

2.皮肤、毛发、虹膜颜色变浅 生后数月,皮肤白皙,常伴有湿疹,毛发由黑变黄,虹膜色泽变浅。

3.体味异常 尿液、汗液有鼠尿味。

**【辅助检查】**

1.新生儿疾病筛查 新生儿哺乳3~7 d,针刺足跟采集外周血,滴于专用采血滤纸上,晾干后送至筛查实验室,进行苯丙氨酸浓度测定。如苯丙氨酸浓度>0.24 mmol/L(正常为0.06~0.18 mmol/L),应进行进一步检查和确诊。

2.苯丙氨酸浓度测定 新生儿筛查异常时,进一步采集静脉血,测定苯丙氨酸浓度,典型PKU>1.20 mmol/L。

3.其他检查 尿三氯化铁试验和2,4-二硝基苯肼试验可用于较大婴儿和儿童初步筛查。尿蝶呤图谱分析主要用于BH$_4$缺乏型的鉴别诊断。

**【治疗要点】**

1.低苯丙氨酸饮食 一经确诊,立即给予低苯丙氨酸饮食,至少控制到青春期以后,终身控制更佳。期间定期检测苯丙氨酸浓度,调整食物成分,使苯丙氨酸浓度控制在理想范围。

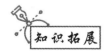

**低苯丙氨酸饮食治疗**

一旦确诊,立即给予低苯丙氨酸饮食。首先给予低苯丙氨酸配方奶治疗,待血苯丙氨酸浓度降至理想浓度(0~3岁为0.12~0.24 mmol/L,3~9岁为0.18~0.36 mmol/L,9~12岁为0.18~0.48 mmol/L,12~16岁为0.18~0.60 mmol/L,>16岁为0.18~0.90 mmol/L)时,可逐渐少量添加

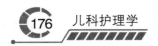

天然饮食,其中首选母乳,因母乳中血苯丙氨酸含量仅为牛奶的 1/3。较大婴儿及儿童可加入牛奶、粥、面、蛋等,添加食品应以低蛋白、低苯丙氨酸为原则,其量和次数依据血苯丙氨酸浓度而定。

2.其他治疗　BH₄ 缺乏型患者除饮食控制外,需给予 BH₄、5-羟色胺、左旋多巴胺(L-DOPA)等治疗。

**【护理评估】**

1.询问健康史　患儿家族中有无类似疾病,父母是否近亲结婚。患儿的喂养方式、饮食习惯;患儿的生长发育情况,有无兴奋不安、忧郁、多动、孤僻等异常行为,身体有无异常气味等。

2.护理体检　观察患儿有无表情呆滞、智力低下、易激惹;有无皮肤白嫩、毛发褐黄、虹膜色泽变浅,检查四肢肌张力是否增高、腱反射是否亢进。

3.查阅资料　查阅苯丙氨酸浓度测定、尿蝶呤分析等检查结果,了解病情。

4.评估心理-社会状况　评估家长对该病病因和预后、饮食治疗的重要性的了解程度;家长是否因怜悯患儿不能正常进食而焦虑、愧疚;年长儿是否因身体的异常颜色、体味而自卑、焦虑等。

**【护理诊断及医护合作性问题】**

1.生长发育迟缓　与血中高浓度的苯丙氨酸等导致脑细胞受损有关。

2.有皮肤完整性受损的危险　与皮肤异常分泌物刺激有关。

3.知识缺乏　家长缺乏低苯丙氨酸饮食控制等相关知识。

**【护理措施】**

1.饮食控制　原则是使摄入苯丙氨酸的量既能保证生长发育和体内代谢的最低需要,又能使血中苯丙氨酸浓度控制在理想范围。低苯丙氨酸饮食尽可能在 3 个月之前开始,1 岁以后开始治疗,虽可改善肌痉挛等症状,但智力低下是不可逆的。婴儿主要采用低苯丙氨酸配方乳粉喂养,待血苯丙氨酸浓度降至理想范围后,方可逐渐添加少量天然食物,其中首选母乳,较大婴儿及儿童可加入鸡蛋、淀粉类、蔬菜和水果等低蛋白、低苯丙氨酸食物,并要定期测定血苯丙氨酸浓度,避免血苯丙氨酸浓度过高或过低。

2.皮肤护理　勤换尿布,勤洗澡,及时更换衣服,保持皮肤清洁、干燥,减轻身体异味和异常分泌物的刺激;出现皮肤湿疹时,沐浴用水不可过热,衣服应宽松、柔软,以棉质衣服为宜,以减少对皮肤的刺激。

3.心理护理　通过讲解苯丙酮尿症的治疗方法及预后,使家长了解早期开始低苯丙氨酸饮食的重要性。指导家长为患儿选择并科学制作饮食,提高患儿食欲,保证其生长发育需要,减轻患儿及家长的焦虑情绪。

## 思考题

### A1 型题

1.21-三体综合征的疾病特征应除外　　　　　　　　　　　　　　　　　　　　(　　)

A.特殊面容　　　　　　　B.体格、智力发育差　　　　　C.手指粗短

D.发热、咳嗽　　　　　　E.通贯手

2.21-三体综合征最具有诊断价值的是　　　　　　　　　　　　　　　　　　(　　)

A.骨骼 X 射线检查　　　　　　　　　　　　　B.染色体核型分析

C.血清 T₃、T₄ 检查　　　　　　　　　　　　D.智力低下

E.特殊面容、通贯手

3. 21-三体综合征患儿的染色体核型分析中最常见的是 （　　）

 A. 46,XY(或 XX),−13,+t(13q21q)

 B. 46,XY(或 XX),−22,+t(21q22q)

 C. 46,XY(或 XX),−15,+t(15q21q)

 D. 46,XY(或 XX),−21,+t(21q21q)

 E. 47,XY(或 XX),+21

4. 典型苯丙酮尿症是由于肝内缺乏下列哪种酶所致 （　　）

 A. 苯丙氨酸羟化酶       B. 酪氨酸酶

 C. 鸟苷三磷酸环化水合酶     D. 二氢生物喋呤还原酶

 E. 谷氨酸脱氢酶

## A2 型题

5. 患儿,男,1 岁 9 个月。近期家长发现患儿智力较同龄儿落后,不会说话,目光呆滞,并且常烦躁不安,感觉半岁至今患儿身体有异常气味。皮肤白皙,毛发浅黄。对该患儿应首选的检查是（　　）

 A. 头颅 CT         B. 尿三氯化铁试验

 C. 染色体核型分析       D. 脑电图

 E. 血液 $T_3$、$T_4$ 测定

6. 患儿,女,11 个月。近半个月来不明原因抽搐 2 次,遂就诊。查体发现患儿皮肤白皙,头发黄,虹膜色泽浅,其身体散发老鼠尿气味,疑是苯丙酮尿症。在采集健康史时,最主要的是询问患儿的 （　　）

 A. 体重增长情况       B. 喂养情况

 C. 智能发育情况       D. 母亲孕期情况

 E. 预防接种情况

## A3/A4 型题

7. 男孩,3 岁,生后 4 个月见表情呆滞,易激惹,不能抬头,伴有点头、弯腰样动作发作,每日约 10 余次。2 岁开始出现呕吐,喂养困难。现患儿智能明显落后,毛发棕黄色,皮肤嫩,尿为鼠臭味。

（1）该患儿最可能的诊断是 （　　）

 A. 苯丙酮尿症        B. 21-三体综合征

 C. 组氨酸血症        D. 高精氨酸血症

 E. 同型半胱氨酸血症

（2）下列对该患儿生活指导不正确的是 （　　）

 A. 婴儿喂养首选母乳喂养配合低苯丙氨酸食物

 B. 饮食以高蛋白、低苯丙氨酸为原则

 C. 低苯丙氨酸饮食控制至少到青春期

 D. 保持皮肤干燥

 E. 定期随访血中苯丙氨酸浓度

8. 患儿,4 岁,智能、运动发育落后,两眼内侧距离宽,鼻梁低平,双眼外侧上斜,经常伸舌,通贯手。

（1）其最可能的诊断是 （　　）

 A. 21-三体综合征       B. 黏多糖病

 C. 苯丙酮尿症        D. 18-三体综合征

 E. 先天性甲状腺功能减退症

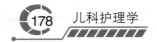

（2）为确定诊断需做下列哪项检查 　　　　　　　　　　　　　　　（　　）

A. 血清 $T_3$、$T_4$ 检查　　　　　　　　　B. 尿喋呤分析

C. 骨龄测定　　　　　　　　　　　　　　D. 尿三氯化铁试验

E. 染色体核型分析

（周红霞）

参考答案

# 第十四章　免疫性疾病患儿的护理

================ 学习目标 ================

　　1.掌握：风湿热、过敏性紫癜的临床表现、治疗要点、护理评估要点、常见护理诊断/问题、护理措施。
　　2.熟悉：风湿热、过敏性紫癜的病因、病理生理、辅助检查结果。
　　3.充分认识风湿热、过敏性紫癜对儿童健康的影响，树立关爱患儿的职业思想，积极开展风湿热、过敏性紫癜的预防宣教与康复指导。

## 第一节　风湿热患儿的护理

**情境导入**

　　患儿，男，9岁，淋雨后发热并感觉咽喉疼痛，妈妈给吃了退烧药和抗生素后好转。2周以后，患儿感觉心慌、胸闷、关节明显疼痛，测体温38.7 ℃。焦急的妈妈带孩子来院就诊。

**请思考：**
（1）患儿目前可能的诊断是什么？
（2）应如何进行护理？

　　风湿热是由 A 组乙型溶血性链球菌感染后引起的、反复发作的急性或慢性的免疫性疾病。临床表现为发热、心脏炎、游走性关节炎、舞蹈病、环形红斑和皮下小结。心脏炎是本病最严重的临床表现。本病发作呈自限性，急性期可危及生命，慢性反复发作可形成慢性风湿性心瓣膜病。发病可见任何年龄，好发年龄为6～15岁，一年四季均可发病，以冬、春季多见，无明显性别差异。

　　**【病因】**　风湿热是 A 组乙型溶血性链球菌咽峡炎后的晚期并发症。0.3%～3.0%的患儿在该菌引起的咽峡炎1~4周后发生风湿热。皮肤及其他部位 A 组乙型溶血性链球菌感染不会引起风湿热。

　　**【发病机制】**

　　1.**分子模拟**　A 组乙型溶血性链球菌的抗原性复杂，多种抗原分子结构与人体器官抗原存在同源性，机体的抗链球菌免疫反应可与人体组织产生免疫交叉反应，导致器官损害，这是风湿热发病的主要机制。

　　2.**免疫复合物致病**　链球菌抗原与抗链球菌抗体形成循环免疫复合物沉积于人体组织，如关节、滑膜、心肌及心瓣膜，激活补体成分，发生炎性病变。

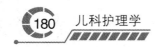 

3. 遗传易感性及免疫应答　两者的个体差异性在发病机制中起一定作用。

【临床表现】　起病前 1~4 周,常有上呼吸道感染病史,常呈急性起病。

1. 一般表现　发热,体温 38~40 ℃,热型不定,1~2 周后转为低热,有精神不振、面色苍白、多汗、疲倦、食欲差、关节痛及腹痛等症状。

2. 心脏炎　是本病最严重的临床表现,40%~50% 的风湿热患儿发生心脏炎,以心肌炎及心内膜炎多见,也可发生全心炎。轻者症状不明显,重者可伴有不同程度的心力衰竭,甚至死亡。

(1)心肌炎　常见心率增快与体温升高不成比例;心脏扩大,心尖搏动弥散,心音低钝,可出现奔马律;心尖部可闻及轻度收缩期杂音,主动脉瓣区可闻及舒张中期杂音。心电图示 P-R 间期延长,T 波低平和 ST 段异常或有心律失常。

(2)心内膜炎　主要侵犯二尖瓣和(或)主动脉瓣,造成关闭不全。二尖瓣关闭不全可在心尖部闻及全收缩期杂音,向腋下传导。主动脉瓣关闭不全时,胸骨左缘第 3 肋间可闻及舒张期叹气样杂音。多次复发可造成心瓣膜永久性瘢痕,导致风湿性心瓣膜病。

(3)心包炎　表现为心前区疼痛、心动过速和呼吸困难。积液量少时心底部可闻及心包摩擦音,积液量多时心前区搏动消失、心浊音界扩大、心音遥远,可有颈静脉怒张、肝大等心包填塞表现。

3. 关节炎　占风湿热患儿的 50%~60%,以游走性和多发性为特点,常以膝、踝、肘、腕等大关节为主,局部出现红、肿、热、痛,活动受限,治疗后可痊愈,不留畸形。

4. 舞蹈病　占风湿热患儿的 3%~10%,女孩多见,表现为全身或部分肌肉的不自主、无目的的快速运动,如伸舌歪嘴、挤眉弄眼、耸肩缩颈、语言障碍、书写困难、细微动作不协调等,在兴奋和注意力集中时加剧,入睡后消失。

5. 皮肤症状

(1)皮下小结　占风湿热患儿的 2%~16%,好发于肘、腕、膝、踝等关节伸侧,为质硬、无压痛结节,常与心脏炎并存,为风湿活动的显著标志。

(2)环形红斑　出现率 6%~25%,呈环形或半环形边界清楚的粉红色红斑,大小不等,中心皮肤苍白,常见于躯干及四肢屈侧,呈一过性,或时隐时现呈迁延性,可持续数周。

【辅助检查】

1. 风湿热活动指标　白细胞计数和中性粒细胞计数增高、红细胞沉降率增快、C 反应蛋白升高和黏蛋白增高等,为风湿热活动的重要标志,对诊断本病无特异性。

2. 抗链球菌抗体测定　血清抗链球菌溶血素“O”(ASO)滴度升高,如同时测定抗脱氧核糖核酸酶 B(Anti-DNase B)、抗链球菌激酶(ASK)和抗透明质酸酶(AH),阳性率可提高到 95%。

【治疗要点】

1. 抗风湿热治疗　无心脏炎患儿口服阿司匹林,疗程 4~8 周。心脏炎患儿宜早期应用糖皮质激素,如泼尼松,分次口服,总疗程 8~12 周。

2. 清除链球菌感染　应用青霉素 80 万 IU 肌内注射,每日 2 次,持续 2 周,青霉素过敏者改用红霉素。

【护理评估】

1. 询问健康史　评估患儿发病前 1~4 周有无咽峡炎病史,有无发热、关节痛、不自主动作及皮肤异常表现,既往有无心脏病、关节炎病史,家庭居住的气候、环境条件等。

2. 护理体检　测量患儿的生命体征,观察面色、精神状态、有无异常行为。听诊心率、心律、心音,注意有无心率增快、心音减弱、心脏杂音,心率增快与体温升高是否成比例。检查四肢大、小关节有无红、肿、热、痛,活动受限,检查全身皮肤颜色及有无皮疹、皮下结节,尤其是关节伸侧和躯干。

3. 查阅资料　查阅血常规、红细胞沉降率、心电图、X 射线胸片及实验室检查结果,了解患儿病情及风湿病变活动情况;查阅治疗所用药物及用法、用量等资料,了解药物应用的注意事项及不良反应。

4.评估心理-社会状况 评估患儿及其家长对本病的认识程度,有无因疾病反复发作、长期用药、活动限制、担心遗留心瓣膜病而焦虑、恐惧,有无因舞蹈病、应用激素后肥胖、体态改变而自卑。评估患儿的家庭环境状况和经济承受能力。

**【常见护理诊断/问题】**

1.心排血量减少 与心脏受损有关。

2.体温过高 与感染的病原体毒素有关。

3.疼痛 与风湿病致关节炎有关。

4.潜在并发症 心力衰竭、风湿性心瓣膜病、糖皮质激素或阿司匹林的不良反应。

5.焦虑 与病情重、病程较长、反复发作有关。

**【护理措施】**

1.生活护理

(1)限制活动 卧床休息的期限取决于心脏受累的程度和心功能状态。急性期无心脏炎者卧床休息2周,随后逐渐恢复活动;有心脏炎而无心力衰竭者卧床休息4周,随后在4周内逐渐恢复活动;心脏炎伴心衰者卧床休息至少8周,心功能恢复后再卧床3~4周,随后在2~3个月内逐渐恢复活动,活动量根据心率、心音、呼吸和有无疲劳感而调节。

(2)饮食护理 给予高蛋白、高维生素、易消化的食物,少量多餐。心力衰竭者应适当限制盐和水分摄入,增加高纤维素饮食,保持大便通畅,并详细记录出入量。

2.对症护理

(1)降低体温 监测体温,注意热型变化,高热时及时降温。

(2)缓解关节疼痛 使疼痛关节处于功能位,并保持舒适的卧位,避免患肢受压,移动肢体时动作要轻柔。注意患肢保暖,避免寒冷、潮湿刺激。可用热水袋等热敷关节局部以缓解关节疼痛,但应做好皮肤护理。

3.用药护理

(1)使用糖皮质激素的护理 口服泼尼松易引起胃肠道反应,甚至引起消化道溃疡,应在饭后服用,应用泼尼松要注意补充钙剂及维生素D,防止出现骨质疏松。按医嘱规范用药,避免擅自减量、停药。密切观察治疗效果及各种不良反应。

(2)使用阿司匹林的护理 阿司匹林应饭后服用,以减少对胃肠道的刺激。遵医嘱加用维生素K,防止出血。密切观察患儿食欲及用药后反应,定期复查肝功能,发现恶心、胃痛、黑便等异常情况及时报告医生。

4.病情监测 观察患儿有无心悸、气促、头晕、乏力、关节肿痛、异常行为等表现,观察患儿面色、呼吸、心率、心律及心音的变化。如有面色苍白或发绀、烦躁不安、多汗、端坐呼吸、颈静脉怒张、肝大等心力衰竭表现应及时处理。

5.心理护理 关心爱护患儿,向患儿及其家长耐心解释各种检查、治疗、护理措施的意义,以取得他们的配合。及时缓解患儿的各种不适,如发热、出汗、疼痛等,帮助其树立战胜疾病的信心。

**【健康教育】**

1.预防宣教 加强营养,进行适当体育锻炼,增强体质,少去公共场所,避免寒冷潮湿,积极预防链球菌感染,发生链球菌感染应及时彻底治疗。

2.康复指导 指导家长合理安排患儿的日常生活,做好患儿的日常生活护理。讲解疾病的有关知识和护理要点,指导家长学会监测病情、预防感染和防止疾病复发的各种措施。风湿热是反复发作的疾病,强调预防复发的重要性,预防复发的措施是长效青霉素120万IU肌内注射,每3~4周1次,至少持续5年,最好持续到25岁,有风湿性心脏病者宜终身药物预防。

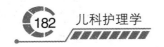

# 第二节 过敏性紫癜患儿的护理

过敏性紫癜是一种以全身小血管炎为主要病变的系统性血管炎。临床表现为非血小板减少性紫癜,常伴有关节肿痛、腹痛、便血、血尿和蛋白尿等。多发于2~8岁儿童,且男孩多于女孩。一年四季均可发病,春秋季多发,多数预后良好,少数病情迁延反复。

【病因】 病因尚未明确,目前认为与某种致敏因素引起的自身免疫反应有关。变应原如微生物(细菌、病毒、寄生虫等)、药物(抗生素、解热镇痛剂等)、食物(鱼虾类、蛋类、奶类等)、花粉、虫咬、疫苗注射等。近年来发现A组溶血性链球菌感染是诱发过敏性紫癜的重要原因。

【发病机制】 近年来大量的基础及临床研究发现,发病机制可能为各种感染源和变应原作为刺激因子作用于具有遗传背景的个体,激发B细胞克隆扩增,导致IgA介导的系统性血管炎。

【临床表现】 常急性起病,起病前1~3周常有上呼吸道感染,多伴有低热、食欲减退、乏力等全身症状。

1. 皮肤紫癜 一般为首发症状,反复出现皮肤紫癜是本病的特征。多见于四肢和臀部,对称分布,伸侧较多,分批出现,面部及躯干较少。初起呈紫红色斑丘疹,高出皮面,压之不褪色,数日后颜色逐渐加深呈暗紫色,4~6周后呈棕褐色而消退。

2. 胃肠道症状 约2/3患儿出现。由血管炎引起的肠壁水肿、出血、坏死或穿孔为主要原因。一般以阵发性剧烈腹痛为主,常位于脐周或下腹部,可伴呕吐。部分患儿有黑便或血便,偶见并发肠套叠、肠梗阻或肠穿孔。

3. 关节症状 约见于1/3病例。患儿膝、踝、肘、腕等大关节出现肿痛及活动受限,可在数日内消失,不遗留关节畸形。

4. 肾脏症状 1/3~2/3患儿出现肾脏损害的表现。多发生于起病1个月内,患儿出现血尿、蛋白尿和管型尿,可伴血压增高及水肿,称为紫癜性肾炎。少数呈肾病综合征表现。大多数患儿能完全恢复,少数发展为慢性肾炎,死于慢性肾功能衰竭。

5. 其他表现 偶可发生颅内出血,导致惊厥、失语、瘫痪、昏迷。还可有鼻出血、牙龈出血、咯血等。偶尔可累及循环系统发生心肌炎和心包炎,累及呼吸系统发生喉头水肿、哮喘、肺出血等。

【辅助检查】

1. 血液检查 白细胞计数正常或增高,中性粒细胞计数可增高,血小板计数正常或增高,出血时间、凝血时间及血块收缩试验均正常,部分患儿毛细血管脆性试验阳性。红细胞沉降率轻度增快。血清IgA常升高,IgG和IgM多数正常。补体正常或升高。

2. 尿常规 可有血尿、蛋白尿及管型尿,重症者有肉眼血尿。镜下血尿和蛋白尿为最常见的肾脏表现。

3. 大便检查 大便隐血试验多呈阳性。

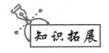

### 过敏性紫癜的诊断

可触性(必要条件)皮疹伴以下任何一条即可诊断:①弥漫性腹痛;②任何部位活检示IgA沉积;③关节炎/关节痛;④肾脏受损表现:血尿和(或)蛋白尿。

**【治疗要点】**

1.一般治疗 卧床休息,查明及去除致病因素,如控制感染、避开变应原、补充维生素等。

2.糖皮质激素和免疫抑制剂 泼尼松分次口服,1~2 mg/(kg·d),症状缓解后即可停药。重症过敏性紫癜肾炎可加用免疫抑制剂,如环磷酰胺等。

3.抗凝治疗 可用阿司匹林、双嘧达莫。如伴有明显高凝状态,可选用肝素治疗。

4.其他 钙通道阻滞剂如硝苯地平,非甾体抗炎药如萘普生,均有利于血管炎的恢复。

**【护理评估】**

1.询问健康史 皮肤紫癜出现的时间、部位,是否有瘙痒、疼痛,有无腹痛、关节肿痛及活动受限等表现,尿液及大便颜色。发病前是否有变应原,如各种食物、药物及其他物质的接触史。是否有过敏性紫癜家族史。

2.护理体检 测量生命体征,观察皮肤紫癜的分布、大小、颜色等。听诊心、肺情况,检查腹部有无包块、压痛、肠鸣音有无亢进等。四肢关节有无肿胀、活动受限。观察尿液、大便颜色及性状。

3.查阅资料 查阅血液检查、尿常规、大便检查等检查结果,了解患儿病情。查阅治疗所用药物及用量、用法等资料,了解药物的应用注意事项及不良反应。

4.评估心理-社会状况 评估患儿及家长对疾病相关知识的认识程度,有无不当的进食、活动、用药等情况。评估患儿及家长有无因疾病导致皮肤紫癜及其他部位出血、关节疼痛、疾病反复发作、迁延不愈、合并肾炎等而产生焦虑、担忧、恐惧等心理。评估患儿家庭环境和经济状况等。

**【常见护理诊断/问题】**

1.皮肤完整性受损 与血管炎所致的皮肤出血、水肿、瘙痒有关。

2.疼痛 与关节及肠道变态反应性炎症有关。

3.潜在并发症 消化道出血、紫癜性肾炎。

**【护理措施】**

1.生活护理 进食营养丰富、少渣、易消化食物,避免粗硬刺激性饮食,严重腹痛或呕吐时,需要营养要素饮食或肠外营养支持。急性期应适当休息,皮肤紫癜、腹痛、关节肿痛、肾炎症状明显者应卧床休息,病情缓解后可以下床,逐步恢复活动,但应避免劳累、受凉以防复发。

2.对症护理

(1)维持皮肤的完整性 观察皮疹的形态、颜色、数量、分布以及是否反复出现,记录皮疹逐日变化情况。应穿着宽松柔软衣物,保持皮肤清洁,避免擦伤、抓伤,及时处理破溃,防止出血和感染。

(2)缓解疼痛 观察患儿关节疼痛及肿胀程度,保持患肢处于功能位,减少患肢活动,根据病情给予热敷。患儿腹痛时应卧床休息,可轻轻按摩腹部,密切观察大便次数、颜色、性状,禁止热敷腹部,以防加重肠出血。给予无动物蛋白、无渣的流质饮食,严重者禁食。遵医嘱给予糖皮质激素缓解腹痛及关节疼痛。

3.病情监测 监测生命体征,观察面色、精神状态。注意皮肤紫癜发展情况,观察有无腹痛、血便、血尿及尿量减少。检查腹部有无压痛、反跳痛等,观察尿常规、大便隐血复查结果等。如出现腹痛加剧、便血等,应立即报告医生并观测血压。如出现血尿、蛋白尿,提示紫癜性肾炎,按肾炎护理。

4.心理护理 多与患儿交流,了解其需求和担心,给予心理疏导及安慰,指导缓解腹痛、关节疼痛的方法,减轻疾病痛苦,减轻患儿及家长的焦虑、恐惧心理,增强战胜疾病的信心,向患儿及家长说明虽然疾病易反复、迁延,但预后良好,减轻患儿及家长的后顾之忧。

**【健康教育】**

1.预防宣教 积极预防可能与发病有关的因素,如预防呼吸道感染、肠道寄生虫病,不滥用药物,对容易过敏的药物谨慎使用。

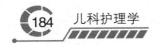

2.**康复指导** 向家长及患儿讲解疾病的相关知识,如饮食搭配,病情观察的要点与方法,药物的用量、用法及注意事项,腹痛及关节疼痛的缓解方法等。帮助患儿及家长分析、查找并尽量避免接触可能的变应原。定期门诊复查,尽早发现肾脏并发症。痊愈后加强营养,适当锻炼,增强体质,避免受凉,预防感染,避免到人群集中的公共场所。

## 思考题

### A1 型题

1. 引起风湿热的常见病原体是 ( )
    A. 乙肝病毒        B. 巨细胞病毒        C. 肺炎链球菌
    D. 金黄色葡萄球菌        E. A 组乙型溶血性链球菌

2. 儿童风湿热的主要危害是 ( )
    A. 高热        B. 关节炎        C. 环形红斑
    D. 心脏炎        E. 舞蹈病

3. 以下哪一项是过敏性紫癜诊断的必备条件 ( )
    A. 弥漫性腹痛        B. 可触性皮疹        C. 任何部位活检示 IgA 沉积
    D. 关节炎/关节痛        E. 肾脏受损表现

### A2 型题

4. 患儿,女,9 岁,因患风湿热住院。经治疗后症状、体征消失。出院后要对该患儿进行预防复发的治疗指导,首选药物及方法是 ( )
    A. 青霉素,每次 60 万 IU,每日 2 次,共 10 d
    B. 青霉素,每次 60 万 IU,每日 2 次,共 14 d
    C. 青霉素,每次 60 万 IU,每日 2 次,共 20 d
    D. 长效青霉素,每次 120 万 IU,每月 1 次,共 5 年
    E. 长效青霉素,每次 120 万 IU,每月 2 次,共 5 年

5. 患儿,女,10 岁,发热、双膝关节肿痛 1 个月。心尖部可闻及 Ⅱ ~ Ⅲ 级收缩期杂音,红细胞沉降率增快,红细胞 $3.0×10^{12}/L$,心电图示 P-R 间期 0.15 s。可能诊断为 ( )
    A. 病毒性心肌炎        B. 风湿热        C. 贫血
    D. 二尖瓣关闭不全        E. 链球菌感染后状态

6. 患儿,男,9 岁,下肢及臀部有紫红色荨麻疹,膝、踝关节肿胀、疼痛,诊断为过敏性紫癜。下列护理措施不正确的是 ( )
    A. 保持皮肤的清洁与干燥    B. 加强关节功能锻炼    C. 注意尿色变化
    D. 紫癜处清洗时用温凉水    E. 遵医嘱给予抗过敏药物

7. 下列哪项治疗可较快缓解急性过敏性紫癜的胃肠道症状 ( )
    A. 抗感染        B. 非甾体抗炎药        C. 双嘧达莫
    D. 糖皮质激素        E. 西咪替丁

### A3/A4 型题

8. 患儿,女,6 岁,近 2 个月来出现发热及关节肿痛,先出现左关节痛,几天后又出现双肘及腕关节红肿、疼痛,到当地医院应用抗生素后疗效不佳。近 1 个月来患儿自诉心慌,偶有胸闷。体格检查:体温 38 ℃,脉搏 135 次/min,第一心音减弱,心尖区可闻及吹风样收缩期杂音,偶可闻及期前收

缩。左膝及双肘、腕关节红肿,有触痛。实验室检查:外周血白细胞计数 $12×10^9$/L,中性粒细胞比率 0.8,红细胞沉降率 40 mm/h,血 ASO 600 IU。心电图示一度房室传导阻滞,ST 段下移,T 波平坦。

(1)该患儿可能的诊断是 （ ）

A. 化脓性关节炎 　　B. 结核性关节炎 　　C. 类风湿关节炎

D. 风湿性心肌炎 　　E. 风湿性全心炎

(2)该患儿需卧床休息的时间是 （ ）

A. 1 周 　　B. 2 周 　　C. 4 周

D. 8 周 　　E. 8 周以上

(3)该患儿重要的治疗药物是 （ ）

A. 抗心律失常药 　　B. 阿司匹林 　　C. 洋地黄制剂

D. 泼尼松 　　E. 利尿剂

（张爱玲）

参考答案

# 第十五章 传染性疾病患儿的护理

::::: 学习目标 :::::

1. 掌握：儿童常见传染病的种类、传染源、传播途径、临床表现、护理评估要点、常见护理诊断/问题、护理措施及健康教育。
2. 熟悉：儿童常见传染病的病因及治疗要点。
3. 了解：儿童常见传染病的病理生理变化、辅助检查结果。
4. 能正确判断儿童传染病的种类；能对传染病患儿进行护理评估、拟定护理计划、开展健康教育；充分认识常见传染病对儿童健康的影响，树立关爱患儿的职业思想，积极开展常见传染病的预防宣教与康复指导，增强社会责任感。

## 情境导入

患儿，女，3 岁半。近 1 个月来有发热，体温波动在 37.8～38.2 ℃，晚上出汗多伴轻微咳嗽，进食量明显减少，因今日突然出现呕吐、嗜睡前来就诊。经医生问诊、体格检查，初步诊断为原发性肺结核，建议进一步检查和治疗。妈妈十分紧张，问道："我女儿为什么会得肺结核？会对以后有影响吗？好治吗？"

**请思考：**

(1)假如你是当班护士，应如何回答家长的问题？

(2)该患儿可能出现的并发症是什么？为明确诊断还应做哪些检查？

(3)对患儿应采取的护理措施是什么？

## 第一节 结核病患儿的护理

### 一、概述

结核病是由结核分枝杆菌感染引起的慢性传染性疾病。全身各个脏器均可受累，但以肺结核最常见。近年来，许多国家结核病发病率呈上升趋势，成为全球性流行的传染病。儿童结核病是指 0～14 岁发生的各器官的结核病，儿童时期的结核感染往往是成年结核的诱因。

【病因】

1. 病原体 结核分枝杆菌属于分枝杆菌属，可分为 4 型：人型、牛型、鸟型和鼠型，其中对人致病的主要是人型,其次为牛型。结核分枝杆菌的抵抗力较强,在外界环境中存活时间较长,致病力较强。

2. 传染源 开放性肺结核患者是主要传染源,随着正规化疗后痰液中结核分枝杆菌数量的下降,传染性也降低。

3. 传播途径 结核分枝杆菌主要经呼吸道传播,少数经消化道传播,极少数可经皮肤、胎盘或吸入羊水感染。

4. 易感人群 结核分枝杆菌的毒力及数量、机体抵抗力的强弱、遗传因素决定着儿童是否发病。生活穷困、居住环境差、通风不良、营养缺乏、社会经济落后等因素极易诱发本病。此外,长期使用糖皮质激素、免疫抑制剂,或患麻疹、百日咳等急性传染病患者易患结核病。

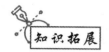

**气溶胶传播**

气溶胶传播是指飞沫混合在空气中,形成气溶胶,吸入后导致感染。气溶胶在科学上的广义概念是指悬浮在气体(如空气)中所有固体和液体颗粒,根据大小的不同可以分为飘尘和降尘。降尘(粒径≥10 μm)在自身重力的作用下能够很快沉降下来,而飘尘(粒径<10 μm)则可在大气中长期漂浮,容易被人体所吸入和吸收,因此它对人的健康影响最大。气溶胶传播和飞沫传播、空气传播不属于同一个分类概念,飞沫传播和空气传播本质上属于气溶胶传播,但气溶胶传播不等于空气传播。通过消毒和通风措施可以有效防控。

【发病机制】 机体初次感染结核分枝杆菌4~8周后产生细胞免疫,同时发生超敏反应,通过致敏T淋巴细胞介导获得一定的免疫力。当再次接触结核分枝杆菌或其代谢产物时,致敏淋巴细胞就会释放一系列细胞因子,激活巨噬细胞,吞噬和杀灭结核分枝杆菌。若免疫力较强,感染的结核分枝杆菌数量少、毒力弱,可不发病,形成"隐性感染";若免疫力低下,感染的结核分枝杆菌数量多、毒力强,则可当即发病。

【辅助检查】

1. 结核菌素试验 儿童感染结核分枝杆菌4~8周后,结核菌素纯蛋白衍生物试验即呈阳性反应,属于Ⅳ型超敏反应。

(1)试验方法 常用试剂为结核菌素纯蛋白衍生物(PPD),取1:2 000 PPD制剂0.1 mL(含结核菌素5 IU),在左前臂掌侧中下1/3交界处行皮内注射,使之形成直径6~10 mm的皮丘。对有结核过敏现象者,宜从1:10 000 PPD浓度开始。

(2)结果判断 48~72 h观察反应结果,以72 h为准。测量局部硬结直径,取横径与纵径的平均值(以毫米数表示)判断反应的强度。无硬结或硬结平均直径<5 mm为阴性(−);硬结平均直径5~9 mm为阳性(+);硬结平均直径10~19 mm为中度阳性(++);硬结平均直径20 mm及以上为强阳性(+++);局部除硬结外,可见水疱、破溃、淋巴管炎、双圈反应等为极强阳性(++++)。

(3)临床意义

1)阳性反应:①接种卡介苗后;②3岁以下尤其是1岁以内未接种过卡介苗者,表示体内有新的结核病灶,年龄越小,活动性结核病的可能性越大;③年长儿无明显临床症状而呈一般阳性反应,表示曾感染过结核分枝杆菌;④强阳性反应者,表示体内有活动性结核病灶;⑤近期结核菌素试验由阴性反应转为阳性反应,或者反应强度由10 mm以下增大至10 mm以上,且增幅在6 mm以上时,表

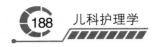

示新近有感染。

2)阴性反应:①未感染过结核分枝杆菌,未接种卡介苗;②初次接种卡介苗或感染结核分枝杆菌的 4~8 周内,处于Ⅳ型超敏反应前期;③假阴性反应,机体免疫力低下(如严重结核病)、患急性传染病(如麻疹、水痘等)、重度营养不良、应用糖皮质激素或其他免疫抑制剂治疗时、患有原发或继发性免疫缺陷病等;④PPD 试剂效价不足、失效,或错误的技术操作。

2. 病原学检查

(1)结核分枝杆菌检查  在痰液、胃液、脑脊液、胸腹腔渗出液中找到结核分枝杆菌是确诊结核病的重要依据,也是判断患者有无传染性的依据。

(2)免疫学及分子生物学检查  使用核酸杂交、PCR 可快速检测结核分枝杆菌核酸物质。使用酶联免疫吸附试验(ELISA)可检测结核分枝杆菌特异性抗体。

3. 红细胞沉降率检查  红细胞沉降率增快,提示结核病具有活动性,但无特异性。

4. 胸部 X 射线检查  胸部 X 射线检查是筛查儿童结核病重要手段之一,可以明确肺部结核病变部位、范围、性质及发展情况,定期复查可观察治疗效果。

5. 其他检查  纤维支气管镜检查可发现支气管内膜结核及支气管淋巴结核。周围淋巴结穿刺液涂片检查可发现特异性结核改变。肺穿刺活检或胸腔镜下肺活检可帮助确诊特殊疑难病例。

【治疗要点】  坚持早期、联合、适量、规律、全程、分段应用抗结核药物的治疗原则。

1. 常用的抗结核药物

(1)杀菌药物  异烟肼(INH)、利福平(RFP)、链霉素(SM)和吡嗪酰胺(PZA)。

(2)抑菌药物  乙胺丁醇(EMB)及乙硫异烟胺(ETH)。

2. 治疗方案

(1)标准疗法  一般用于无明显症状的原发性肺结核。每日服用 INH、RFP 和(或)EMB,疗程 9~12 个月。

(2)两阶段疗法  用于活动性原发性肺结核、急性粟粒性结核及结核性脑膜炎。①强化治疗阶段:联合使用 3~4 种杀菌药物,迅速杀灭生长繁殖活跃与代谢低下的敏感菌,防止或减少耐药菌株的产生,一般需要 3~4 个月,短程疗法为 2 个月;②巩固治疗阶段:联用 2 种抗结核药物,以杀灭残存结核分枝杆菌,巩固疗效,防止复发,一般为 12~18 个月,短程疗法为 4 个月。

(3)短程疗法  是结核病现代疗法的重大进展,可选用以下几种短程治疗方案:①2HRZ/4HR;②2SHRZ/4HR;③2EHRZ/4HR。若无 PZA 则将疗程延长至 9 个月。

【预防】

1. 控制传染源  早期发现、隔离并合理治疗痰液结核分枝杆菌涂片阳性者,是预防儿童结核病的根本措施。

2. 普及卡介苗接种  接种卡介苗是预防儿童结核病的有效措施。生后 2~3 d 及结核分枝杆菌素试验阴性的儿童均为卡介苗的接种对象。

3. 预防性用药

(1)目的  可预防儿童活动性肺结核、肺外结核病及青春期结核病复发。

(2)用药指征  ①密切接触开放性肺结核患者;②PPD 试验新近由阴性转为阳性;③3 岁以内未接种过卡介苗而 PPD 试验阳性;④PPD 试验阳性并伴有结核中毒症状;⑤PPD 试验阳性,新近患急性传染病(如麻疹、百日咳);⑥PPD 试验阳性需要较长时间使用糖皮质激素或其他免疫抑制剂。

(3)用药方法  口服异烟肼每日 10 mg/kg(≤300 mg/d),疗程 6~9 个月;或异烟肼每日 10 mg/kg(≤300 mg/d),联合利福平每日 10 mg/kg(≤300 mg/d),疗程 3 个月。

## 二、原发性肺结核患儿的护理

原发性肺结核是结核分枝杆菌初次侵入肺部发生的原发感染,也是儿童肺结核的主要类型,包括原发综合征和支气管淋巴结结核。前者由肺原发病灶、局部淋巴结病变、两者相连的淋巴管炎组成;后者以胸腔内淋巴结肿大为主。

**【发病机制】**　基本病变为渗出、增殖和坏死。结核分枝杆菌第一次经呼吸道侵入肺部,常在上肺叶底部、下肺叶上部近胸膜处引起原发病灶,以右肺多见。在原发病灶形成的过程中,结核分枝杆菌沿局部淋巴管,侵入肺门或纵隔淋巴结,引起淋巴管炎和淋巴结炎。典型的原发综合征呈"双极"病变,一端为原发病灶,另一端为肿大的肺门淋巴结、纵隔淋巴结。若病程中原发病灶极小或已经吸收,仅遗留肿大的肺门淋巴结或纵隔淋巴结,则称支气管淋巴结结核。病情进一步发展可演变为空洞、支气管淋巴结周围炎、支气管内膜结核或干酪性肺炎、肺不张或阻塞性肺气肿、结核性胸膜炎。血行播散导致急性粟粒性结核或全身性粟粒性结核。原发性肺结核的病理转归以吸收好转、形成钙化最为常见。

**【临床表现】**

1. 症状　临床症状轻重不一。年长儿一般起病缓慢,可有食欲减退、低热、消瘦、盗汗、乏力等结核感染中毒症状。婴幼儿及症状较重者起病较急,表现为高热,体温达 39~40 ℃,持续 2~3 周后转为低热,但一般情况良好,并伴干咳、轻度呼吸困难等结核中毒症状。部分患儿可出现疱疹性结膜炎、皮肤结节性红斑及一过性多发性关节炎等结核过敏表现。当胸内淋巴结高度肿大时,可产生痉挛性咳嗽、喘鸣、声音嘶哑、胸部静脉怒张等一系列压迫症状。

2. 体征　肺部体征多不明显,偶可闻及干、湿啰音,与肺内病变不一致。体格检查可见周围淋巴结不同程度肿大。

**【辅助检查】**

1. 胸部 X 射线检查　可同时做正、侧位胸部 X 射线检查。原发综合征呈哑铃状"双极影"。支气管淋巴结结核较常见,可表现为炎症型和结节型。

2. PPD 试验　呈强阳性或由阴性转为阳性。

**【治疗要点】**　无明显症状的原发性肺结核选用标准疗法,每日服用 INH、RFP 和(或)EMB,疗程 9~12 个月。活动性原发性肺结核宜采用直接督导下的两阶段短程化疗,强化治疗阶段选用 3~4 种杀菌药(INH、RFP、PZA 或 SM),2~3 个月以后再进行巩固维持治疗(INH、RFP 或 EMB)。常用方案为 2HRZ/4HR。

**【护理评估】**

1. 询问健康史　患儿的进食、睡眠、排便、活动等一般情况。发热、盗汗等症状出现的时间、特点,是否伴有咳嗽、喘鸣或声音嘶哑,有无食欲减退、明显消瘦。有无开放性肺结核患者的接触史,近期是否患过麻疹、百日咳等急性传染病,有无皮肤红斑、结膜炎等表现,是否接种过卡介苗。

2. 护理体检　测量体温、脉搏、呼吸、体重,观察患儿热型,检查有无盗汗、午后低热、食欲减退、明显消瘦、疲劳乏力等结核中毒症状。观察皮肤有无红斑、结膜是否充血,触诊周围淋巴结、肝脾有无肿大,听诊肺部有无干、湿啰音。

3. 查阅资料　协助胸部 X 射线、PPD 试验检查,查阅各项检查结果,查阅治疗用药资料,全面了解患儿病情。

4. 评估心理-社会状况　患儿及家长对结核病的认识,家长对患儿病情、隔离、服药、用物及痰液消毒等知识与方法的了解程度,配合护理的能力。有无因担心患儿的预后或被传染而焦虑。患儿是否因疾病的传染性及被隔离等,产生自卑心理。

**【常见护理诊断/问题】**

1. 营养失调:低于机体需要量　与营养摄入不足、消耗过多有关。

2. 活动无耐力　与结核分枝杆菌感染中毒、机体消耗增加有关。

3. 体温过高　与结核分枝杆菌感染有关。

4. 有传播感染的危险　与患儿隔离及对其分泌物、排泄物等消毒不当有关。

5. 潜在并发症　结核性脑膜炎、抗结核药物治疗的不良反应。

6. 知识缺乏　家长缺乏患儿的用药、隔离及用物消毒等知识。

**【护理措施】**

1. 改善营养状况　给予高能量、高蛋白、高维生素、富含钙质的饮食,如鸡蛋、牛奶、瘦肉、鱼、豆腐、新鲜水果和蔬菜等。指导家长制定膳食计划,尽量选择患儿喜欢的食物,注意食物制作方法,保持食物的色、香、味俱佳,增进患儿食欲,保证每日摄入符合其需要的营养。

2. 建立合理生活制度　注意休息,保证充足的睡眠。定期开窗通风,保持居室内空气流通、阳光充足。除严重的结核病外,一般不强调绝对卧床,可进行适当的室外活动,呼吸新鲜空气,增强机体抵抗力。

3. 维持体温正常　定时测量体温并准确记录,观察体温变化,如有高热症状需遵医嘱对症处理。注意做好保暖工作,嘱患儿多饮水。结核病患儿出汗多,需及时更换汗湿的衣服、床单、被单。勤洗澡,保持皮肤清洁,但注意避免受凉,防止发生上呼吸道、皮肤感染。

4. 做好消毒隔离　对开放性肺结核患儿实行呼吸道隔离,与其他患儿分室居住,病室每日通风至少 3 次,并用紫外线进行空气消毒 2 次,每次 10 ~ 20 min。对患儿的痰液用 5% 苯酚或 20% 漂白粉消毒处理 24 h 后弃去,也可让患儿将痰吐在纸上直接焚烧。患儿玩具及用物需紫外线消毒或直接在阳光下暴晒 2 h。患儿应食具单独使用,且每次用完煮沸消毒 1 min 以上。外出时戴好口罩,避免与其他急性传染病患者、开放性结核患者接触,以免加重病情。

5. 预防与监测并发症　定时测量体温、呼吸、脉搏,观察睡眠、饮食、活动情况,了解病情变化。若突然出现高热,伴寒战、咳嗽、气促、发绀等,提示为急性粟粒性结核;若患儿性格改变、头痛、呕吐等,考虑结核性脑膜炎,均应及时报告医生处理。同时,严密监测抗结核药物的不良反应。

6. 正确指导用药　抗结核治疗要早期、联合、适量、规律、全程、分段用药,及时观察治疗效果,注意胃肠道反应,定期查肝功能、肾功能,观察药物治疗的不良反应,如有不适需及时就诊。对使用链霉素的患儿,要观察有无听神经损害的现象,如有发呆、抓耳挠腮等异常表现需及时报告医生,以决定是否停药。

7. 缓解紧张、焦虑　加强与患儿及其家长的沟通、交流,耐心倾听其诉说心里的感受,及时了解其心理状态。向家长介绍结核病目前的治疗进展,解除其顾虑,减轻心理负担。根据患儿病情适当安排参加游戏、绘画、文化课学习等活动,增添生活情趣,避免因长期隔离、治疗产生孤独感,消除其焦虑。

**【健康教育】**

1. 预防宣教　多进行户外活动,加强体格锻炼,按计划接种卡介苗,提高机体抵抗力。培养良好的生活卫生习惯,保持良好的个人及环境卫生,做好儿童居室、用具的日常消毒。饮用经过严格消毒的牛奶,避免与开放性肺结核患者接触。积极防治各种急性传染病、营养不良、佝偻病等。接触开放性肺结核患者的婴幼儿可预防性服用异烟肼。

2. 康复指导　介绍结核病的流行病特点,对患儿实施正确隔离,对其分泌物及用具采用正确的消毒措施。指导坚持适量、足疗程化疗的重要性,观察药物的疗效及不良反应,定期复查,及时调整用药方案,以免发生不良反应。指导患儿的日常活动与休息,保证营养与饮食,预防感染。

### 三、结核性脑膜炎患儿的护理

结核性脑膜炎简称结脑,是结核分枝杆菌侵犯脑膜所引起的炎症,是儿童结核病最严重的类型。常在结核原发感染后 1 年内发生,尤其是在初次感染结核分枝杆菌的 3～6 个月最易发生,多见于 3 岁以下婴幼儿。

**【发病机制】** 使用糖皮质激素、患急性传染病(如麻疹)等因素均易诱发本病。婴幼儿中枢神经系统发育不成熟,血-脑屏障尚不完善,自身免疫功能低下,结核分枝杆菌易通过血行播散侵犯脑膜,引起软脑膜弥漫性充血、水肿、炎性渗出,并形成许多结核结节。大量炎性渗出物积聚于脑底部,包围、挤压脑神经,常造成面神经、舌下神经、动眼神经及展神经等脑神经损伤。炎症可蔓延至脑实质,引起结核性脑膜脑炎,早期脑血管病变以急性动脉炎为主,严重者可导致偏瘫及脑积水。

**【临床表现】**

1. 早期(前驱期) 1～2 周。主要表现为性格改变,如少言、懒动、易倦、易怒、烦躁不安、精神呆滞等,常伴发热、食欲减退、盗汗、消瘦、呕吐、便秘等。婴幼儿可伴有腹泻。

2. 中期(脑膜刺激期) 1～2 周。由于颅内压升高,出现持续性剧烈头痛、喷射状呕吐、两眼凝视、惊厥、烦躁不安、嗜睡、意识模糊、体温升高,脑膜刺激征明显。小婴儿可见前囟隆起、颅缝裂开。此外,可出现脑神经功能障碍,以面神经瘫痪最为常见,其次为动眼神经和展神经。眼底检查可见视神经盘水肿、视神经炎或脉络膜粟粒状结核结节。

3. 晚期(昏迷期) 1～3 周。上述症状逐渐加重,意识状态由浅昏迷进入深昏迷,痉挛性或强直性惊厥频繁发作,高热持续不退。极度消瘦,呈舟状腹。常出现水、电解质代谢紊乱。随着颅内压急骤增高可引起脑疝,最终导致呼吸、循环中枢衰竭而死亡。此期患者多留有脑积水、肢体瘫痪、智能低下、脑神经障碍等后遗症。

**【辅助检查】**

1. 脑脊液检查 脑脊液压力增高,外观透明或呈毛玻璃状,静置 12～24 h 后,可见蜘蛛网状薄膜形成,取之涂片可检出抗酸杆菌。白细胞数量增多,为(50～500)×$10^6$/L,以淋巴细胞为主,蛋白定量增加。糖和氯化物均降低是结核性脑膜炎的典型改变。脑脊液结核分枝杆菌培养阳性是确诊的可靠依据。

2. 胸部 X 射线检查 胸片证明有血行播散性肺结核可帮助确诊结脑。

3. PPD 试验 阳性有助于诊断,但约 1/2 的患儿可呈阴性反应。

**【治疗要点】**

1. 抗结核治疗 分阶段治疗,联合选用易通过血-脑屏障的抗结核杀菌药物。强化治疗阶段联合使用 INH、RFP、PZA 及 SM,疗程为 3～4 个月;巩固治疗阶段继续用 INH、RFP 或 EMB,疗程为 9～12 个月,抗结核药物使用总疗程不少于 12 个月,或脑脊液恢复正常后继续治疗 6 个月。

2. 降低颅内压 常用 20% 甘露醇快速静脉滴注,7～10 d 停用。甘露醇停用之前 1～2 d 加用乙酰唑胺口服,减少脑脊液生成。必要时可行侧脑室穿刺引流,腰椎穿刺减压、分流手术及鞘内注药等。

3. 糖皮质激素 早期使用可抑制炎症渗出,降低颅内压,减少粘连,防止或减轻脑积水发生,有效辅助结核病治疗。常用泼尼松,疗程 8～12 周。

**【护理评估】**

1. 询问健康史 询问患儿是否接种过卡介苗,有无原发性肺结核病史,曾有结核病史者,是否接受过正规治疗;近期有无急性传染病史(如麻疹、百日咳等),有无应用糖皮质激素史等。此次发病后患儿性格改变,头痛、呕吐、嗜睡或烦躁不安等症状出现的时间、特点及发展经过,有无惊厥、意

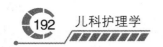

识障碍,有无体温升高、盗汗、食欲减退、消瘦等结核中毒症状。

2.护理体检　测量体温、呼吸、脉搏、体重,监测体重变化,观察意识、精神状态。检查有无脑膜刺激征(如颈项强直、凯尔尼格征、布鲁津斯基征)阳性体征,婴儿前囟是否隆起、紧张,有无面神经瘫痪表现等。

3.查阅资料　协助腰椎穿刺抽取脑脊液送检,查阅脑脊液、胸部 X 射线、PPD 试验等检查结果,全面了解患儿病情。

4.评估心理-社会状况　了解患儿及家长对本病病因、临床特点、预后的认知情况。家长是否因患儿病情危重、治疗复杂及惧怕有后遗症而恐惧、焦虑。患儿是否因病程长,惧怕打针、吃药,或担心疾病及住院影响学习、遭到同伴的冷遇等而感到焦虑。

**【常见护理诊断/问题】**

1.潜在并发症　颅内高压症。

2.营养失调:低于机体需要量　与食欲减退、消耗过多、摄入不足有关。

3.有皮肤完整性受损的危险　与长期卧床、排泄物刺激有关。

4.焦虑　与患儿病情危重及担心疾病预后差有关。

**【护理措施】**

1.预防与监测并发症　严格卧床休息,采取头高位,利于头部静脉回流,但腰椎穿刺后需去枕平卧 4～6 h。保持室内安静,温、湿度适宜,护理操作尽量集中进行,以减少对患儿的刺激。密切观察头痛、呕吐、前囟饱满、惊厥等颅内压增高的表现,颅内压明显增高时不宜搬动,防止患儿哭闹和用力。当烦躁不安、惊厥发作时,遵医嘱及时给予镇静剂,以免加重颅内高压。遵医嘱使用抗结核药物、糖皮质激素、脱水剂等,严格控制输液量和输液速度,减轻脑水肿。必要时配合医生行侧脑室引流术,做好术后护理,以免引发脑疝。监测生命体征、神志、瞳孔等。若突然烦躁不安、剧烈头痛、频繁呕吐、血压升高、呼吸深快,尤其是双侧瞳孔明显缩小或不等大,提示脑疝发生,应立即报告医生,及时配合救治。

2.改善营养状况　为患儿提供充足的能量、蛋白质与维生素,并宜少量多餐,耐心喂养。对于昏迷患儿不能经口进食者,可采用鼻饲喂养。每次鼻饲前应检查胃管是否脱出;鼻饲时速度不能过快,以免引起呕吐;鼻饲后可用少量温水冲洗胃管,以防食物阻塞。同时,加强鼻饲患儿的口腔护理,预防发生口腔炎症。对不能鼻饲者需采用肠外营养支持,保证营养充足及水、电解质平衡,注意严格控制输液量及输液速度,以免加重脑水肿。

3.维持皮肤黏膜的完整性　大小便后及时更换尿布、清洗会阴部,呕吐后及时清理呕吐物,保持床单位的清洁干燥。床铺应柔软、整洁,长期卧床的患儿可在骨隆突出处垫气圈或海绵垫,每日定时翻身、拍背、按摩受压部位,促进血液循环,防止形成压疮。昏迷患儿需每日进行口腔护理 2～3 次,以保持口腔清洁;若昏迷患儿眼睛不能闭合,可涂眼膏并用纱布覆盖,保护角膜。

4.正确指导用药　遵医嘱给予脱水剂、利尿剂、糖皮质激素、抗结核等药物,严格控制输液量和输液速度,密切观察治疗期间药物的疗效及不良反应,并及时报告医生。静脉滴注甘露醇时不能添加其他药液,以免产生结晶沉淀;静脉滴注期间注意观察穿刺部位,以免药液外渗引起局部刺激和水肿。抗结核药物应用注意事项参见原发性肺结核。

5.缓解紧张、焦虑　加强与患儿及其家长沟通,了解其心理需求,耐心倾听他们诉说心里的感受,用通俗易懂的语言介绍疾病情况。关心体贴患儿,及时为其提供全身心的照顾,增加其对医护人员的信任,树立战胜疾病的信心。

**【健康教育】**

1.预防宣教　适当进行户外活动,并按时接种疫苗,提高机体抵抗力。积极预防原发性肺结核,早期发现并彻底治疗原发性肺结核可以有效预防结核性脑膜炎发生。结核病患儿应避免接触急性传染病(如麻疹、百日咳等)患者,避免应用免疫抑制剂。

2. 康复指导　向家长强调坚持服药、定期复查的重要性,坚持全程、合理用药,指导观察药物的不良反应。合理制订患儿的营养、活动与休息计划,避免与开放性肺结核患者接触,积极预防各种急性传染病。对遗留后遗症者,及时进行瘫痪肢体的理疗、针灸、按摩、被动活动等功能训练,防止肌挛缩,促进肢体功能恢复。对失语和智力低下者进行语言训练和智能训练。

# 第二节　麻疹患儿的护理

麻疹是由麻疹病毒感染引起的急性传染病,临床表现以发热、咳嗽、流涕、结膜炎、口腔麻疹黏膜斑及全身皮肤的斑丘疹为特征。传染性极强,儿童接触后极易发病,病后大多可获终身免疫。通过普及接种麻疹减毒活疫苗,可有效降低该病的发病率和死亡率。

【病因】

1. 病原体　麻疹病毒为 RNA 病毒(属副黏液病毒科),仅有一种血清型,抗原性稳定,仅寄宿于人体,在外界生存力弱,不耐热,对紫外线、消毒剂敏感,在流动的空气中或日光下 20～30 min 即可失去活力。

2. 传染源　麻疹患者是唯一的传染源。病毒存在于患者口、鼻、咽、气管等呼吸道分泌物之中,出疹前、后 5 d 均具有传染性,有并发症者传染性延长至出疹后 10 d。

3. 传播途径　病毒随着患者咳嗽、喷嚏或大声说话时产生的飞沫而排出体外,经呼吸道传播,密切接触者或直接接触麻疹患者的分泌物亦可传播。

4. 易感人群　人群对麻疹病毒普遍易感,其中 6 个月～5 岁儿童发病率最高,儿童感染后可获得终身免疫。一年四季均可发病,以冬、春季多见。

【发病机制】　麻疹病毒随着空气中悬浮的飞沫侵入呼吸道,在呼吸道上皮细胞和局部淋巴组织中繁殖,少数可侵入血液,形成第一次病毒血症;之后病毒在单核-吞噬细胞系统复制后再次进入血液,形成第二次病毒血症,并播散至脾、胸腺、肺、肝、肾、消化道黏膜、结膜和皮肤等部位,造成机体广泛损伤,从而引发一系列临床表现。由于免疫反应受到抑制,易并发喉炎、支气管肺炎,或者导致结核病复发、恶化,尤其是营养不良或免疫功能缺陷者可发生重型麻疹,最终因并发重症肺炎、脑炎等而导致死亡。

【临床表现】

1. 潜伏期　一般为 6～18 d,平均为 10 d。潜伏期末可表现为低热、全身不适、精神差等。

2. 前驱期　一般为 3～4 d。主要表现为中度以上发热,热型不一,同时伴咳嗽、流涕、喷嚏、咽部充血等上呼吸道感染的表现,并有流泪、畏光、结膜充血等结膜炎的表现。出疹前 1～2 d 在两侧第二磨牙对应的颊黏膜上出现直径 0.5～1.0 mm 的细砂样灰白色斑点,称为麻疹黏膜斑,周围有红晕,并迅速增多、互相融合,可累及整个颊黏膜,于出疹后 1～2 d 迅速消失,为该期的特异性表现。患儿也可出现全身不适、食欲减退、精神萎靡、呕吐、腹泻等非特异性症状。

3. 出疹期　一般为 3～5 d。皮疹先出现于耳后、发际,逐渐蔓延至额、颈部、躯干、四肢,最后至手心、足底,形态为不规则的红色斑丘疹,压之褪色,皮疹痒,疹间皮肤正常。此期全身中毒症状加重,体温可突然升高至 40.0～40.5 ℃,咳嗽加剧,伴嗜睡、烦躁不安,严重者可有谵妄、抽搐。肺部听诊可闻及少量干、湿啰音。

4. 恢复期　一般为 3～5 d。若未出现并发症,于出疹 3～4 d 后皮疹可依照出疹的先后顺序开始消退,体温随之逐渐下降至正常,食欲、精神等全身症状改善。疹退后皮肤留有棕色色素沉着伴糠麸状脱屑,一般 7～10 d 痊愈。

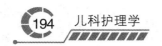

5. 并发症　病程中常并发支气管肺炎、喉炎、心肌炎、脑炎等,其中以支气管肺炎最为常见。因自身免疫功能障碍可使结核病恶化,因消耗增加而易并发维生素 A 缺乏。

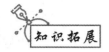

## 风疹

风疹是由风疹病毒引起的急性呼吸道传染病,包括先天性感染和后天获得性感染。风疹患者是唯一的传染源,风疹病毒主要由飞沫经呼吸道传播,也可经密切接触直接传染,易感人群以 1 ~ 5 岁学龄前儿童为主。临床上以前驱期短,低热,皮疹和耳后、枕部淋巴结肿大为特征。一般病情较轻,病程短,预后良好。但风疹极易引起暴发传染,一年四季均可发生,以冬、春季发病为多,孕妇早期感染风疹病毒后,虽然临床症状轻微,但病毒可通过胎血屏障感染胎儿,导致先天性风疹综合征(CRS),如先天性胎儿畸形、死胎、早产等。因此,风疹的早期诊断及预防极为重要。目前没有特异性方法治疗风疹,但是可通过免疫接种预防疾病发生。

**【辅助检查】**

1. 血常规检查　通常血白细胞计数降低,淋巴细胞相对增多。若白细胞计数升高,则提示继发细菌感染。

2. 病原学检查　前驱期或出疹初期从血液、尿液及呼吸道分泌物中可分离出麻疹病毒,或用免疫荧光法检测到呼吸道分泌物、尿沉渣脱落细胞中麻疹病毒抗原阳性,有助于早期快速诊断。

3. 血清学检查　出疹早期采用酶联免疫吸附试验检测血清麻疹病毒特异性 IgM 抗体,可呈阳性。

**【治疗要点】**　无特效治疗方法,以对症治疗、加强护理为原则。保持水、电解质及酸碱平衡,必要时可静脉补液。高热者酌情使用少量退热剂,避免急骤退热。出疹期可用鲜芫荽等中药煎水服用,有利于清热、解毒、透疹。维生素 A 20 万 ~40 万 IU 口服,每日 1 次,连服 2 剂,可减少并发症的发生。烦躁者可给予镇静剂,咳嗽剧烈、频繁者可用镇咳剂、祛痰剂口服或雾化吸入。并发支气管肺炎者选用抗生素,重症喉炎者可应用糖皮质激素等。

**【护理评估】**

1. 询问健康史　患儿的精神、睡眠、进食及排便情况,发热、咳嗽、流涕等症状出现的时间、程度,有无畏光、流泪等结膜炎表现。有无皮疹,皮疹出现的时间、形态、出疹顺序,皮疹消退后有无脱屑及色素沉着。有无麻疹接触史,既往是否患过麻疹,有无结核病或结核病接触史,近期有无应用糖皮质激素或其他免疫抑制剂,麻疹疫苗接种情况。

2. 护理体检　测量呼吸、脉搏、体温,观察意识及精神状态,有无咳嗽、呼吸困难、发绀等症状。检查皮疹的形态、部位及疹间皮肤情况,眼睑、结膜是否水肿、充血,口腔颊黏膜有无灰白色斑点。听诊心音、心率及心律,肺部有无啰音,检查有无脑膜刺激征及巴宾斯基征阳性等。

3. 查阅资料　协助血常规、病原学、血清学检查,查阅各项检查结果,全面了解患儿病情。

4. 评估心理-社会状况　家长对麻疹预防、治疗的了解程度,护理的配合情况。患儿是否因疾病痛苦、隔离治疗而产生焦虑、自卑、孤独等心理,有无因缺乏对疾病的认知出现不配合治疗、隔离等行为反应。当地有无麻疹及其他传染病流行,大众对该病的认识程度,有无采取有效措施预防流行。托幼机构和保育员对麻疹的认知程度、防治态度以及预防措施。

【常见护理诊断/问题】

1. 体温过高　与麻疹病毒感染所致的病毒血症和继发细菌感染有关。

2. 皮肤完整性受损　与麻疹所致的皮肤出疹有关。

3. 营养失调:低于机体需要量　与食欲减退、消耗增加有关。

4. 有传播感染的危险　与隔离不当、分泌物和用物消毒不严有关。

5. 潜在并发症　支气管肺炎、喉炎、脑炎等。

【护理措施】

1. 一般护理　卧床休息至皮疹消退、体温正常为止,保持室内空气新鲜,温、湿度适宜,室温保持 18～22 ℃,相对湿度维持 50%～60%。衣被清洁、舒适,不宜盖厚被捂汗,汗湿衣物及时更换,以免着凉。

2. 维持体温正常　定时测体温,处理高热的同时也要兼顾透疹,禁止强降温,禁用冷敷、乙醇擦浴,防止体温骤降刺激皮肤引起微循环障碍而使皮疹突然隐退导致并发症。体温超过 40 ℃时,可采用温水擦浴或用小剂量退热剂,使体温微降,防止惊厥。

3. 维持皮肤黏膜的完整性　每日可用温水(忌用肥皂)擦浴 1 次,保持皮肤清洁,注意保暖。勤换内衣,保持床单清洁、柔软、舒适。剪短指甲,防止抓伤皮肤引起继发感染。鼓励患儿多饮水,常用生理盐水或漱口液清洁口腔。避免强光刺激眼睛,用生理盐水清洗眼痂后(2～3 次/d)滴抗生素眼液,减少炎性分泌物。防止眼泪及呕吐物流入耳道引发中耳炎。用棉签蘸取生理盐水轻拭鼻痂,保持鼻腔通畅。密切观察出疹情况,如透疹不畅,可用鲜芫荽煎水服用,促进血液循环,促使皮疹出齐、出透,平稳度过出疹期。

4. 改善营养状况　给予清淡、易消化、营养丰富的流质或半流质饮食,少食多餐。鼓励患儿多饮水,以利于排毒、退热、透疹。恢复期应添加高能量、高蛋白、高维生素、易消化的食物,提供充足营养。

5. 做好消毒隔离　对患儿实行呼吸道隔离,一般隔离至出疹后 5 d,合并肺炎者延长至 10 d。患儿居室每天开窗通风 2 次(每次 30 min)并用紫外线照射消毒,患儿的被褥、衣物及玩具可置空气流通处或阳光下暴晒 2 h。接触患儿后应在阳光下或空气流动处停留 30 min 以上。医护人员接触患儿前、后均应立即洗手并更换隔离衣,以防交叉感染。

6. 预防与监测并发症　测量体温、脉搏、呼吸、血压等生命体征。观察出疹情况及病情发展,如透疹不畅、持续高热、呼吸急促、鼻翼扇动、口唇发绀、烦躁不安、咳嗽频繁,应警惕并发肺炎。如出现声音嘶哑、犬吠样咳嗽、吸气性呼吸困难及三凹征等,提示并发喉炎。如有高热、惊厥、昏睡或昏迷,提示并发脑炎。应及时报告医生,并协助救治。

7. 缓解紧张、焦虑　告知家长麻疹的主要临床表现、治疗过程、常见并发症及预后,并向患儿及其家长解释隔离治疗的重要性,使其能积极配合治疗。关心和陪伴患儿,耐心倾听其诉说,减轻孤独、紧张、恐惧心理。恢复期适当安排有意义的活动,使其保持良好情绪,利于疾病康复。

【健康教育】

1. 预防宣教　对麻疹患儿要早发现、早隔离、早治疗,并及时报告疫情。麻疹流行期间避免去公共场所,减少感染机会。做好儿童计划免疫,按时接种麻疹减毒活疫苗。若密切接触麻疹患儿需隔离观察 21 d,易感者在接触麻疹患者后 2 d 内注射麻疹减毒活疫苗,5 d 内注射免疫血清球蛋白,可预防发病或减轻病情。呼吸道感染及皮肤化脓感染者不得接触麻疹患儿。

2. 康复指导　介绍麻疹的临床经过、常见并发症,告知家长消毒、隔离治疗的意义与方法。共同制订急性期患儿饮食方案,教会家长病情观察、退热、清洁皮肤的方法。恢复期可适当活动,保持良好的情绪。

# 第三节　猩红热患儿的护理

猩红热是一种由 A 组乙型溶血性链球菌感染引起的急性呼吸道传染病,临床上以发热、咽峡炎、全身弥漫性红色皮疹及疹退后脱屑为特征。多见于 3～7 岁儿童。

**【病因】**

1. 病原体　A 组乙型溶血性链球菌血清型多达几十个,能产生 3 种(A、B、C)抗原性不同的红疹毒素,均可引起猩红热。该菌对热、干燥及消毒剂敏感,加热到 55 ℃持续 30 min 或使用一般消毒剂即可将其杀灭。

2. 传染源　猩红热患者与 A 组乙型溶血性链球菌咽炎患者、健康带菌者是主要传染源。细菌存在于患者呼吸道分泌物、脓性伤口和健康带菌者的鼻咽、肠道等处。自发病前 1 d 至出疹期传染性最强。

3. 传播途径　主要通过飞沫经呼吸道传播,也可借助于污染日常用物、玩具而间接传播,少数经皮肤伤口、产道感染直接传播。

4. 易感人群　人群普遍易感,2～10 岁儿童发病率较高。感染后可获得抗菌和抗病毒免疫能力,但无交叉免疫,可多次感染发病。一年四季均可发病,冬、春季为发病高峰。

**【发病机制】**　A 组乙型溶血性链球菌从呼吸道侵入易感者咽、扁桃体等局部组织,引起炎症、充血、水肿,并产生红疹毒素,经血行播散引起发热等全身感染中毒症状,皮肤形成丘状皮疹,恢复期表皮逐渐死亡、脱落而脱皮。黏膜可呈点状充血形成黏膜内疹,舌乳头红肿凸起,形成"杨梅舌"。少数患儿在疾病 2～3 周可出现超敏反应,引发肾小球肾炎、风湿热等其他器官、组织的非化脓性炎症。

**【临床表现】**

1. 潜伏期　1～7 d,通常为 2～3 d。

2. 前驱期　一般为 1～2 d。起病急,以畏寒、发热、咽痛、头痛、恶心、呕吐为主要症状,婴儿起病时可有烦躁、惊厥。体检可见咽部及扁桃体充血、水肿,重者可见脓性渗出物,软腭处除黏膜充血、水肿外,可见针尖大小红疹或出血性红疹,并有假膜形成。

3. 出疹期　多于发病 1～2 d 后出疹,伴高热。皮疹 24 h 内即可波及全身,依照耳后→颈→上胸部→躯干→上肢→下肢的顺序逐渐出现,48 h 可达高峰。皮疹特点为全身皮肤弥漫性充血发红,其上有点状红色细小丘疹,高出皮面,伴瘙痒,分布密集、均匀,触之似砂纸感,疹间无正常皮肤,压之可出现暂时苍白。在皮肤皱褶处(如腋下、肘窝等)皮疹密集,伴针尖大小出血点,形成紫红色线条,称为"帕氏线"。病初舌质淡红,被覆白苔,舌乳头充血水肿突起,形成"草莓舌";2～3 d 后舌苔消退,舌面清净呈绛红色,舌乳头红肿明显,称为"杨梅舌"。部分患者面部潮红,口周皮肤相形之下显苍白,形成"口周苍白圈"。

4. 恢复期　3～5 d 后皮疹颜色逐渐转暗、隐退,并按出疹先后顺序开始脱屑,轻者为细屑状或片状屑,重者为大片脱皮,以指、趾部明显,可不遗留色素沉着。全身中毒症状消退,体温降至正常,一般情况好转。

5. 并发症　急性期细菌可向邻近组织、器官蔓延,引起化脓性中耳炎、乳突炎、颈淋巴结炎、肺炎,重者可侵入血液引发败血症,从而继发化脓性脑膜炎、心包炎、骨髓炎等。在病程的 2～5 周(常为 3 周左右)可发生急性肾小球肾炎、风湿病、关节炎等过敏反应性并发症。

**【辅助检查】**

1. 血常规检查　白细胞计数升高,以中性粒细胞为主,胞质中可出现中毒颗粒。

2. 病原学检查　咽拭子或其他病灶分泌物培养可有链球菌生长,也可用免疫荧光法检测咽拭子涂片进行快速诊断。

【治疗要点】　首选青霉素控制感染,每日 5 万 IU/kg,分 2 次肌内注射,疗程 7～10 d,早期应用可缩短病程,减少并发症的发生。对青霉素过敏者可应用大环内酯类、头孢菌素类药物。

【护理评估】

1. 询问健康史　患儿的精神、睡眠、饮食、排便情况。发热、皮疹等症状出现的时间,有无高热、惊厥,皮疹出现的先后顺序、形态、瘙痒情况,有无咽痛、头痛等表现,有无影响进食。有无与猩红热、急性咽炎患者的密切接触史,既往是否患过猩红热,有无青霉素等药物过敏史。

2. 护理体检　测量呼吸、脉搏、体温,观察意识、精神状态。检查全身皮肤,皮疹颜色与形态,出疹部位,触及有无砂纸感,按压有无掌、指苍白区,有无"帕氏线""口周苍白圈",皮肤有无脱屑,脱皮的大小。检查口腔、咽部黏膜充血情况,有无"杨梅舌"、黏膜内疹及扁桃体肿大。听诊心音、心率、心律及肺部呼吸音变化,触诊腹肌紧张度及肝脾大小等。

3. 查阅资料　协助血常规、病原学检查,查阅血白细胞及分类计数、细菌培养等结果,查阅治疗用药资料,全面了解患儿病情。

4. 评估心理–社会状况　患儿及其家长对猩红热的预防、隔离、治疗及护理的了解程度。患儿有无因高热、咽痛、皮肤瘙痒等感到焦虑、恐惧。患儿是否因隔离治疗而感到孤单、自卑。当地有无猩红热流行,学校及托幼机构有无猩红热患儿出现,是否采取有效预防、消毒、隔离措施。

【常见护理诊断/问题】

1. 体温过高　与链球菌感染引起的毒血症有关。

2. 疼痛　与炎症反应及皮疹有关。

3. 皮肤完整性受损　与皮疹瘙痒致抓挠损伤及疹退脱皮等有关。

4. 有传播感染的危险　与隔离不当,分泌物和用物消毒不严有关。

5. 潜在并发症　急性肾小球肾炎、风湿热等。

【护理措施】

1. 一般护理　急性期卧床休息 2～3 周,减少并发症。每天定时开窗通风,保持居室空气流通,温、湿度适宜。患儿衣着、被褥要柔软、清洁、舒适。

2. 维持体温正常　监测体温变化,高热者适当进行物理降温或药物降温,禁用冷敷、乙醇擦浴,防止体温骤降刺激皮肤而引起并发症。降温的同时,注意给患儿做好保暖工作,补充充足水分。

3. 减轻疼痛　鼓励患儿多饮水或用温盐水漱口,保持口腔清洁。咽部疼痛明显时,正确评估患儿的疼痛程度,并采用相应的措施缓解疼痛。进食营养丰富、易消化的流质或半流质食物,忌酸、辣、干、硬的食物。因高热、咽痛不能进食者,可采用静脉补充的方式供给充足营养和水分。保证患儿充分休息,指导患儿通过听音乐、看电视等分散注意力的方式来缓解疼痛。

4. 维持皮肤黏膜的完整性　每日可用温水(忌用肥皂)擦浴 1 次,保持皮肤清洁,注意保暖。衣服应宽大、柔软,保持床单平整、清洁、舒适,及时更换。出疹期可涂炉甘石洗剂止痒,剪短指甲,防止抓伤皮肤引起继发感染。皮肤大片脱皮时用剪刀剪掉,不能用手强行剥离,以免引起皮肤损伤、感染。

5. 做好消毒隔离　明确诊断后,及时对患儿实施呼吸道隔离,待临床症状消失 1 周、咽分泌物培养连续 3 次阴性后方可解除隔离,有化脓性并发症者需隔离至痊愈为止。患儿居室加强通风换气、使用紫外线照射消毒。床单、用物被患儿分泌物污染,需使用消毒液浸泡、擦拭、蒸煮或在阳光下暴晒等方法消毒。医护人员接触患儿前、后均应立即洗手并更换隔离衣,以防交叉感染。

6. 预防与监测并发症　测量体温、脉搏、呼吸、血压等生命体征,观察皮肤出疹情况。发病 2～3 周时注意观察患儿的尿液颜色和尿量,若出现尿液呈酱油色或洗肉水色,尿量减少,眼睑、面部和四肢水肿,或伴有关节红肿痛等,需警惕急性肾小球肾炎、风湿热等并发症。

7.正确指导用药　使用青霉素前要先询问过敏史,做皮试,备好肾上腺素、氧气等急救用品。青霉素使用过程中和使用后均要密切观察患儿情况,一旦发生过敏反应,立即采取吸氧、保暖、注射肾上腺素等急救措施。

8.缓解紧张、焦虑　告知家长猩红热的主要临床表现、治疗过程、常见并发症及预后,并向患儿及其家长解释隔离治疗的重要性,使其能积极配合治疗。及时退热、止痒,减轻痛苦,照顾患儿的生活起居,陪伴、安慰患儿,解除其孤独感,减轻其焦虑或恐惧心理。

【健康教育】

1.预防宣教　对猩红热患儿要早发现、早隔离、早治疗,并及时报告疫情。在猩红热流行期间,及时诊治和隔离患儿,对密切接触者隔离观察 7 d,并可应用磺胺类、大环内酯类或青霉素类药物 3 ~ 5 d,预防疾病发生;避免儿童到公共场所,托幼机构要认真执行晨检制度,用紫外线进行空气消毒。平时多进行户外活动,适当体育锻炼,增强机体抵抗力。

2.康复指导　介绍猩红热消毒、隔离、饮食、皮肤及口腔护理的要求与方法,告知家长病情观察的要点、疾病的预后及可能产生的并发症。定期复查,在病程的 1 ~ 3 周需每周检查尿常规 2 次,防止并发症。恢复期可适当活动,保持良好的情绪。

# 第四节　水痘患儿的护理

水痘是由水痘-带状疱疹病毒感染引起的一种传染性极强的出疹性疾病,临床以皮肤黏膜分批出现和同时存在斑疹、丘疹、疱疹与结痂为主要特征,全身症状轻,一般 10 d 左右自愈。

【病因】

1.病原体　水痘-带状疱疹病毒属于疱疹病毒科 α 亚科,仅有一个血清型,人是唯一宿主。该病毒在外界生活能力较弱,对热、酸和各种有机溶剂均敏感,易被各种消毒剂灭活,在痂皮中不能存活。

2.传染源　水痘患者是唯一的传染源。病毒存在于患者上呼吸道分泌物及疱疹液中,从出疹前 1 ~ 2 d 到水痘疱疹全部结痂为止,均有很强的传染性。

3.传播途径　病毒主要通过飞沫经呼吸道传播,也可通过直接接触患者疱疹液或被污染的用具而接触传播。若孕妇患水痘可经过胎盘传染胎儿。

4.易感人群　人群对水痘病毒普遍易感,主要见于儿童,其中 2 ~ 6 岁儿童发病率最高。全年均可发病,以冬、春季多见,在集体儿童机构易发生流行。儿童感染后可获得持久免疫力,一般不再发生水痘,但体内病毒长期潜伏,多年后仍可引发带状疱疹。

【发病机制】　病毒经鼻咽部黏膜、眼结膜侵入人体,在局部黏膜细胞内及淋巴组织中经过繁殖后侵入血液,引起第一次病毒血症。若患儿免疫力低下、清除病毒能力弱,病毒可在单核-吞噬细胞系统中再次繁殖、入血,形成第二次病毒血症而发病。病损部位主要为皮肤、黏膜,真皮层毛细血管内皮细胞肿胀,表皮棘细胞水肿变性,液化后形成水疱,皮肤损害表浅,一般不留瘢痕。皮疹分批出现与间歇性病毒血症有关,皮疹出现 1 ~ 4 d 后产生特异性细胞免疫,病毒血症消失,症状随之缓解。免疫功能低下者病变可累及肺、肝、脾、肾等器官,引起受累器官的局灶性坏死、充血、水肿和出血。

【临床表现】

1.潜伏期　2 周左右,一般为 14 ~ 16 d。

2.前驱期　1 ~ 2 d,婴幼儿常无前驱症状,年长儿可有发热、头痛、厌食、乏力等全身不适,以及咳嗽、流涕等上呼吸道感染症状。

3. 出疹期　发热当日或次日即可出疹,皮疹首发于头、面和躯干,继而扩展到四肢,末端稀少,呈向心性分布。最初皮疹为红色斑疹和丘疹,进而形成清亮透明、椭圆形的疱疹,伴痒感,疱疹壁薄容易破溃,2~3 d从中间开始干枯,迅速结痂,一般不留瘢痕。因皮疹陆续、分批出现,在疾病高峰期可见斑疹、丘疹、疱疹、结痂同时存在。部分患儿口腔、眼结膜、外阴等处也可见黏膜皮疹,易破溃形成溃疡,伴疼痛。

4. 恢复期　水痘多为自限性疾病,一般10 d左右全身症状可缓解,皮疹不再出现,逐渐结痂、脱痂,脱痂后不留瘢痕。若儿童抵抗力弱或应用糖皮质激素,则易发生重症水痘,表现为高热持续不退,全身中毒症状明显,皮疹多、分布广,且易融合成大疱性疱疹或出血性皮疹。一旦继发感染或者伴血小板减少,可引起暴发性紫癜。

5. 并发症　以皮肤继发细菌感染最为常见,也可并发肺炎、脑炎,少数可并发心肌炎、肝炎、肾炎、关节炎等。

【辅助检查】
1. 血常规检查　外周血白细胞计数正常或稍低。继发细菌感染者可增高。
2. 病原学检查　取水痘疱疹液、咽部分泌物或血液进行病毒分离。
3. 血清学检查　血清特异性 IgM 抗体检测呈阳性,有助于早期诊断。

【治疗要点】　本病为自限性疾病,以抗病毒治疗和对症处理为主。
1. 抗病毒治疗　尽早采用抗病毒治疗,首选阿昔洛韦,一般应在皮疹出现的48 h内开始应用,轻者口服,重者可采用静脉给药。早期使用α-干扰素能抑制皮疹发展,加快病情恢复。禁止使用糖皮质激素,以免引起病毒播散。
2. 对症治疗　高热者可用物理降温或适量退热剂,防止高热惊厥,但忌用阿司匹林。皮肤瘙痒者可局部使用炉甘石洗剂,必要时给予少量镇静剂。继发细菌感染时选用敏感抗生素继续治疗。

【护理评估】
1. 询问健康史　患儿的精神、睡眠、饮食、排便等一般生活状态。皮疹出现的时间、形态、部位、顺序,是否伴有瘙痒感及瘙痒程度,有无抓挠及损伤,有无咳嗽、流涕、发热等症状。有无水痘接触史,近期有无应用糖皮质激素等。
2. 护理体检　测量呼吸、脉搏、体温,观察意识及精神状态。检查全身皮肤状况,观察皮疹形态特征,注意皮疹有无破损、感染,皮肤有无紫癜等。检查口腔黏膜有无疱疹、溃疡。听诊心、肺,触诊肝、脾,检查神经反射等。
3. 查阅资料　协助血常规、病原学、血清学检查,查阅各项检查结果和治疗用药等资料,全面了解患儿病情。
4. 评估心理-社会状况　患儿和家长对水痘的临床表现、疾病发展、治疗方法和预后的了解程度。家长是否知道水痘的传染性及预防传染的措施,家长对患儿用药及皮肤护理配合的知晓情况。患儿是否因发热、皮肤瘙痒等不适而出现烦躁、哭闹等行为,有无因隔离治疗而产生自卑、孤独、焦虑等心理反应。学校及托幼机构中有无水痘患儿,教师及保育人员有无采取有效预防措施。

【常见护理诊断/问题】
1. 体温过高　与水痘-带状疱疹病毒感染所致的病毒血症有关。
2. 皮肤完整性受损　与皮肤疱疹、瘙痒及搔抓损伤等有关。
3. 有传播感染的危险　与隔离不当、分泌物和用物消毒不严有关。
4. 潜在并发症　肺炎、脑炎、心肌炎、败血症等。

【护理措施】
1. 一般护理　发热患儿以卧床休息为主,保持居室定时通风,空气新鲜,温、湿度适宜。衣被干净、平整、厚薄适中,勤换内衣,以免患儿不适而加重瘙痒感。鼓励患儿多饮水,给予清淡、富含营

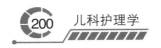

养、易消化的食物,因口腔疱疹疼痛影响进食者,可遵医嘱进行静脉补液。

2. 维持体温正常　注意休息,多饮水。监测体温变化,中低度发热者不必使用药物降温;高热者可用物理方法或适量退热剂降温,并及时更换汗湿衣服,注意保暖,防止着凉。禁用阿司匹林退热,以免诱发瑞氏(Reye)综合征。

3. 维持皮肤黏膜的完整性　增加患儿皮肤舒适度,每日用温水清洁皮肤,衣、被要清洁、柔软、舒适。剪短指甲或戴连指手套,避免抓破皮疹,引起继发感染或留下瘢痕。为减轻皮肤瘙痒感,可通过讲故事、听音乐等方式,转移患儿注意力;若瘙痒严重时,未破溃处皮疹可局部涂0.25%冰片炉甘石洗剂或5%碳酸氢钠溶液,并遵医嘱给予氯苯那敏等药物口服;疱疹破溃、已有感染者局部可涂抗生素软膏或遵医嘱口服抗生素控制感染。用频谱仪照射皮疹处,可以止痒、防止继发感染、加速疱疹结痂。脱痂时,要让结痂自行脱落,切勿强行撕脱。

4. 做好消毒隔离　对患儿采取呼吸道隔离和接触隔离,隔离至出疹后7 d或疱疹全部干燥结痂为止,易感儿接触后应检疫3周,注意休息。病室要定时通风换气,并用紫外线消毒。患儿呼吸道分泌物及其污染物、用具等,需用消毒剂、煮沸、日光暴晒等方式进行消毒处理。托幼机构需保持室内空气新鲜,做好晨间检查、空气消毒。易感者早期接种水痘减毒活疫苗,可有效预防疾病感染。对于正在使用大剂量激素、免疫功能受损、恶性病患儿及孕妇,在接触水痘患者72 h内肌内注射水痘-带状疱疹免疫球蛋白,有利于预防或减轻症状。

5. 预防与监测并发症　水痘为自限性疾病,少数可发生播散性水痘而引起并发症。应注意观测患儿的体温、脉搏、呼吸、精神状态、皮疹情况等,及时发现肺炎、脑炎等并发症,及时报告,并进行治疗及护理。

6. 正确指导用药　静脉滴注阿昔洛韦等抗病毒药物时,注意浓度不能太高,以免注射部位发生炎症或静脉炎,输液速度不能过快,以免引起肝、肾功能损害。糖皮质激素可能会导致病毒播散,应避免使用该类药物;若患儿正在使用激素,应在短期内递减剂量,逐渐停药。

7. 缓解紧张、焦虑　向家长说明水痘的主要临床表现、治疗过程及预后,减轻其焦虑和恐惧心理。向患儿及其家长解释隔离治疗的重要性,使其能积极配合治疗。耐心劝导、陪伴患儿,及时采取有效措施缓解皮肤瘙痒、降低体温等,减轻患儿焦虑、孤独和痛苦。

**【健康教育】**

1. 预防宣教　水痘的预防重在管理传染源,保持居室定时通风、空气新鲜,托幼机构定期采用紫外线消毒,在呼吸道感染性疾病流行期间避免带易感儿童到公共场所,以免发生感染。对水痘患儿要早发现、早隔离、早治疗,对已经接触水痘患儿的易感者需隔离观察3周。易感者应早期接种水痘病毒减毒活疫苗,而体弱、免疫功能受损、大剂量使用糖皮质激素者在接触水痘患儿之后的72 h内,需注射水痘-带状疱疹免疫球蛋白,有利于预防或减轻症状。

2. 康复指导　介绍水痘的临床经过及预后,隔离治疗的意义及时间,居室通风及用物消毒的方法,患儿的饮食,皮疹止痒的方法等。防止患儿抓挠皮肤,以免继发细菌感染及遗留瘢痕。禁止使用阿司匹林和糖皮质激素,以免加重感染。正在应用激素的患儿应在短期内递减剂量,逐渐停药。

# 第五节　流行性腮腺炎患儿的护理

流行性腮腺炎是由腮腺炎病毒感染引起的急性呼吸道传染病,临床特征为腮腺肿大、疼痛,多伴有发热和咀嚼受限,全身各器官、腺体组织均可受累,预后良好。本病传染性极强,多见于5～15岁儿童,感染后即可获得终身免疫。

**【病因】**

1. 病原体 腮腺炎病毒属于副黏液病毒科,仅有一个血清型,人是唯一宿主。病毒在体外抵抗力弱,对物理和化学消毒因素敏感,加热至56 ℃持续20 min或使用紫外线照射即可灭活,甲醛或75%乙醇接触2~3 min也可灭活。但在低温下能保持数月至数年。

2. 传染源 腮腺炎患者和健康带病毒者是本病的主要传染源,从腮腺肿大前6 d至发病后9 d均可从患者的唾液中分离出病毒。

3. 传播途径 病毒存在于患者的唾液、血液、尿液和脑脊液中,主要借助飞沫经呼吸道传播,也可通过直接接触经唾液污染的食物、玩具等传播。

4. 易感人群 人群对腮腺炎普遍易感,以5~15岁儿童多见,感染后可获得终身免疫。一年四季均可发病,多见于冬、春季节,常可在托幼机构及小学引起暴发、流行。

**【病理生理】** 腮腺炎病毒从口、鼻侵入人体后,在上呼吸道黏膜上皮细胞和淋巴细胞中生长、增殖,导致局部炎症和免疫反应,并进入血液引起病毒血症,进一步扩散到腮腺和全身各器官,可使腮腺、舌下腺、颌下腺、胰腺、生殖腺等相继引发炎症改变,若侵犯神经系统,可导致脑膜脑炎等严重病变。临床病变以腮腺出现非化脓性炎症为主,腮腺导管阻塞,使得唾液中的淀粉酶排出受阻,从而经淋巴系统进入血液,使血、尿淀粉酶增高。

**【临床表现】**

1. 潜伏期 一般为14~25 d,平均18 d。

2. 前驱期 大多无前驱期症状,以腮腺肿胀、疼痛为首发症状,或前驱期很短、症状较轻,仅表现为发热、畏寒、头痛、咽痛等,数小时后开始出现腮腺肿痛,并逐渐明显。

3. 腮腺肿胀 通常一侧腮腺肿胀2~4 d后累及对侧。腮腺肿胀以耳垂为中心,向前、后、下蔓延,边缘不清,表面发热、不红,触之有痛感,面部一侧或双侧因肿大而变形,局部疼痛,开口说话、咀嚼或进食酸性饮食时疼痛加剧,于1~3 d内可达高峰,持续4~5 d逐渐消退。腮腺管口(位于上颌第二磨牙相对的颊黏膜上)在发病早期可见红肿,利于诊断。病程中可有不同程度发热,持续时间长短不一,同时可伴有头痛、乏力、食欲减退等。

4. 并发症 由于腮腺炎病毒有嗜腺体性和嗜神经性,常引起脑膜炎或脑膜脑炎,多在腮腺炎高峰时发生,表现为发热、头痛、呕吐、颈项强直等,多在2周内恢复正常,预后良好。也可并发急性胰腺炎、心肌炎,部分青少年可发生单侧睾丸炎等,少数青春期后女孩可并发卵巢炎。

**【辅助检查】**

1. 血常规检查 白细胞计数正常或稍低,淋巴细胞相对增多。

2. 病原学检查 取患儿唾液、尿液、血液或脑脊液标本进行病毒分离,有助于诊断。

3. 血清学检查 血清中腮腺炎病毒特异性IgM抗体呈阳性。

4. 血、尿淀粉酶检测 发病早期血、尿淀粉酶有轻度至中度增高,1周左右可达高峰,2周左右恢复正常。

**【治疗要点】** 流行性腮腺炎属自限性疾病,无特效治疗方法,以对症治疗为主。高热者给予物理降温,或遵医嘱使用退热药物。发病早期可选用利巴韦林抗病毒治疗,静脉滴注5~7 d,也可使用干扰素,加速消肿,缩短热程。中医多内服普济消毒饮、外敷醋调青黛散,以清热解毒、软坚消痛方法治疗。对睾丸肿痛者可局部冷敷并用丁字带托起,以减轻疼痛。对重症患儿可短期使用糖皮质激素3~5 d。

**【护理评估】**

1. 询问健康史 患儿的精神、睡眠、进食及排便情况。腮腺肿痛、发热等症状出现的时间,疼痛的特点、诱发疼痛加重的因素,是否影响说话、进食。体温高低,有无头痛、呕吐、嗜睡、腹痛等表现。是否接种过腮腺炎疫苗,有无腮腺炎患者接触史,既往有无类似疾病史。

2. 护理体检　测量呼吸、脉搏、体温,观察意识及精神状态,检查一侧或双侧腮腺肿大情况,口腔内颊黏膜处腮腺管口有无红肿。听诊心音、心率、心律变化,检查腹部有无压痛、触痛,男孩睾丸有无肿胀、疼痛,神经系统检查有无脑膜刺激征。

3. 查阅资料　协助血常规、病原学、血清学、血和尿淀粉酶检测,查阅各项检查结果,全面了解患儿病情。

4. 评估心理-社会状况　患儿及其家长对腮腺炎的预防、治疗、减轻疼痛等护理的了解程度及配合情况。患儿有无因发热、腮腺疼痛、不能进食而烦躁、焦虑。家长是否因担心患儿并发脑炎或脑膜炎及预后而恐惧,是否担心睾丸炎、卵巢炎会影响生育等。当地有无腮腺炎流行,学校有无发病儿童,是否采取有效预防、隔离、消毒措施。

**【常见护理诊断/问题】**

1. 疼痛　与腮腺炎性肿胀,唾液分泌及其排出受阻有关。

2. 体温过高　与病毒感染有关。

3. 有传播感染的危险　与隔离不当、分泌物和用物消毒不严有关。

4. 潜在并发症　脑膜脑炎、睾丸炎、胰腺炎等。

**【护理措施】**

1. 一般护理　发热期间以卧床休息为主,定时开窗通风,保持居室空气新鲜,温、湿度适宜。给予营养丰富、清淡、易消化的流质或半流质软食,鼓励患儿多饮水,保证摄入充足的营养和水分。

2. 减轻疼痛　评估患儿疼痛程度,及时发现疼痛症状。饮食注意避免酸、辣、生、冷、硬等刺激性食物,以免唾液分泌增加和用力咀嚼而使疼痛加剧。进食后多饮水,可用生理盐水或4%硼酸溶液漱口,保持口腔清洁,以防继发细菌感染。腮腺肿痛严重者,可局部冷敷,以减轻充血、缓解疼痛,或遵医嘱使用中药(将青黛散用醋调和)湿敷局部,消肿止痛。睾丸炎者可用丁字带托起阴囊并间歇冷敷局部,以减轻疼痛。

3. 维持体温正常　发热伴有并发症者需卧床休息至体温正常。监测体温变化,高热者给予物理降温(如头部冷敷、温水擦浴等)或遵医嘱使用药物降温。

4. 做好消毒隔离　对患儿采取呼吸道隔离,自发病起到腮腺消肿后3 d为止,一般不少于10 d。保持居室定时通风换气,并用紫外线照射消毒。患儿食具、毛巾等可煮沸消毒,被褥、玩具等可置日光下暴晒2 h或紫外线照射消毒。医护人员接触患儿前、后均应立即洗手并更换隔离衣,以防交叉感染。疾病流行期间避免到人群密集的公共场所;发生疫情的学校、托幼机构应加强晨检,暂不接纳新生。易感者可预防接种腮腺炎减毒活疫苗或麻疹-风疹-腮腺炎三联疫苗。

5. 预防与监测并发症　测量体温、脉搏、呼吸、血压等生命体征。密切观察病情变化,如在病程1周左右出现高热持续不退、剧烈头痛、烦躁不安、惊厥、嗜睡等,应警惕脑膜脑炎。如男性患儿出现发热、寒战、睾丸局部疼痛等,提示并发睾丸炎。若出现疲乏无力、心前区疼痛、心律失常等,应警惕心肌炎。

6. 正确指导用药　遵医嘱使用抗病毒药物。腮腺局部敷用的青黛散等中药需保持湿润,以免干裂引起疼痛而影响疗效,同时防止患儿抓挠药膏,以免带药手指接触口唇、黏膜或污染食物而导致中毒。

7. 缓解紧张、焦虑　向患儿及家长说明腮腺炎大多预后良好,若并发睾丸炎也不会影响今后的生育能力,以消除患儿及其家长的紧张、焦虑情绪。治疗期间,及时采取解热、镇痛等措施,有助于缓解患儿的疼痛、恐惧。对并发脑膜脑炎的重症患儿及其家长,给予相应的心理支持和安慰,减轻其恐惧和焦虑。

**【健康教育】**

1. 预防宣教　居室要通风良好,阳光充足。疾病流行期间,托幼机构要加强和落实晨检制度,及时发现腮腺炎患儿,按要求进行隔离,并对其呼吸道分泌物及用物全面严格消毒。密切接触者应至少隔离观察3周。易感者可早期接种腮腺炎减毒活疫苗或麻疹-风疹-腮腺炎三联疫苗,能够起到一定的保护作用。

2.康复指导　介绍腮腺炎隔离、消毒、用药、饮食、退热等护理的具体方法,说明腮腺炎的预后、常见并发症及其对机体的危害。告知家长病情观察的内容,若在病情恢复过程中出现体温再度升高,并伴有相应症状时,需高度警惕并发症,立即送到医院及时就诊。

# 第六节　手足口病患儿的护理

手足口病是由肠道病毒感染引起的急性出疹性传染病,临床表现以发热和手、足、口腔等部位出现斑丘疹、疱疹为主,多数预后良好,少数重症患儿可发生循环障碍、心肌炎、肺水肿、脑膜脑炎等并发症。以3岁以内婴幼儿多见,主要通过消化道、呼吸道和密切接触传播。

【病因】

1.病原体　主要是肠道病毒,我国以柯萨奇病毒A组16型(CA16)和肠道病毒71型(EV71)最为常见。肠道病毒对外界抵抗力较强,适合在湿热的环境中生存,胃酸和胆汁不易将其灭活。该病毒对消毒剂不敏感,但不耐强碱,在紫外线和干燥环境下不易存活,高锰酸钾、漂白粉、甲醛、碘伏均能使其灭活。

2.传染源　手足口病患者、隐性感染者均为传染源,潜伏期即具备传染性。病毒通过患者的口鼻分泌物、唾液、疱疹液或粪便排出体外,其中由粪便排出的病毒存活时间长达3~5周。

3.传播途径　主要通过粪-口途径传播,也可因接触患者呼吸道分泌物、疱疹液及污染物品而感染,在疾病流行季节也可发生医源性传播。

4.易感人群　本病多发生于学龄前儿童,尤其是3岁以内婴幼儿发病率最高,感染后可获得特异性免疫力,但持续时长尚未明确,且病毒的各型间无交叉免疫。一年四季均可发病,以夏、秋季节多见,易在托幼机构发生流行。

【发病机制】　目前尚不完全清楚。肠道病毒经消化道或呼吸道侵入人体后,在咽部、小肠等局部黏膜或淋巴组织中繁殖,大部分人防御机制正常可产生特异性抗体,控制感染,从而成为隐性感染;少数机体免疫力低下者,病毒侵入血液循环导致病毒血症,并经血行播散进而侵犯脑膜、脑、脊髓、心脏、皮肤、黏膜等组织、器官,引起炎性病变,出现全身感染中毒症状。

【临床表现】　根据手足口病临床症状的轻重程度,分为轻症病例和重症病例。

1.轻症病例　起病急,有发热,可伴咳嗽、流涕、食欲减退等症状。发热1~2 d后开始出现口腔疱疹与皮疹。口腔疱疹多见于舌、颊黏膜、硬腭、咽及扁桃体等处,疼痛明显,并迅速破溃形成糜烂、溃疡,导致患儿烦躁不安、哭闹、流涎、拒食等。患儿手部、足部和臀部可见直径3~7 mm的圆形或椭圆形斑丘疹、疱疹,偶见于躯干部,呈离心性分布,疱疹周围有红晕,而后疱疹的中心凹陷、变黄、干燥、脱屑。部分患儿可不发热,仅表现为皮疹或疱疹性咽峡炎。皮疹1周左右可消退,且不留瘢痕及色素沉着。

2.重症病例　少数病例病情进展迅速,累及神经、呼吸、循环等系统,并出现一系列临床症状。

(1)神经系统　多见于发病1~5 d内,患儿可有持续高热,出现精神萎靡、嗜睡或易激惹、头痛、呕吐、烦躁、肢体抖动、四肢无力、颈项强直等中枢神经系统损害症状,腱反射减弱或消失,克尼格征和布鲁津斯基征阳性。

(2)呼吸系统　呼吸浅快,节律改变,缺氧明显,口唇发绀,剧烈咳嗽伴咳粉红色或血性泡沫样痰,听诊肺部可闻及湿啰音或痰鸣音。

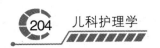
（3）循环系统　心动过速或过缓,面色苍白,皮肤呈现花纹,脉搏细速,四肢湿冷,指(趾)端发绀,持续血压降低或休克。

3.并发症　重症病例在发病 1~5 d 内可累及神经、呼吸、循环等系统,出现脑膜炎、脑炎、脑脊髓炎、心肌炎、肺水肿、循环障碍等并发症。极少数患儿病情危重,病后 5 d 内因脑干脑炎、神经源性肺水肿、心肺功能衰竭而死亡,存活者可有后遗症。

【辅助检查】

1.血常规检查　白细胞计数和中性粒细胞数比率正常或降低,病情危重者白细胞计数可明显升高。

2.病原学检查　收集粪便或肛拭子、咽拭子、疱疹液等标本可分离出肠道病毒。用反转录-聚合酶链反应(RT-PCR)可自血清、疱疹液或脑脊液等标本中检测到病毒核酸。

3.血清学检查　急性期与恢复期血清 CA16、EV71 等肠道病毒中和抗体有 4 倍以上的升高。

4.血生化检查　心肌受损者谷丙转氨酶、谷草转氨酶、肌酸激酶同工酶(CK-MB)可轻度升高,病情危重者可有肌钙蛋白和血糖升高。

5.胸部 X 射线检查　可见双肺纹理增多,呈网格状、斑片状阴影。

【治疗要点】　目前尚未发现特异性治疗方法,以对症治疗为主。早期常用阿昔洛韦进行抗病毒治疗,有利于缩短热程,促进皮损愈合,减轻口腔疱疹疼痛。疱疹糜烂面可局部涂用金霉素鱼肝油,以减轻疼痛,避免继发感染。转移因子、胸腺素等免疫调节剂可以提高机体免疫力,抵抗病毒感染。重症病例累及神经系统时,可用甘露醇等快速静脉滴注降低颅内高压,遵医嘱使用糖皮质激素和免疫球蛋白,给予降温、镇静、止惊处理。对循环、呼吸衰竭者及时给予氧气吸入,保持呼吸道通畅,改善呼吸功能,应用血管活性药物,监测生命体征、血氧饱和度,必要时使用呼吸机辅助呼吸,保护脏器功能。

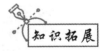

### EV71 型手足口病疫苗

EV71 型手足口病疫苗是中国领先研发的创新型疫苗,该疫苗用于预防 EV71 感染所致的手足口病,是唯一可用于预防手足口病的疫苗,于 2016 年上半年正式上市。疫苗接种对象为≥6 月龄易感儿童,越早接种越好;鼓励在 12 月龄前完成接种程序,以便尽早发挥保护作用。接种疫苗后的局部反应主要表现为接种部位红、硬结、疼痛、肿胀、瘙痒等,以轻度为主,持续时间不超过 3 d,可自行缓解。全身反应主要表现为发热、腹泻、食欲减退、恶心、呕吐、易激惹等,呈一过性。基础免疫 2 剂次,间隔 1 个月,若接种 EV71 型手足口病疫苗需间隔 2 周以上才能接种其他疫苗。

【护理评估】

1.询问健康史　患儿的精神、睡眠、进食及排便情况,发热开始的时间、程度,皮疹出现的时间、部位及其发展情况,有无瘙痒、抓挠、皮损现象,有无咳嗽、流涎、恶心、呕吐等症状。有无疼痛、拒食现象,有无腹泻、尿少、烦躁不安、入睡困难等表现。有无头痛、惊厥、呼吸浅促、口唇发绀、面色苍灰、四肢湿冷等并发症状。有无手足口病患者接触史,患儿的饮食及卫生习惯等。

2.护理体检　测量呼吸、脉搏、体温,观察意识及精神状态,检查全身皮肤情况,观察皮疹的形态、部位、有无破损。检查口腔黏膜,观察口腔疱疹的情况,有无糜烂、溃疡。听诊心音、心率及心律,肺部是否闻及啰音。触诊肝、脾有无肿大,检查四肢肌力、肌张力、腱反射是否正常,检查脑膜刺激征及巴宾斯基征是否阳性等。

3. 查阅资料 协助血常规、病原学、血清学、血生化、胸部 X 射线检查,查阅各项检查结果和治疗方案,全面了解患儿病情。

4. 评估心理-社会状况 家长及患儿对手足口病的病因、传染性、临床表现及预防的了解程度。家长对隔离、消毒、发热及口腔护理等措施掌握情况,能否正确应对患儿的发病,护理的配合程度。患儿及家长有无因病情严重而感到恐惧、焦虑。家长有无因不了解病情发展及传染性而不重视治疗与护理。大众对手足口病的了解程度,托幼机构及学校有无手足口病患儿,教师及保育人员有无采取有效预防、消毒、隔离措施。

【常见护理诊断/问题】

1. 体温过高 与病毒感染有关。

2. 口腔黏膜改变 与口腔黏膜疱疹及糜烂、溃疡有关。

3. 皮肤完整性受损 与皮肤疱疹及其破损有关。

4. 有传播感染的危险 与隔离不当,分泌物和用物消毒不严有关。

5. 潜在并发症 脑膜炎、脑炎、肺水肿、心力衰竭、呼吸衰竭等。

【护理措施】

1. 一般护理 急性期应卧床休息,保持居室安静,定时通风换气,保证空气新鲜,温、湿度适宜。给予营养丰富、温凉、清淡、易消化的流质或半流质饮食,禁食冷、硬、辛辣、过咸等刺激性食物,鼓励患儿多饮水,防止脱水和电解质紊乱。

2. 维持体温正常 定时测体温,观察体温变化。对中、低度发热者适当松解衣领、包被等,增加散热;一旦体温超过38.5 ℃,需用温水擦浴等物理方法进行降温,必要时遵医嘱使用退热剂,同时及时补水、注意保暖,做好退热后护理。有高热惊厥史者应加强体温监测,以防惊厥发作。

3. 促进口腔黏膜愈合 嘱患儿多饮温开水,提供温凉、易消化的流质或半流质饮食,禁用刺激性食物,以减少对口腔黏膜的刺激。进食前后用温水、生理盐水漱口,或用棉棒蘸取生理盐水轻轻擦洗口腔,保持口腔清洁。有口腔溃疡者,遵医嘱给予维生素 $B_2$、维生素 C 口服,可将维生素 $B_2$ 粉剂、碘甘油直接涂于口腔糜烂部位,以减轻炎症、缓解疼痛,促进糜烂面愈合,防止继发细菌感染。

4. 维持皮肤的完整性 每日用温水清洗皮肤,保持皮肤清洁。衣服、被褥要干净、平整、清洁、舒适、柔软,汗湿后要及时更换。为患儿修剪指甲,防止抓破皮疹。手部、足部疱疹面可涂炉甘石洗剂或5%碳酸氢钠溶液,若疱疹已破溃可局部涂0.5%碘伏,防止继发细菌感染。患儿臀部发生皮疹,应及时清理大、小便,保持臀部清洁干燥。

5. 做好消毒隔离 住院患儿需进行床边隔离,避免与外界接触,一般隔离 7～10 d,至皮疹消退为止。每天开窗通风2次,并定时紫外线照射消毒病室内空气,禁止吸烟,防止空气污浊。患儿的用具、呕吐物及粪便需使用含氯消毒液浸泡,不宜浸泡的物品在要日光下暴晒,以彻底消毒。医护人员接触患儿前、后均要消毒双手。尽量减少陪护及探视人员,并做好陪护宣教,强调勤洗手、戴口罩等。

6. 预防与监测并发症 测量体温、脉搏、呼吸、血压等生命体征,观察患儿的精神和意识状态。密切注意皮肤、口腔黏膜的出疹及发展情况,准确记录24 h液体出入量,防止脱水和电解质紊乱。对重症患儿,密切监测病情变化,如有精神萎靡、嗜睡或易激惹、头痛、呕吐、烦躁、肢体抖动、四肢无力、颈项强直等中枢神经系统损害症状,警惕并发脑膜炎、脑炎、脑脊髓炎;如有呼吸浅快、节律改变、缺氧明显、口唇发绀、剧烈咳嗽伴咳粉红色或血性泡沫样痰,警惕并发肺水肿;如有心动过速或过缓、面色苍白、皮肤呈现花纹、脉搏细速、四肢湿冷、指(趾)端发绀、持续血压降低,提示循环障碍等。

7. 缓解紧张、焦虑　告知家长手足口病的临床表现、治疗过程、常见并发症及预后,说明手足口病多数预后良好,减轻患儿及其家长的恐惧、焦虑心理,使其能积极配合治疗。关心、体贴患儿,做好患儿发热、皮肤及口腔护理,缓解痛苦,促进患儿舒适。同时提高家长护理的能力,增强其战胜疾病的信心。

【健康教育】

1. 预防宣教　向家长介绍手足口病的流行特点、临床表现及预防措施。指导家长培养儿童良好的卫生习惯,不喝生水,不吃生冷、不洁净食物,饭前、便后洗手。居室每天定时开窗通风、换气,衣服、被褥经常在阳光下暴晒。适当进行户外活动,增强体质,但注意避免受凉、过度劳累,以防抵抗力下降。疾病流行期间,避免去人群拥挤的公共场所,以免接触发热、出疹性疾病患者。幼儿园及托幼机构应做好晨间检查,每日对玩具、用物等进行消毒处理,减少间接接触传播。一旦发现疑似患儿,及时隔离、观察、治疗,至少需隔离至发病后 7～10 d,对密切接触者要隔离观察 1 周。

2. 康复指导　指导急性期患儿的休息、饮食,共同制订饮食方案。教会家长口腔、皮肤、发热等护理的方法,对患儿采取隔离的措施、时间,对用具及居室空气消毒的方法,病情观察的要点,脑膜炎、脑炎、脑脊髓炎、心肌炎、肺水肿、循环障碍等并发症的主要表现,发现异常及时送医救治。

# 第七节　中毒性细菌性痢疾患儿的护理

细菌性痢疾是由志贺菌属引起的肠道传染病,中毒性细菌性痢疾是其危重型,以急性起病、骤发高热、频繁惊厥、意识障碍、休克、呼吸衰竭为特征。2～7 岁儿童多见,病死率高,但及时救治可治愈。

【病因】

1. 病原体　主要为属肠道杆菌的志贺菌属,包括 A(痢疾志贺菌)、B(福氏志贺菌)、C(鲍氏志贺菌)、D(宋氏志贺菌)4 个菌群,共有 47 个血清型,我国以福氏志贺菌感染最为多见。该菌对各种消毒剂敏感,日光下暴晒 30 min 或加热至 60 ℃持续 10 min 即可灭活。

2. 传染源　急、慢性细菌性痢疾患者和健康带菌者均可传播病原体,其中慢性患者和轻型患者是重要传染源。

3. 传播途径　主要通过粪-口途径传播,病原体通过污染食物、饮水、手或日用品,经口使人感染。苍蝇也是主要传播媒介之一。

4. 易感人群　人群普遍易感,中毒性细菌性痢疾以 2～7 岁体质健壮的儿童多见。病后可获得一定免疫力,但持续时间短且不稳定,各群之间无交叉免疫,易发生反复感染。全年均可发病,以夏、秋季节多见。本病流行与饮食卫生、个人卫生、环境卫生、苍蝇的消长情况有关。

【发病机制】　目前尚未完全清楚。志贺菌属经口进入胃肠道,侵袭肠上皮细胞和黏膜固有层迅速繁殖,引起肠黏膜炎症反应,释放大量细菌毒素并被吸收入血,引起发热、毒血症等。中毒性细菌性痢疾可出现多脏器的微血管痉挛及通透性增加,导致休克、脑水肿,甚至引发昏迷、抽搐、呼吸衰竭等危及生命的脑疝症状。

【临床表现】　潜伏期多为 1～2 d,短者数小时。急性起病,骤发高热,频繁惊厥,可迅速出现呼吸衰竭、休克或昏迷,腹泻、脓血便等肠道症状可不明显。根据其临床表现可分为以下 3 型。

1. 休克型　主要表现为感染性休克。疾病初期患儿精神萎靡,面色灰白,四肢厥冷,指(趾)甲发白,脉搏细速,心率增快,血压正常或偏低;后期皮肤出现花纹,唇、指发绀,脉搏细弱甚至不能触及,血压下降或测不出,心音低钝,尿量减少或无尿,伴不同程度意识障碍。

2. 脑型　因大脑缺氧、水肿而发生反复惊厥、昏迷和呼吸衰竭。疾病早期患儿烦躁不安或精神萎靡、嗜睡、头痛、呕吐,血压偏低,心率减慢;随着病情发展短时间内迅速出现昏迷、频繁或持续惊厥,继之呼吸节律不齐,双侧瞳孔不等大、对光反射迟钝或消失,严重者可因呼吸骤停而死亡。

3.肺型  主要表现为肺循环障碍所致的呼吸窘迫。常在脑型或休克型的基础上发展而来,病情危重,病死率高。

4.混合型  以上两型或三型同时或相继出现为混合型,病情最为严重,病死率极高。

5.并发症  严重病例常合并 DIC、肾衰竭,偶可并发溶血性尿毒综合征。

**【辅助检查】**

1.血常规检查  血白细胞增多,以中性粒细胞为主,可见核左移。DIC 时血小板明显减少。

2.病原学检查  核酸杂交或聚合酶链反应可直接检查粪便中的志贺菌属核酸,大便细菌培养可分离出志贺菌属。

3.大便常规检查  呈黏液脓血便,镜检可见大量红细胞、脓细胞和吞噬细胞。

**【治疗要点】**  本病病情凶险,进展迅速,须及时抢救。

1.抗休克  扩充血容量,纠正酸中毒,维持水、电解质酸碱平衡,并使用血管活性物质,以改善微循环。可及早应用糖皮质激素,有利于抗炎、抗毒、抗休克,并减轻脑水肿。

2.对症治疗  高热者可采用物理降温、药物降温或亚冬眠疗法进行降温;持续惊厥者可选用地西泮、水合氯醛或苯巴比妥钠控制惊厥。颅内高压者用 20% 甘露醇降低颅内压。若出现呼吸衰竭应及早使用呼吸机。

3.控制感染  常静脉滴注氨苄西林、第三代头孢菌素(如头孢噻肟钠或头孢曲松钠)等敏感抗生素,以控制感染。

**【护理评估】**

1.询问健康史  患儿的精神、睡眠、进食及排便情况,本次患儿发热、头痛、呕吐、惊厥、嗜睡、呼吸困难等症状出现的时间、特点,有无明确的诱发因素,有无尿量改变、腹泻、脓血便等。日常饮食卫生习惯培养情况,饭前、便后是否洗手,有无不洁饮食史,有无细菌性痢疾患者的密切接触史等。

2.护理体检  测量呼吸、脉搏、体温等生命体征,观察意识状态及意识障碍的程度,检查瞳孔大小及对光反射情况。有无惊厥,皮肤颜色有无变化、有无出血点,口唇及口周有无发绀及发绀程度。听诊肺部呼吸音有无改变、节律是否整齐,有无心音低钝,神经系统检查有无脑膜刺激征等。

3.查阅资料  协助采集血液、粪便标本送检,如无排便,可用直肠指诊取大便检查。观察血白细胞计数,大便镜检有无红细胞、脓细胞,细菌培养是否阳性等,查阅各项检查结果,全面了解患儿病情。

4.评估心理-社会状况  家长对细菌性痢疾的病情发展、治疗及预后的了解程度,护理的配合情况。患儿及其家长有无因疾病突发且病情凶险而感到恐惧,患儿有无因全身不适而心情烦躁。患儿家庭的饮食、生活卫生习惯,有无细菌性痢疾流行。夏季苍蝇滋生情况,有无采取有效的灭蝇措施。大众对细菌性痢疾危害的认识程度,托幼机构的餐饮环境,食材的新鲜、洁净程度,使用餐具是否严格消毒等。

**【常见护理诊断/问题】**

1.体温过高  与志贺菌属感染引起的毒血症有关。

2.组织灌注量不足  与毒血症所致的微循环障碍有关。

3.有传播感染的危险  与隔离不当、分泌物和用物消毒不严有关。

4.潜在并发症  脑水肿、呼吸衰竭等。

5.焦虑  与病情危重有关。

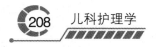

**【护理措施】**

1. **一般护理** 急性期绝对卧床休息,保持病室内环境安静,温、湿度适宜,减少刺激。给予营养丰富、易消化的流质、半流质饮食,必要时遵医嘱采用静脉补充营养。根据病情采取相应体位,休克者需取中凹卧位,注意做好保暖措施;颅内高压者取高枕卧位,促进头部静脉回流,一旦出现双侧瞳孔不等大等脑疝先兆时,应立即放低头部;意识障碍者取平卧位,头偏向一侧,利于呼吸道分泌物排出,保持呼吸道通畅。

2. **维持体温正常** 定时监测体温,高热者可用温水擦浴、冷盐水灌肠、冰敷大血管处等物理方法进行降温。必要时遵医嘱使用药物降温或亚冬眠疗法,以防因高热惊厥而加重脑缺氧和脑水肿。

3. **维持有效血液循环** 注意保暖,及时给予氧气吸入,迅速建立静脉通路,遵医嘱静脉滴注抗感染和血管活性药物,保证输液通畅,控制输入速度。密切观察生命体征、神志、面色、肢端温度、尿量等变化,准确记录 24 h 液体出入量。一旦出现休克立即取中凹卧位,增加回心血量,并遵医嘱进行抗休克治疗。

4. **做好消毒隔离** 对患儿实施消化道隔离至临床症状消失后 1 周,或 3 次大便培养阴性。加强患儿粪便及其污染物的消毒及工作人员手的消毒,对患儿粪便要用 1% 含氯消毒液处理,食具要煮沸消毒 15 min,尿布和衬裤要先煮沸消毒后再清洗。易感者可口服多价痢疾减毒活菌苗。

5. **预防与监测并发症** 需设专人监护,密切观察患儿生命体征、神志、瞳孔、呼吸节律、尿量、惊厥情况等,保持室内安静,减少光、声刺激,保持呼吸道通畅,必要时吸氧。若有瞳孔双侧不等大、对光反射减弱或消失、意识状态改变,应警惕并发脑疝;若有呼吸困难、节律不齐等,应警惕并发呼吸衰竭。一旦出现并发症需立即报告医生,备好呼吸兴奋剂、气管插管等抢救物品,协助救治。

6. **正确指导用药** 使用亚冬眠疗法时,应先静脉滴注冬眠药物,严格控制滴速,防止血压下降过快,待患儿进入深度睡眠 5 ~ 15 min 后再开始冰敷降温,以免引起寒战。治疗期间密切观察体温、呼吸、血压、脉搏、心率,每 0.5 ~ 1.0 h 测量 1 次体温,一旦发现体温低于 35 ℃,应立即撤去冰袋。同时请勿来回搬动患儿,以防体位性低血压。亚冬眠疗法结束后,患儿意识逐渐恢复,易出现躁动不安,需加强安全保护,若有体温恢复困难者,应根据病情采取保暖、复温等措施。

7. **缓解紧张、焦虑** 告知家长细菌性痢疾的主要临床表现、治疗过程、常见并发症,并向患儿及其家长解释隔离治疗的重要性,使其能积极配合治疗。全力抢救、稳定病情的同时,多与家长沟通,说明疾病的预后,减轻其恐惧心理。为患儿及其家长提供心理支持与安慰,树立战胜疾病的信心,缓解紧张、焦虑。

**【健康教育】**

1. **预防宣教** 加强饮食、个人及环境卫生管理,培养良好的卫生习惯,做到饭前、便后洗手,不喝生水,不吃不洁、变质的食物,不随地大小便。疾病流行期间,加强饮水、饮食、粪便的消毒管理,及时消灭苍蝇。定期对餐饮行业和托幼机构工作人员做大便培养,及早发现带菌者并治疗。对患儿实施消化道隔离,密切接触者隔离观察 7 d,易感者可口服多价痢疾减毒活菌苗,能够起到有效的保护作用。

2. **康复指导** 介绍细菌性痢疾的传播方式和预防知识,指导家长为患儿护理时,注意饮食、卧床体位、适当保暖、保持安静、病情观察等护理要点,介绍正确消毒患儿排泄物、用具的方法,强调恢复期要定期进行大便检查。

## 思考题

### A1 型题

1. PPD 试验的部位在 （　　）
    A. 右前臂掌侧中、下 1/3 交界处　　　　　　　B. 右前臂掌侧中、上 1/3 交界处
    C. 左前臂掌侧中、下 1/3 交界处　　　　　　　D. 左前臂掌侧中、上 1/3 交界处
    E. 左上臂三角肌下端

2. 原发综合征的特征性表现是 （　　）
    A. PPD 试验强阳性　　　B. X 射线片显示"双极影"　　　C. 咳嗽、咯血
    D. 低热、盗汗　　　E. 食欲减退、消瘦

3. 下列表现中对麻疹具有早期诊断意义的是 （　　）
    A. 发热　　　B. 麻疹黏膜斑　　　C. 典型皮疹
    D. 淋巴结肿大　　　E. 检测到麻疹 IgM 抗体

4. 麻疹患儿合并肺炎者具有传染性的时段是 （　　）
    A. 出疹期　　　　　　　　　　　B. 出疹前 10 d 至出疹后 5 d
    C. 出疹前 10 d 至出疹后 10 d　　　D. 出疹前 5 d 至出疹后 5 d
    E. 出疹前 5 d 至出疹后 10 d

5. 猩红热的病原体是 （　　）
    A. 金黄色葡萄球菌　　　　　　　　B. 大肠埃希菌
    C. A 组乙型溶血性链球菌　　　　　D. 铜绿假单胞菌
    E. 肺炎链球菌

6. 水痘皮疹的特点是 （　　）
    A. 无痒感　　　B. 分批出现　　　C. 呈离心性分布
    D. 躯干少,四肢多　　　E. 不出现在口腔、黏膜、生殖器等处

7. 具有斑疹、丘疹、疱疹、结痂并存的出疹性传染病是 （　　）
    A. 麻疹　　　B. 风疹　　　C. 水痘
    D. 猩红热　　　E. 手足口病

### A2 型题

8. 患儿,男,3 岁。因低热、咳嗽、盗汗、乏力半个月就诊。PPD 试验 72 h 观察,注射局部硬结直径 21 mm,并见 2 个水疱。PPD 试验结果应判断为 （　　）
    A. ±　　　B. +　　　C. ++
    D. +++　　　E. ++++

9. 原发性肺结核患儿,2 岁,体温 38.2 ℃,近来烦躁、盗汗、食欲差、头痛、呕吐,脑膜刺激征(+)。X 射线胸片正常。脑脊液:白细胞 300×10⁶/L,中性粒细胞 65%,糖 0.5 g/L,氯化物 108 mmol/L,静置后有薄膜形成。可能发生了 （　　）
    A. 化脓性脑膜炎　　　B. 结核性脑膜炎　　　C. 病毒性脑膜炎
    D. 中毒性脑病　　　E. 乙型脑炎

10. 麻疹患儿,3 岁,近 1 d 出现咳嗽加剧、气促、呼吸困难加重,听诊两肺满布细湿啰音。可能并发了 （　　）
    A. 喉炎　　　B. 心肌炎　　　C. 脑炎

D. 支气管肺炎　　　　　　　E. 肺结核

11. 患儿，女，7岁。发热3 d后于头颈部出现淡红色充血性斑丘疹，体温上升至38.2 ℃。护士可采取下列哪项护理措施　　　　　　　　　　　　　　　　　　　　　　（　　）

　　A. 乙醇擦浴　　　　　　　　B. 冰袋冷敷　　　　　　　　C. 冰盐水灌肠降温

　　D. 阿司匹林口服　　　　　　E. 卧床休息，多饮温开水

12. 患儿，6岁，躯干部出现丘疹、水疱，有的水疱内含清亮液体，有的呈浑浊液，还有的已破溃结痂。考虑患儿发生了　　　　　　　　　　　　　　　　　　　　　　　　　　　　（　　）

　　A. 麻疹　　　　　　　　　　B. 猩红热　　　　　　　　　C. 药物疹

　　D. 风疹　　　　　　　　　　E. 水痘

13. 患儿，5岁，2周前与水痘患儿有密切接触。现该患儿体温为39 ℃，胸前区出现红色斑疹、丘疹。降温不宜应用　　　　　　　　　　　　　　　　　　　　　　　　　　　　（　　）

　　A. 布洛芬口服　　　　　　　B. 阿司匹林口服　　　　　　C. 对乙酰氨基酚口服

　　D. 吲哚美辛栓剂直肠用药　　E. 温水擦浴无皮疹处

14. 患儿，8岁，发热2 d，体温高达39 ℃，咽痛，咽部有脓性渗出物。周身可见针尖大小的皮疹，全身皮肤鲜红。该患儿最可能的疾病是　　　　　　　　　　　　　　　　　　　　（　　）

　　A. 麻疹　　　　　　　　　　B. 水痘　　　　　　　　　　C. 猩红热

　　D. 脓疱疮　　　　　　　　　E. 腮腺炎

**A3/A4 型题**

15. 患儿，2岁，因"发热、咳嗽、畏光4 d"就诊。体温达40 ℃，结合膜充血，有分泌物，耳后发际可见红色斑丘疹，疹间皮肤正常。

　（1）最可能的疾病是　　　　　　　　　　　　　　　　　　　　　　　　　　（　　）

　　A. 猩红热　　　　　　　　　B. 风疹　　　　　　　　　　C. 幼儿急疹

　　D. 麻疹　　　　　　　　　　E. 肠道病毒感染

　（2）为明确病原体应选择的检查是　　　　　　　　　　　　　　　　　　　　（　　）

　　A. 皮疹涂片找病原体　　　　B. 血常规　　　　　　　　　C. 呼吸道分泌物病毒分离

　　D. 血培养　　　　　　　　　E. 咽拭子培养

　（3）护士告诉家长患儿疹退后的皮肤改变，正确的是　　　　　　　　　　　　（　　）

　　A. 无色素沉着，无脱屑　　　B. 有色素沉着，无脱屑　　　C. 无色素沉着，有脱屑

　　D. 有色素沉着，有脱屑　　　E. 有色素沉着，有瘢痕

　（4）护士指导家长患儿应隔离至出疹后　　　　　　　　　　　　　　　　　　（　　）

　　A. 3 d　　　　　　　　　　B. 5 d　　　　　　　　　　C. 7 d

　　D. 10 d　　　　　　　　　　E. 14 d

（张　旭）

参考答案

# 参考文献

[1]王卫平,孙锟,常立文.儿科学[M].9 版.北京:人民卫生出版社,2018.

[2]崔焱,张玉侠.儿科护理学[M].7 版.北京:人民卫生出版社,2021.

[3]张玉兰,王玉香.儿科护理学[M].4 版.北京:人民卫生出版社,2018.

[4]许玲.儿童护理学[M].3 版.北京:人民卫生出版社,2020.

[5]刘笑梦.儿科护理[M].郑州:河南科学技术出版社,2018.

[6]孙玉凤.儿科护理学[M].郑州:郑州大学出版社,2014.

[7]全国护士职业资格考试用书编写专家委员会.2022 年全国护士职业资格考试指导[M].北京:人民卫生出版社,2022.

[8]崔焱,仰曙芬.儿科护理学[M].6 版.北京:人民卫生出版社,2017.

[9]中国营养学会.中国居民膳食营养素参考摄入量(2013 版)[M].北京:中国标准出版社,2014.